健康保険が使える

漢方薬の事典

芝大門いまづクリニック
院長 今津 嘉宏

つちや書店

はじめに

四方を海に囲まれた島国で、平安時代以前から脈々と受け継がれてきた漢方医学は、私たちの健康な毎日を守ってくれます。長い年月をかけ、日本の風土に適した漢方薬を継承してきた漢方医学は、日本独自の伝統医学です。

東京都港区芝大門にある私のクリニックには、年間のべ1万人のさまざまな症状や病気を持つ人がお見えになります。生まれつき虚弱で病気がちな人、何十年も治らない病気をお持ちの人、大学病院をはじめいくつもの医療機関にかかったが治らない人、なかには病気ではないが、健康な毎日を過ごしたいからと漢方を希望される人もいらっしゃいます。

「陰陽」「虚実」「寒熱」「気血水」など、漢方医学を活用することで未病（病気になる前の状態を意味し、予防医学と同じ）を見つけ、治すことができます。西洋医学の検査では異常が見つからない、治療法がない場合も、漢方医学で診断することで治療をすることができます。

漢方医学の治療に使われる漢方薬は、現在、保険診療で148処方あります。漢方薬は、基礎研究や臨床研究で、どんなメカニズムによって、どんな症状や病気が治るか、がわかっています。

しかし、風邪に処方される漢方薬は30種類以上あります。生薬が1種類だけ違う漢方薬もあります。漢方医学で使われている専門用語が難解なため、医師、歯科医師、薬剤師、看護師などの専門職でも遠慮がちになります。

本書は、保険診療で使われている（医師から処方される）漢方薬について、その働きや特徴などをわかりやすく説明したものです。厚生労働省が認定している効能・効果に加え、漢方薬に含まれる生薬の薬理作用から考えられる治療効果や漢方医学で使われている症状と病気をまとめました。

私は、１９８８年から慶應義塾大学外科学教室で故北島政樹先生に御指導いただき、外科学を学んできました。１９９４年から慶應義塾大学病院漢方外来で村田高明先生に御指導いただき、漢方医学を学んできました。

漢方医学を理解する近道は、自分自身の心と体を漢方医学で診断することです。今日の自分と、昨日の自分が違うように、日々刻々と診断結果は変わっていきます。この変化を漢方医学で診断することで、自分に合った漢方薬を見つけることができるようになります。

ぜひ、漢方薬をご自身の健康を維持するために、ご活用くださいますように。そして、大切な人、愛する人の安全で安心な毎日のために、漢方医学をご活用ください。

芝大門　いまづクリニック院長　**今津嘉宏**

健康保険が使える漢方薬の事典 目次

第4章 生薬の薬効と薬理

第1章

漢方の基本を知ろう

第１章では、まず漢方と漢方薬についてのみなさんの知識やイメージをリフレッシュしてもらいます。漢方が日本のオリジナル医学であること、医師なら誰でも漢方薬を処方してよいこと、漢方薬の上手な飲み方などです。

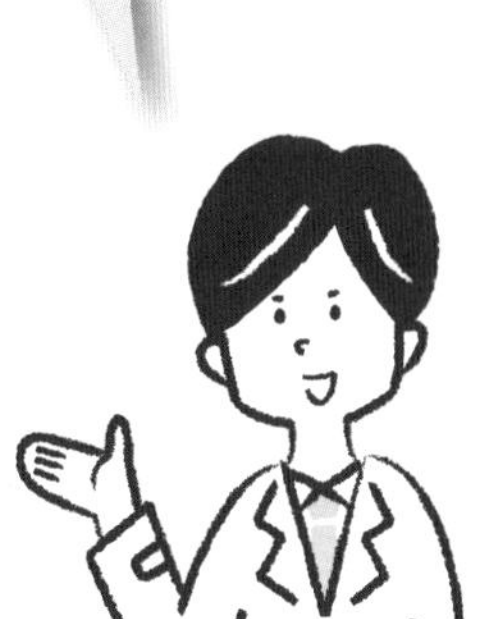

漢方は日本のオリジナル医学

みなさん、漢方、漢方薬が日本のオリジナルって、ご存じですか?

漢方とは、「漢」の「方」、つまり「日本」の「方法」という意味です。

鎖国の時代に、海外から輸入されたオランダ医学(蘭学)や中国医学(中医学)と区別するために、古来から日本国内でおこなわれてきた医学を「漢方(医学)」と呼ぶようになりました。因幡の国で、白ウサギがワニ(サメ)に皮を剥がれたとき、稲穂でおこなった治療が、古事記に記載されています。四方を海に囲まれた島国で創意工夫し、長い年月をかけて熟成させた医学が、日本の漢方、漢方医学なのです。

●漢方は中国からの輸入品にあらず

漢方の考え方は、他国からの輸入品ではありません。

国や時代が異なっても、人間の真理は、変わりません。それぞれの地域の伝統医学は、根幹の理論は不思議とよく似ています。ヨーロッパでは、万物が火、風、水、地の四大元素からなるという考えから、病気も4種類の体液のバランスの異常によるという四体液説を唱えたヒポクラテスが医学の祖といわれています。

中国の中医学は、八綱弁証、病因弁証、六淫弁証、臓腑経絡弁証、六経弁証、気血弁証、衛気営血弁証などで弁証論治をおこない診断し、中成薬で治療をおこないます。韓国の韓医学は、太陽人、少陽人、太陰人、少陰人に分類する四象学の理論で診断し、韓薬で治療をおこないます。

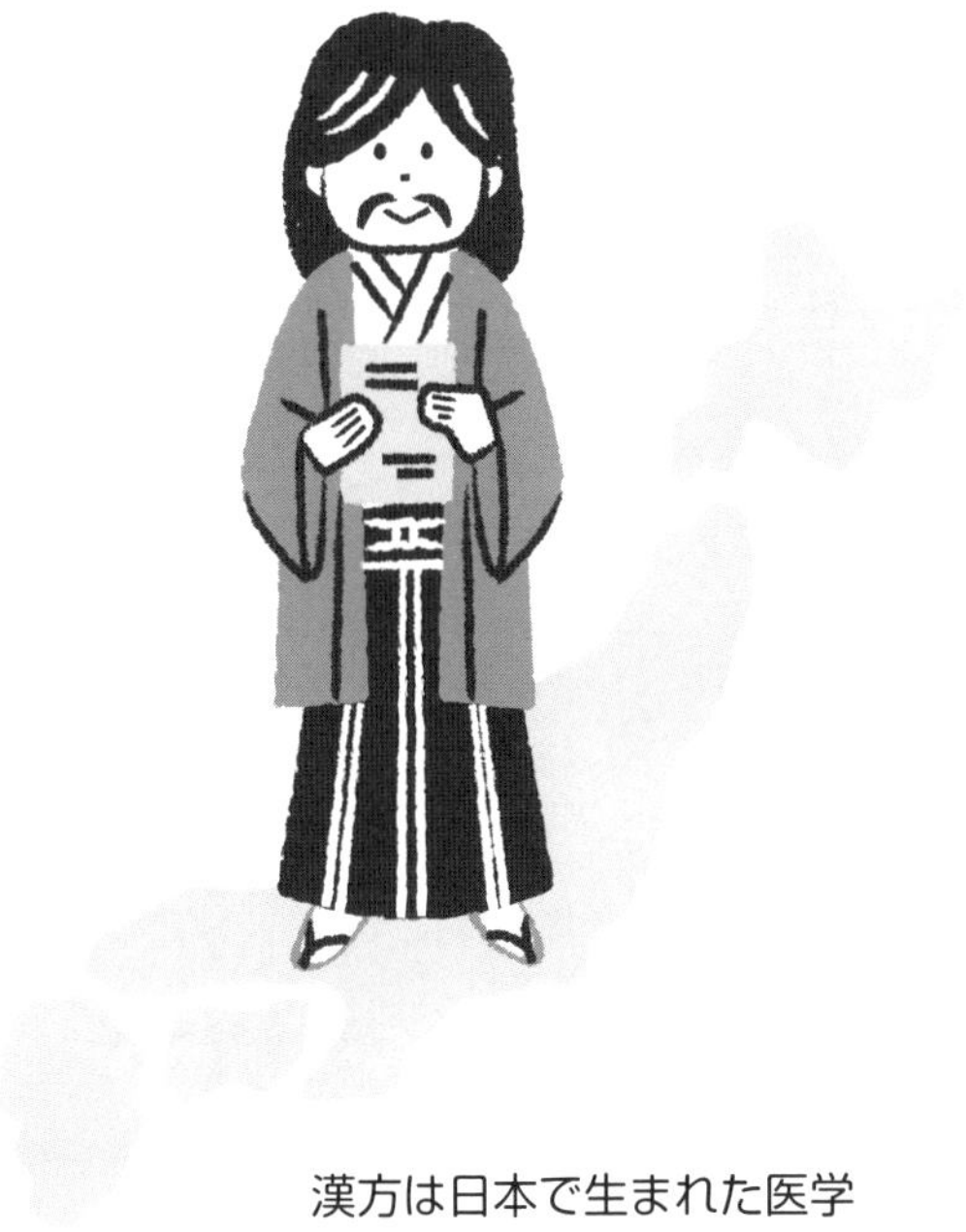

漢方は日本で生まれた医学

日本の漢方医学は、心身を**陰陽**、**虚実**、**表裏**、**気血水**で診断し、漢方薬で治療をおこないます。日本の風土で熟成され鎖国の時代を経て、日本人の体質に合った医学として発展した漢方医学。その治療に使われてきた薬が、漢方薬です。これで「本場中国の漢方」という言い方は間違っているっておわかりでしょう。ここまで読んでこられたあなたなら、すぐに気づいたと思います。

漢方という言葉は、日本伝統医学を意味します。つまり、「本場中国＝漢方」は、間違っていますね。正解は「本場日本の漢方」です。

現代医学における漢方の役割

友人が、中国で葛根湯を買ってきましたが、日本製と同じでしょうか？

日本で医薬品として使われている葛根湯と、中成薬（中国製の薬）や韓薬（韓国製の薬）の葛根湯は、呼び名は同じですが、使われている生薬（薬草の種類と割合など）も作り方も異なっています。同じ名の漢方薬でも、国によって中身は違います。

厚生労働省が認めた漢方薬１４８種類の医療用医薬品は、厳しい基準に合格したものであり、安全で安心して、使うことができます。さらにいえば、医師がきちんと診察した結果、処方される漢方薬が、あなたの手元に届くのです。

漢方薬と民間薬は、どう違うの？

漢方薬には、医療用医薬品と一般用医薬品があります。どちらも厚生労働省の認可を受けて使われています。医療用医薬品は保険診療で使われていて、医師が処方します。一般用医薬品は、医師の診断が必要なく、薬局で購入することができます。民間薬は、それぞれの地域で伝承されたもので、医師や薬剤師が管理する必要がなく、保険診療で使うことができません。

漢方薬は、健康食品やサプリメントとも違います。漢方薬は、アメリカやEUでは、「補完代替医療」に分類されます。「補完代替医療」には、エクササイズ、ヨガ、アロマ、健康食品、サプリメントなどがふくまれます。しかし、日本では、医療用医薬品の漢方薬は保険診療で使用することができる、れっきとした医薬品です。

漢方薬はすべての医師が使える

漢方薬は、すべての医師が保険診療で使えるって、ご存じですか？

医師、歯科医師、薬剤師、看護師は、国家資格を取得するためにさまざまな勉強をします。漢方医学も例外ではありません。漢方薬の治療は、決して高額な費用が必要な医療ではなく、内科でも外科でも、どの診療科でも医師、歯科医師は、あなたの治療のために漢方薬（エキス剤、煎じ薬など）を保険診療で処方することができます。たとえば、外科手術の後、体調が思わしくないとき、西洋薬と漢方薬を組み合わせて治療することがあります。がんの治療の場合、抗がん剤の副作用を軽くするために、漢方薬が活用されています。いまは西洋医学と漢方医学をうまく活用できる時代です。

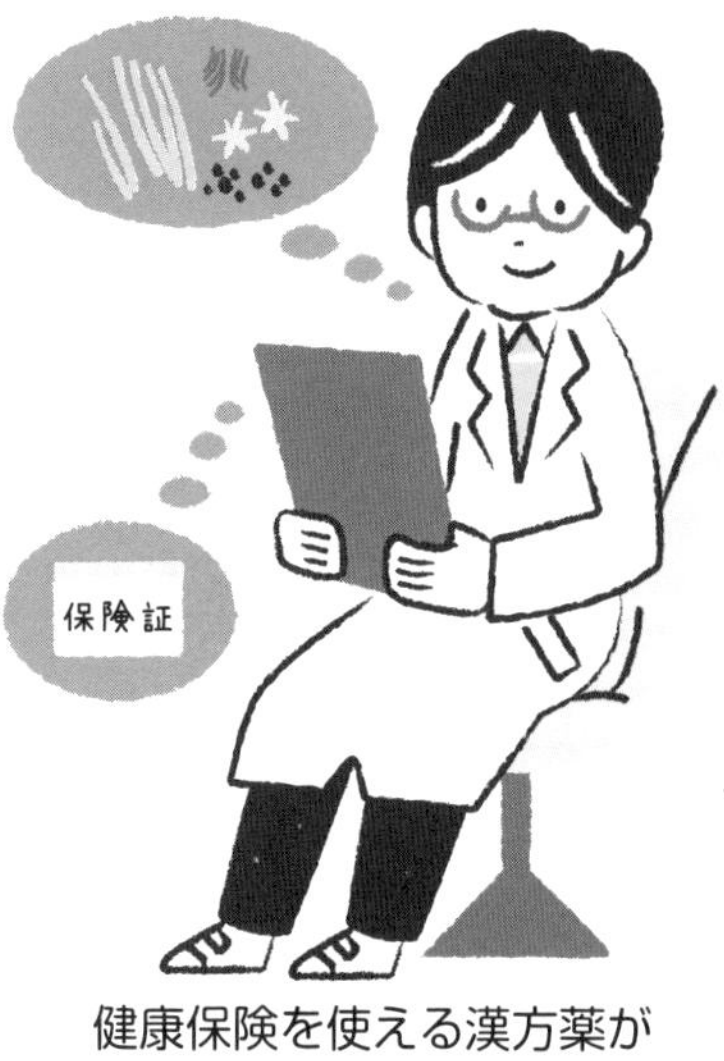

健康保険を使える漢方薬が
たくさんある。

漢方薬の効果的な使い方

●漢方薬の上手な飲み方を、ご存じですか？

あなたの手元にある漢方薬は、エキス剤ですか？　錠剤ですか？　カプセルですか？　煎じ薬ですか？

漢方薬には、さまざまな種類があります。生薬を煮立てたものを賦形剤（ふけいざい）で固めたエキス剤は、まるでインスタントコーヒーの粒のようです。蜂蜜などで丸めた錠剤、カプセルに入ったもの、生薬をブレンドしてご自宅で煮立てて作る煎じ薬もあります。

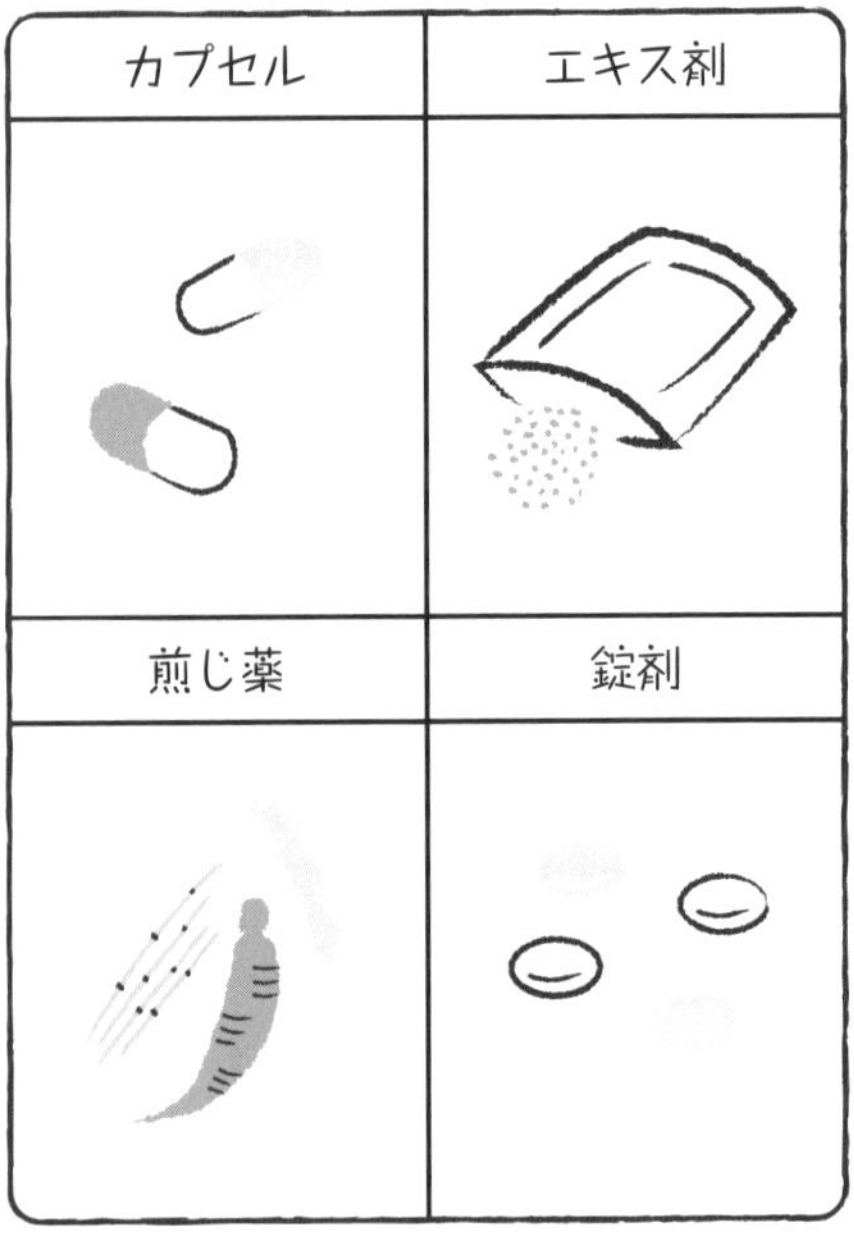

エキス剤は、胃の中で溶けやすい性質があります。「食前・食間」という記載がされていますが、この意味は、胃の中で食べたものと混ざらないようにすることが、ポイントです。

錠剤やカプセルは、胃で溶けても胃から出て小腸で吸収させるようにできているので、エキス剤よりも食品の影響を受けにくい形になっています。

エキス剤の上手な飲み方

飲みにくいエキス剤を美味しく飲む方法を、ご存じですか？

エキス剤の味が苦手な場合は、コーヒー、ココア、抹茶など苦みのある飲み物に混ぜたり、オブラートに包んで服用するとよいでしょう。

エキス剤の粉が苦手な場合は、少量のお湯で溶かしてスープの状態にしてから服用しましょう。

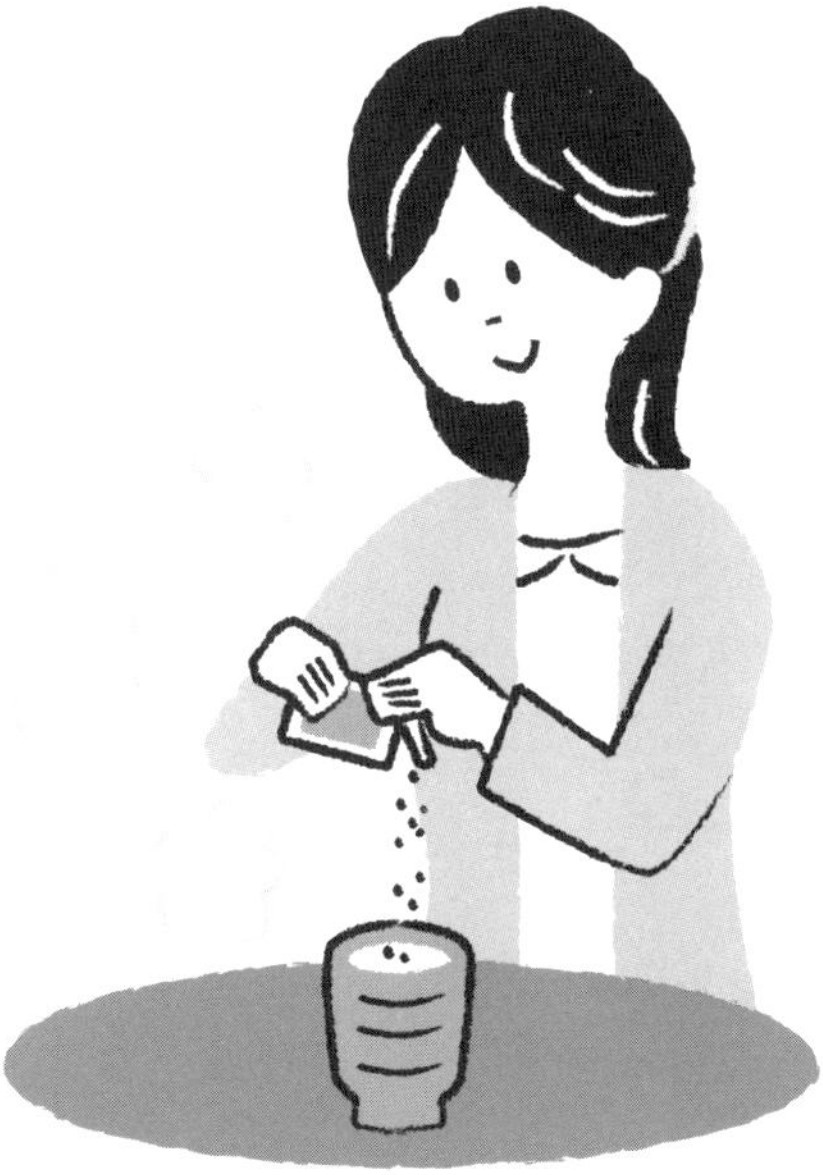

エキス剤はお湯に溶かして
飲むのがおすすめ

煎じ薬の作り方

美味しく煎じ薬を作るには、コツがあります。

煎じ薬は、何種類かの生薬を組み合わせたものです。土瓶やガラス器などの器に400〜600ミリリットルの水と一包（1日分）の生薬を入れ、40〜60分程度、半量ほどになるまでコトコトと煮立てて作ります。金属製の鍋などでは、成分が変わってしまうことがあるので注意しましょう。

美味しく作るには、あまり沸騰させずに、スープを煮込む要領で、じっくり煎じるとよいでしょう。できあがった煎じ液は1日2回に分け、食間に飲みきってしまいましょう。

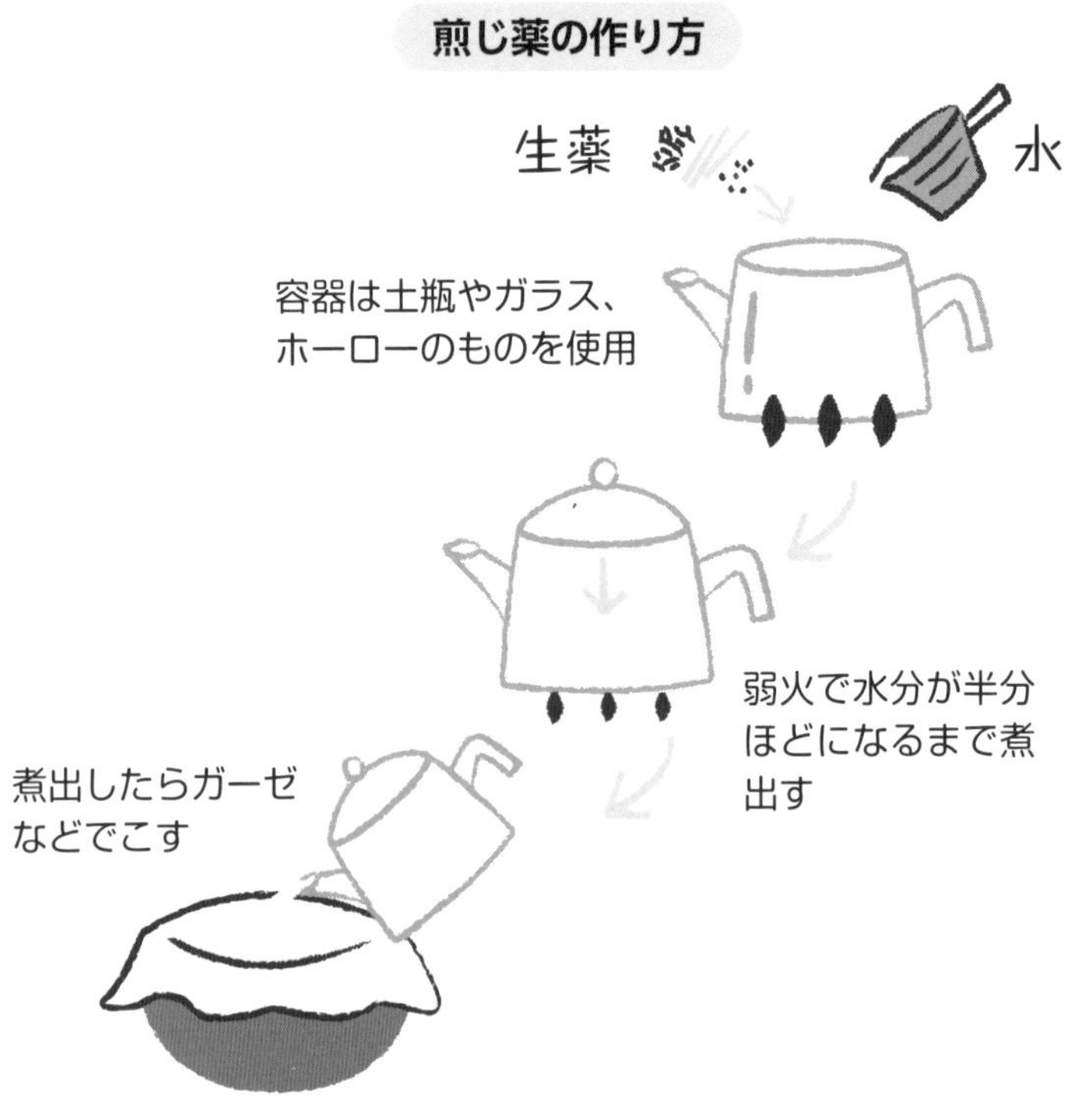
煎じ薬の作り方
生薬
水
容器は土瓶やガラス、
ホーローのものを使用
弱火で水分が半分
ほどになるまで煮
出す
煮出したらガーゼ
などでこす

第2章

漢方の考え方と体質チェック

第2章では、漢方医学の基本である心と体の状態を知ることを、あなた自身で試してみましょう。「陰陽」「虚実」「表裏」「気血水」など漢方独自の体質、体調の診断ですが、難しく考えないで、あなたの直感で判断しましょう。

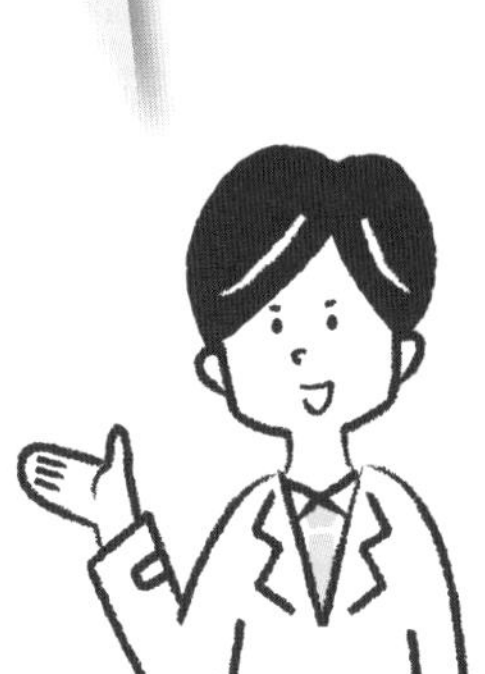

漢方医学で、自分を知ろう

あなたは、自分の性質や体調を知りたくありませんか。漢方医学を活用すると、自分の心と体の状態を知ることができます。たとえば、「冷え性で、下痢気味」の人は、漢方医学で「**陰**」「**虚**」「**寒**」「**裏**」「**気**」と診断します。

どうやって、診断するのでしょうか？

漢方医学で使われている理論は、すべて二者択一になっています。「**陰陽**」「**虚実**」「**寒熱**」「**表裏**」「**気血水**」は、それぞれ「**陰**」と「**陽**」、「**虚**」と「**実**」、「**寒**」と「**熱**」、「**表**」と「**裏**」、「**気**」と「**血水**」に分かれます。白か黒かを選ぶように、どちらか一つを選んでいきます。どちらにするかは、あなたの直感でおこないます。

●「証」って、何ですか？

漢方医学でよくきく「証」は、「しょう」と読みます。「証」は、漢方医学の診断名を意味する場合と、

漢方の考え方

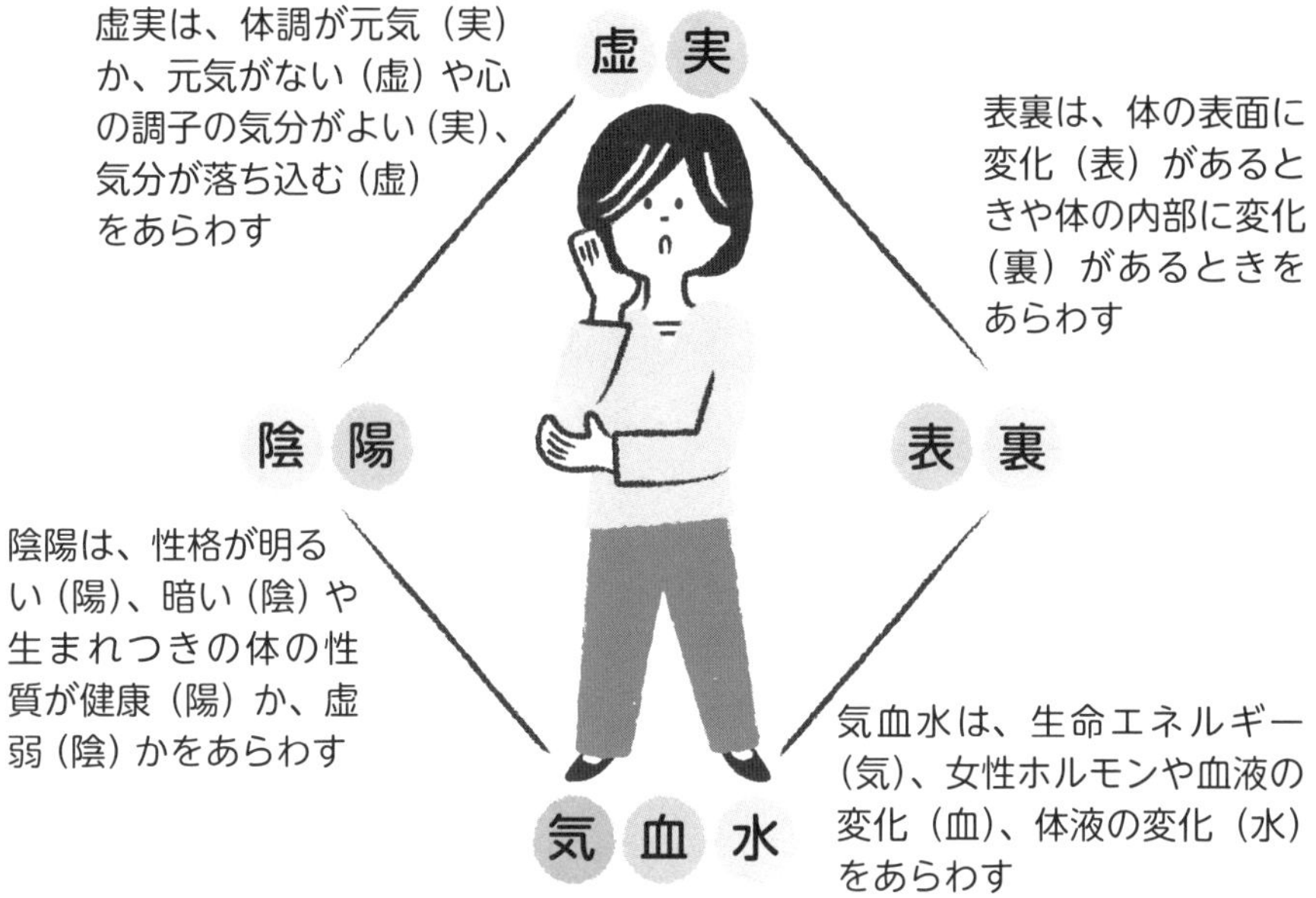
虚　実
虚実は、体調が元気（実）か、元気がない（虚）や心の調子の気分がよい（実）、気分が落ち込む（虚）をあらわす
表　裏
表裏は、体の表面に変化（表）があるときや体の内部に変化（裏）があるときをあらわす
陰　陽
陰陽は、性格が明るい（陽）、暗い（陰）や生まれつきの体の性質が健康（陽）か、虚弱（陰）かをあらわす
気　血　水
気血水は、生命エネルギー（気）、女性ホルモンや血液の変化（血）、体液の変化（水）をあらわす

使う治療薬に「～証」をつけて、診断名にする場合があります。

たとえば、「やせて、冷え性」の人は、「陰」「虚」「寒」「裏」と診断します。すると、「**陰証**」「**虚証**」「**寒証**」「**裏証**」という診断名がつきます。「当帰芍薬散」で治療する場合は、「当帰芍薬散証」となります。

漢方理論って、何か難しそう？

いいえ安心してください、漢方理論は、全然、難しいものではありません。

漢方診断をするために、特別な勉強は必要ありません。日頃、あなたが感じていることを漢方理論を使って表現するだけです。

たとえば、「プロレスラー」と「寝たきりの老人」を想像してみましょう。「陰」か、「陽」か、どちらでしょう？「虚」と「実」、「寒」と「熱」、「表」と「裏」、それぞれ、あなたはどちらを選びましたか？

答えは、十人十色、あなたの直感を信じて選んだものが、答えです。

ちょっと、不安になる人もいらっしゃるでしょう。他人の状態を診断するのなら当然、緊張するでしょう。しかし、誰よりもあなたのことをわかっているのは、あなた自身です。自分自身の状態を診断することは、最もよくわかっているあなたの判断が、一番正しい結果になります。

自信をもって漢方診断しましょう。

「陰陽」って、何ですか？

あなたの性質をまずは、「陰陽」で診断しましょう。漢方診断の最も基準となる診断です。

性格が明るい（「陽」）のか、暗い（「陰」）のか、体が健康（「陽」）か、虚弱（「陰」）なのか、もって生まれたあなたの性質を診断します。

「陰陽」「虚実」とは

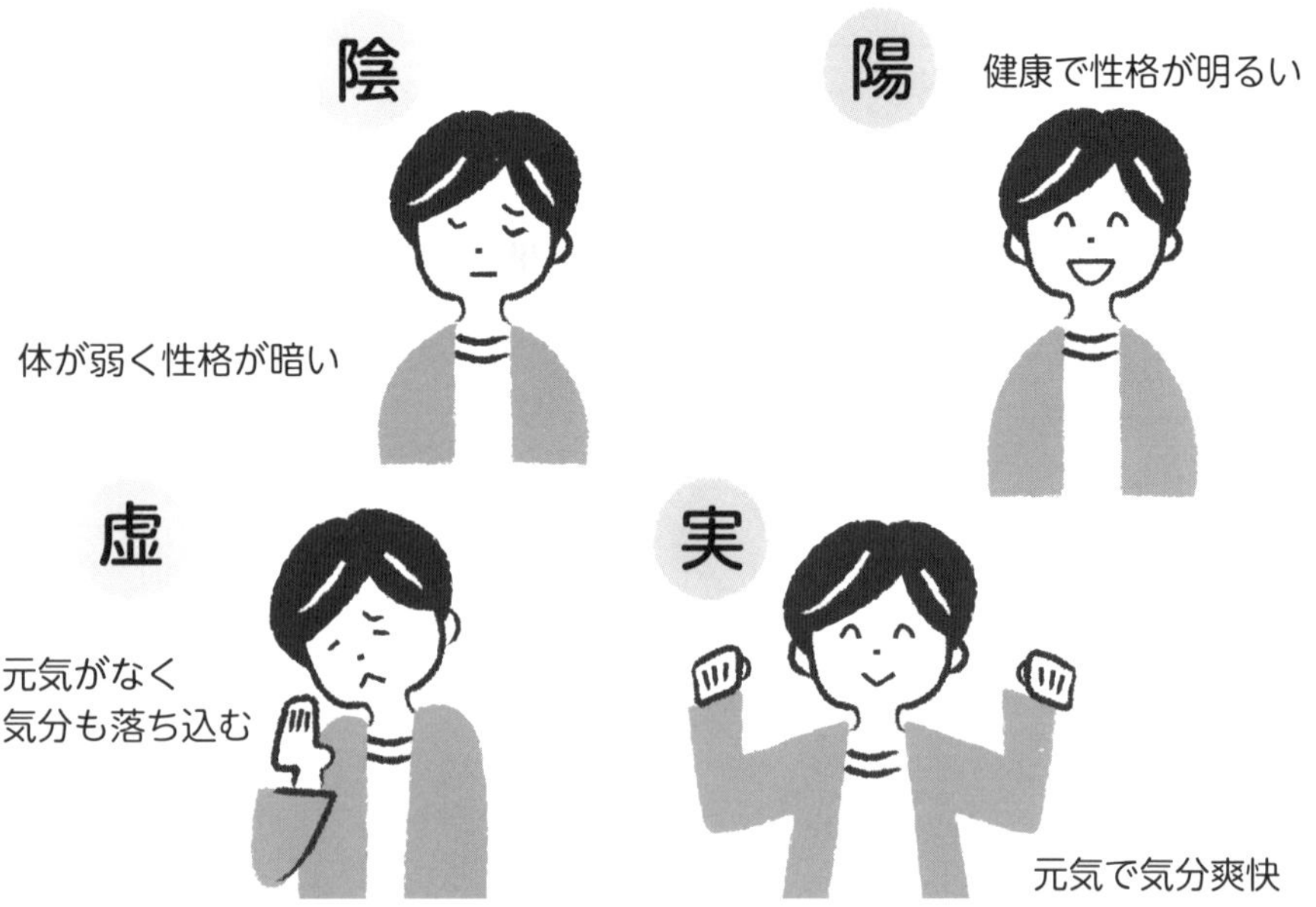

「虚実」って、何ですか?

つぎに、「虚実」で診断しましょう。よく「気血水」と組み合わせて、使われます。

いつもの自分を思い描いてみましょう。元気なときもあれば、疲れているときもあります。春夏秋冬、月経周期で体調が変わったりしても、加齢や病気によっても、心と体の調子は変化します。

これを「虚実」で表現していきましょう。元気なときは「実」、元気がないときは「虚」、気分爽快なときは「実」、落ちこんでいるときは「虚」となります。

「表裏」って、何ですか?

あなたの体を「表」の部分と「裏」の部分に分けてみましょう。体の表面に変化があるときは「表」、体の中に変化があるときは「裏」

「表裏」とは

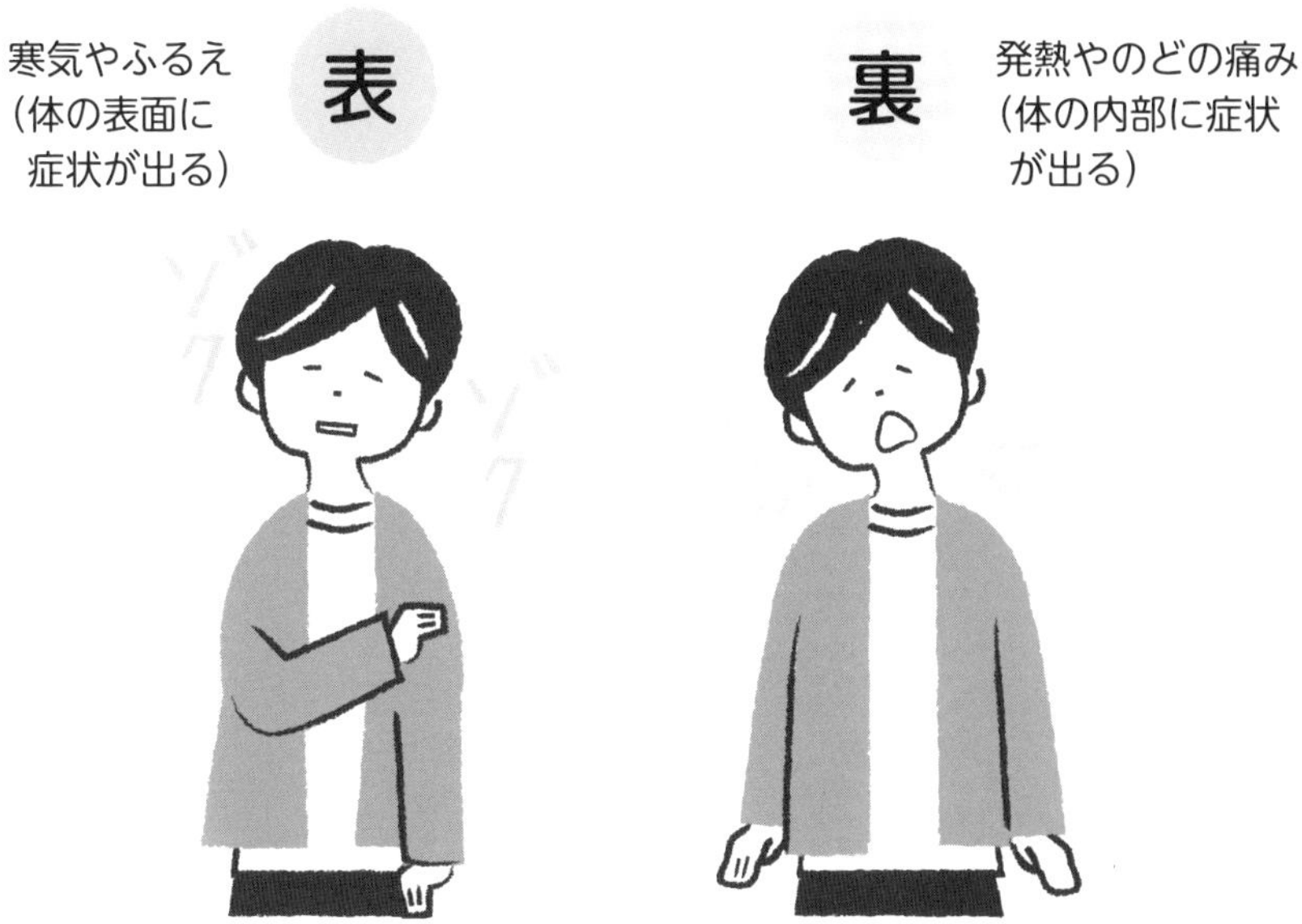
表
寒気やふるえ
(体の表面に
症状が出る)
裏
発熱やのどの痛み
(体の内部に症状
が出る)

になります。

たとえば、風邪をひいたときのことを思い出してみてください。はじめは、皮膚がぞくぞくしたり、背中が寒かったりと、「表」の症状です。時間とともに、のどが痛くなって、体の芯が熱くなったり、食欲が落ち、便通が悪くなったりと「裏」の症状になっていきます。

●「寒熱」って、何ですか?

小さなころ、しもやけはできましたか。冷房の季節になると、体調が悪くなりませんか。温度の変化で調子が変わるとき、「寒熱」で診断します。ホットフラッシュを、更年期や乳がんのホルモン療法によって感じるときにも「寒熱」で診断します。

感染症で、ガクガクと寒さを感じたり、発熱して熱く感じたりするときにも「寒熱」で診断します。

●「気血水」って、何ですか?

体の中を巡っているエネルギーを三つに分けて診断します。

昔は、「気」と「血水」の二つだったのが、江戸時代以降、「気」

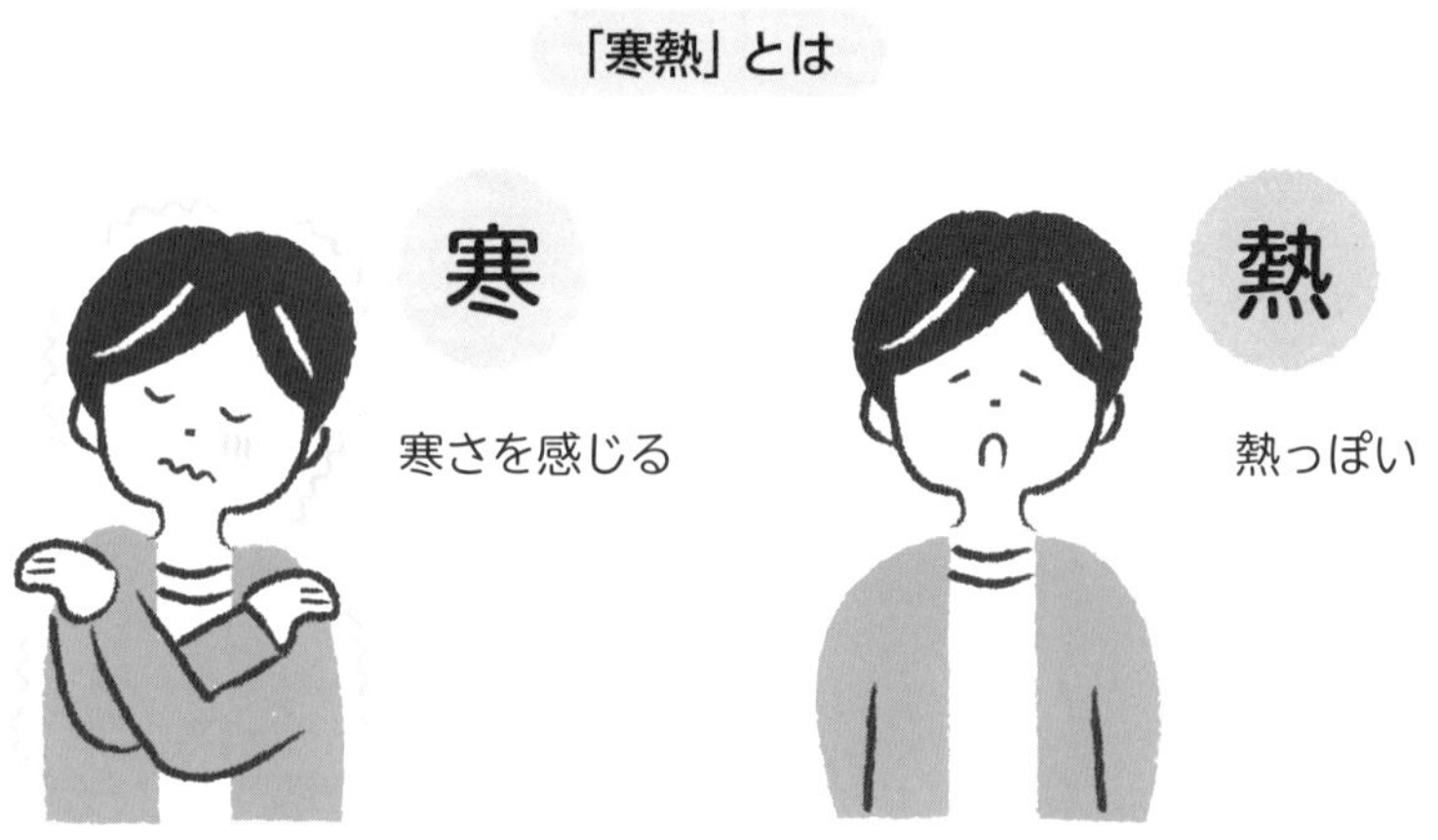

「気血水」とは

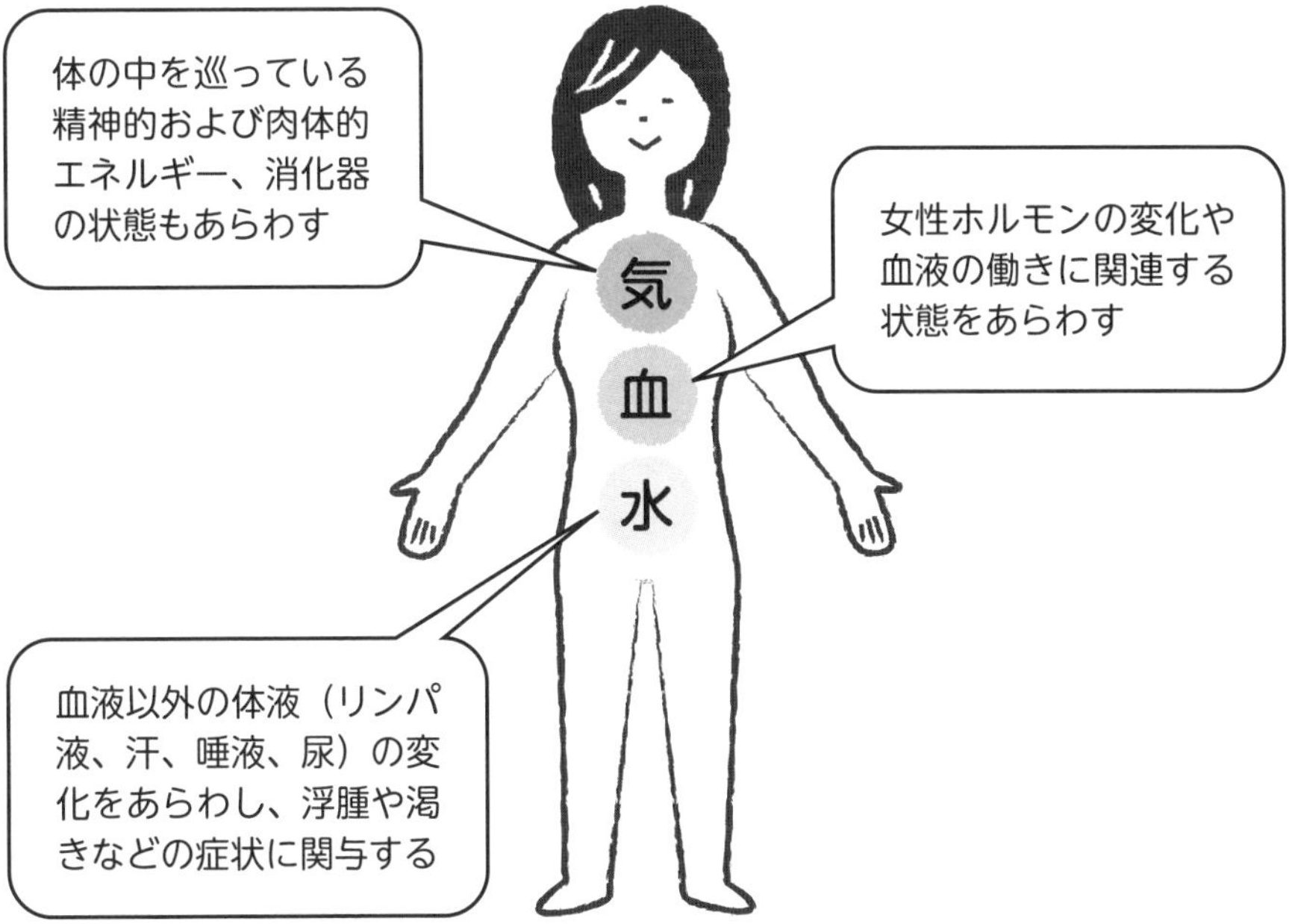
体の中を巡っている精神的および肉体的エネルギー、消化器の状態もあらわす
気
血
水
女性ホルモンの変化や血液の働きに関連する状態をあらわす
血液以外の体液（リンパ液、汗、唾液、尿）の変化をあらわし、浮腫や渇きなどの症状に関与する

「血」「水」に分けて診断するようになりました。

「気」は、①気分、気力など精神的なエネルギー、②体力、元気など肉体的なエネルギー、③エネルギーを取りこむ消化器の状態の三つを意味します。

「血」は、①女性ホルモンの変化と、血液に関連するものを意味します。昔、薬局の前に、「血の道症」という看板をよく目にしました。女性の一生の変化を意味する「血の道症」は、女性ホルモンの年齢による変化であらわれる症状です。②血液に関するものは、打撲でできる青あざやいぼ痔なども含まれます。

「水」は、色のついていない水分（体液）の変化を意味します。①浮腫や渇き、②汗、唾液、尿などの変化に関係する症状です。

「五行説（五臓論）」って、何ですか？

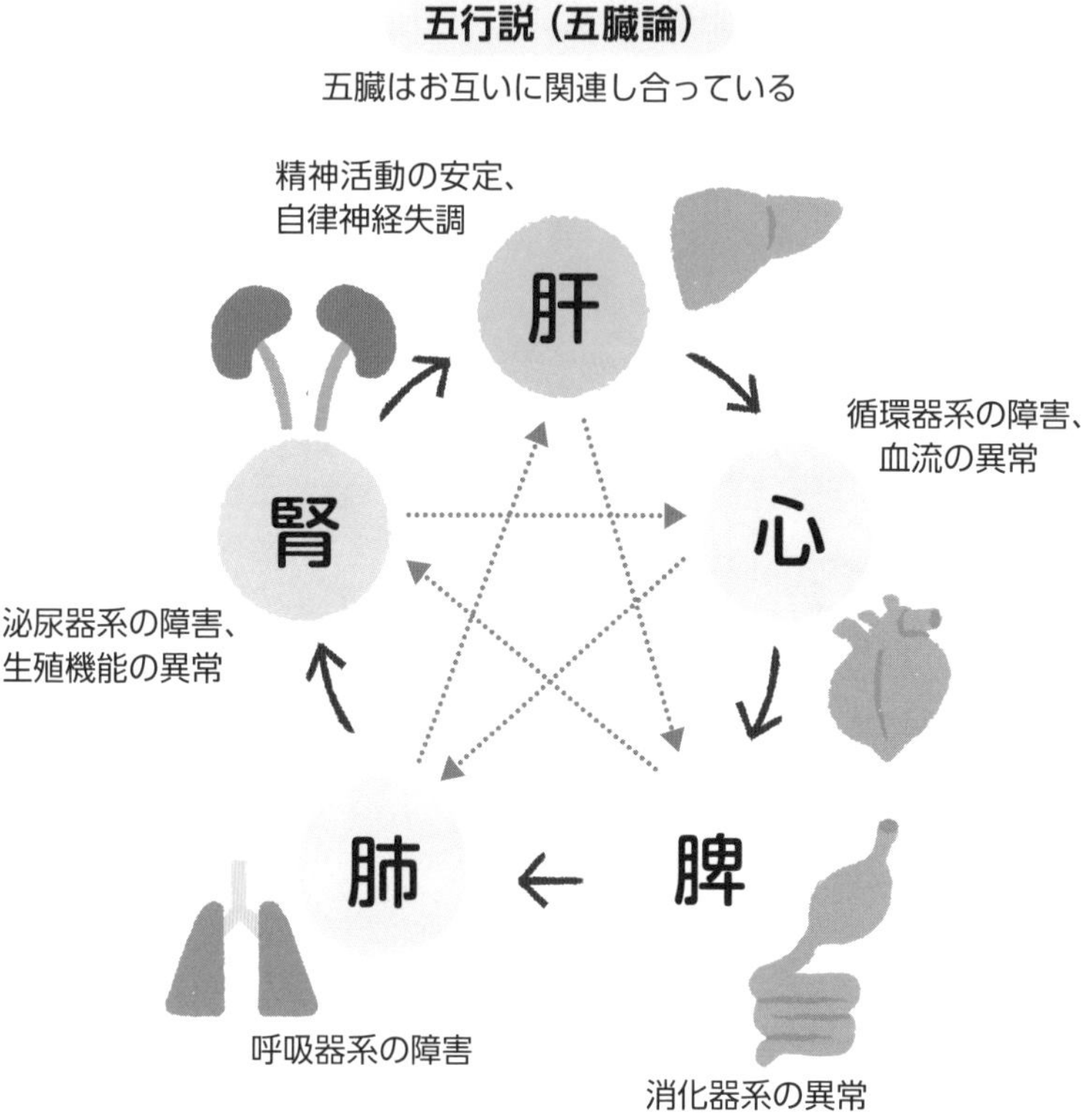

江戸時代、腑分け（解剖）が禁じられていた時代、人の臓器の働きをくわしく知ることは、難しかったでしょう。動物や魚の内臓を観察して、頭で考えた臓器の働きが、五行説（五臓論）となりました。

五行説は、一部、想像で考えられた部分があるため、誤解が生じます。たとえば、解剖学的な肝臓の働きと五行説の肝では、意味が異なります。肝臓は、怒りという気持ちと関連がある、春になると肝臓の病気が増える、などなど。医学的な証明が難しいものが多くあります。

そのため、現在の漢方医学では、

『五行説（五臓論）』の考え方

五行（五元素）	木	火	土	金	水
五方	東	南	中央	西	北
五悪	風	熱	湿	燥	寒
五味（五禁）	酸	苦	甘	辛	鹹（塩味）
五臓	肝	心	脾	肺	腎
五主	筋	血	肉	皮毛	骨髄
五官	目	舌	口	鼻	耳
五時	春	夏	土用	秋	冬
五色	青	赤	黄	白	黒
五志	怒	喜（笑）	思（慮）	悲（憂）	恐（驚）

古代中国の自然哲学の思想で、万物は木・火・土・金・水の５種類の元素からなるという考え方がもとになっている。

あまり使われなくなりました。しかし、鍼灸や按摩などでは、「肝が悪い」「腎が弱っている」と表現されることがありますので、理解しておきましょう。

まずは、あなたの体質をチェック

●どんなときに、チェックするといいの？

自分の体調が気になるときはもちろんのこと、なにも気にならないときも、漢方診断はあなた自身のことを教えてくれます。健康なときも、病気のときも、かならず役立ちます。

自分で自分の調子を見つけることが大切です。毎日の生活で体の不調を感じていなくても、実は心と体は疲れているかもしれませんよ。

自分ですら気づくことができない変化を、漢方医学で知ることができます。

●どの漢方理論を使えば、いいの？

「陰陽」「虚実」「表裏」「寒熱」「気血水」と五つの診断をすべて使う必要はありません。自分に当てはまると思うものを選びましょう。漢方医学は、血液検査、レントゲン、遺伝子検査などなかった時代にできた理論です。すべて、あなたの直感で選んで大丈夫です。

漢方医学でおこなう診断は、いつも同じではありません。昨日の自分と今日の自分も、移り変わっていきます。小学校のときといまの自分は、変わってきています。学生時代と仕事を始めてからでは、考え方も変わります。

時代と環境によって、変化することは自然な流れです。

まず「陰陽」を理解しよう！

「陰陽」は一番大きな分類、おおざっぱな分け方です。でも、白黒はっきりつけられないことって、よくありますね。日向と日陰がクッキリと別れていないように、グラデーションになっています。あなたの直感で、「どちらかというと陰」「どちらかというと陽」というぐらい、おおざっぱに分類しましょう。

あなたの性質は、明るいですか？

はい ⬇ 陽証
いいえ ⬇ 陰証

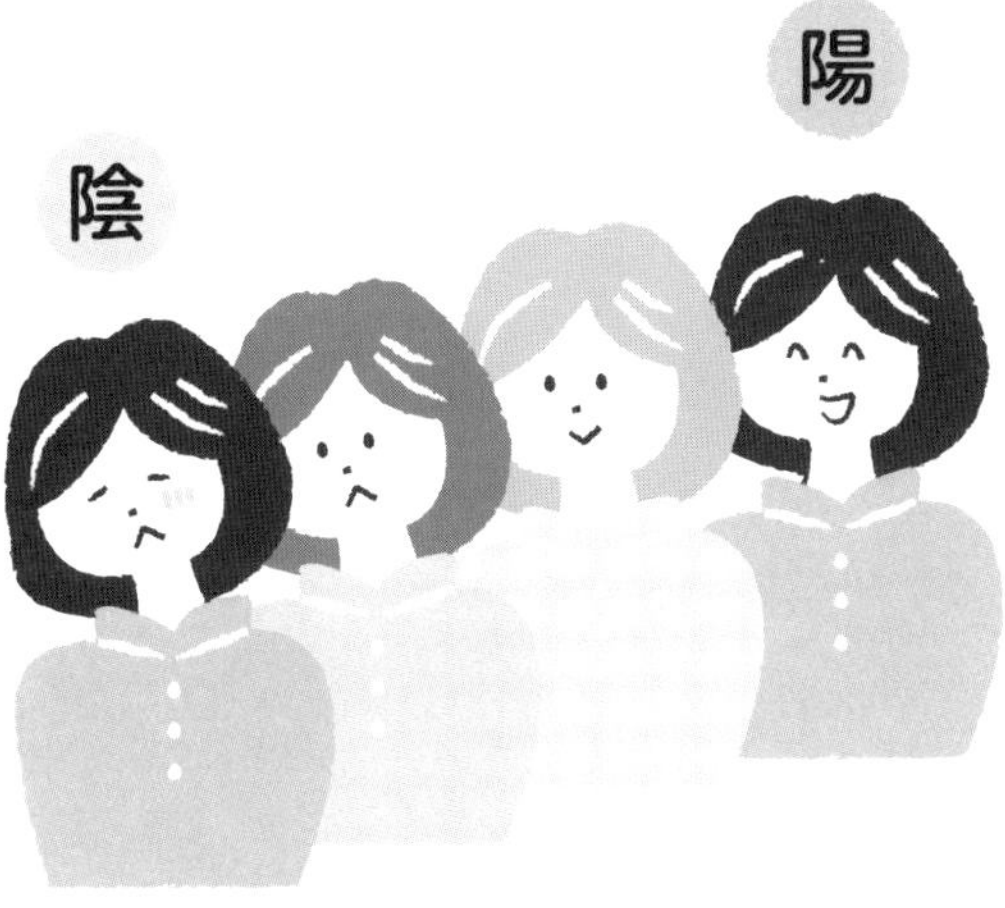

陰と陽の間はグラデーション

●もう少しくわしい「虚実」を理解しましょう

元気なときも、疲れているときも、普通のときもありますね。「虚」と「実」の中間の「中」もあります。若いころの自分との比較をしてもいいですし、昨日の自分との比較でも大丈夫です。あなたの直感で、現在のあなたの状態を選びましょう。

あなたは、元気ですか？
はい ➡ 実証
いいえ ➡ 虚証

さらに「虚実」は、「気血水」と組み合わせて考えると、より漢方診断がくわしくできます。「気」が「実」の場合は、「気」のエネルギーがあふれているので、元気すぎたり、興奮していたり、いつもとは違う方向へ「気」が逆流していることがあります。こんなときは**「気逆」**と診断します。

冷えのぼせ、動悸発作、嘔吐、怒責（どせき）を伴う咳（せき）、腹痛発作、物事に驚きやすい、焦燥感に襲われる、顔面紅潮、四肢の冷え、手足の発汗などの症状があります。

あなたは、怒りっぽいですか？
はい ➡ 気逆証
いいえ ➡ 気逆証ではない

「気」が「虚」の場合は、「気」のエネルギーが足りず、元気がなかったり、気力がわかなかったりなど、「気」が不足していることがあります。こんなときは「**気虚**」と診断します。

体がだるい、気力がない、疲れやすい、日中に眠気、食欲不振、風邪を引きやすい、物事に驚きやすい、眼光に力がない、音声に力がない、下痢傾向などの症状があります。

あなたは、やる気はありますか？

はい ⬇ 気虚証ではない

いいえ ⬇ 気虚証

「気」がうまく働かず、停滞しているとき、気分は乗らず、気分が滅入ってしまうことがあります。こんなときは「**気滞**（「気うつ」ともいう）」と診断します。

抑うつ傾向、頭重感（ずじゅうかん）、頭冒感（ずぼうかん）（頭の締めつけ感）、のどのつかえ、のどの詰まった感じ、季肋部（きろくぶ）のつかえ感、腹部膨満感、時間により症状が動く、朝起きにくく調子が出ない、排ガスが多い、ゲップ、残尿感、腹部の鼓音などの症

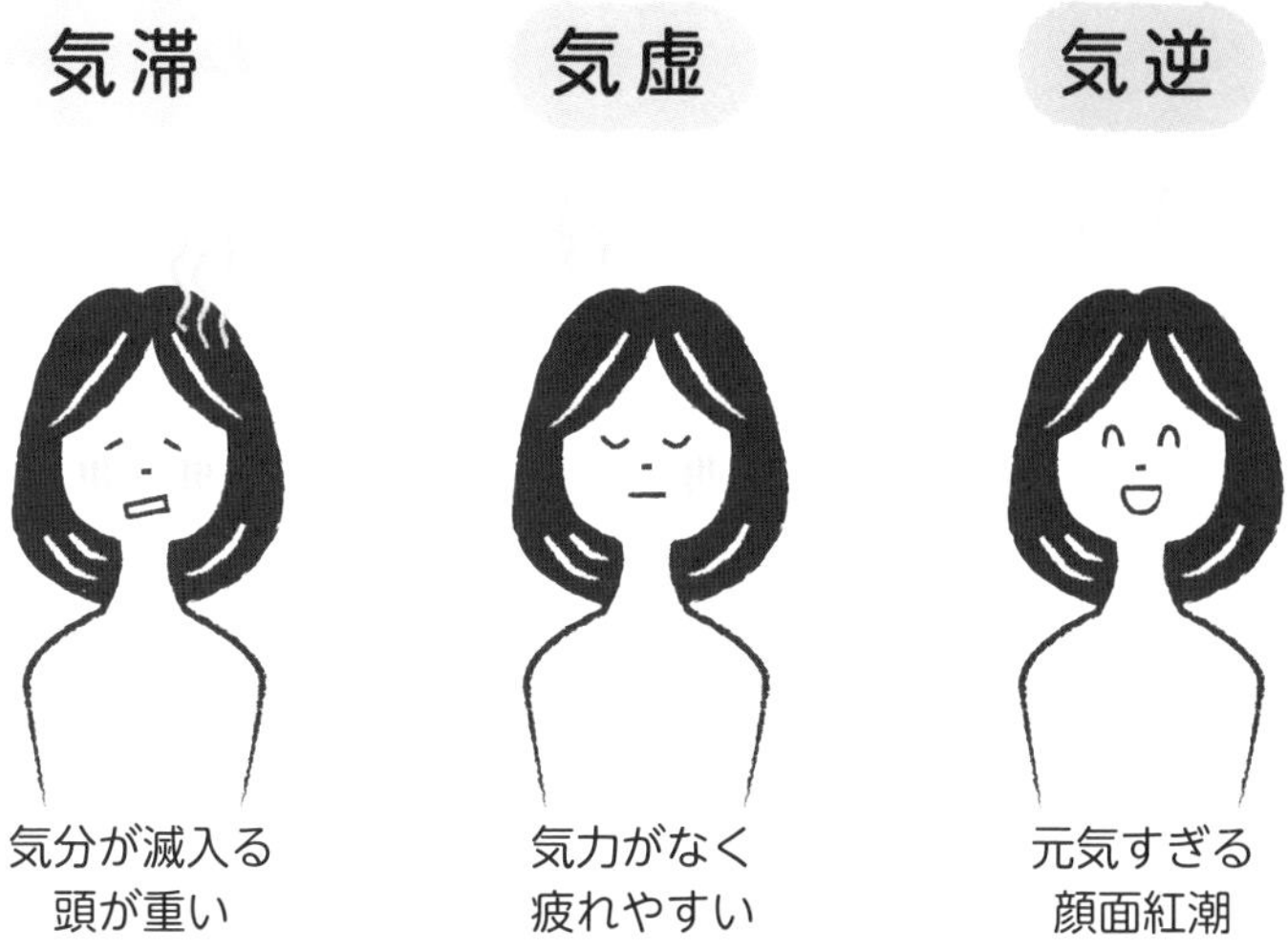

状があります。

> あなたは、ハツラツとしていますか？
>
> はい ➡ 気滞証ではない
>
> いいえ ➡ 気滞証

「血」が「実」の場合は、「血」のエネルギーが多く、赤ら顔になったり、血圧が上がったりと、「血」があふれています。こんなときは「**血熱**」と診断します。

吐血、鼻出血、喀血、血尿、血便、皮疹、午後の発熱、女子の生理不順などの症状があります。

> あなたは、赤ら顔ですか？
>
> はい ➡ 血熱証
>
> いいえ ➡ 血熱証ではない

「血」が「虚」の場合は、「血」のエネルギーが不足して貧血になったり、低血圧になったりと、「血」が足りなくなります。こんなときは「**血虚**」と診断します。

集中力低下、不眠、睡眠障害、眼精疲労、めまい感、こ

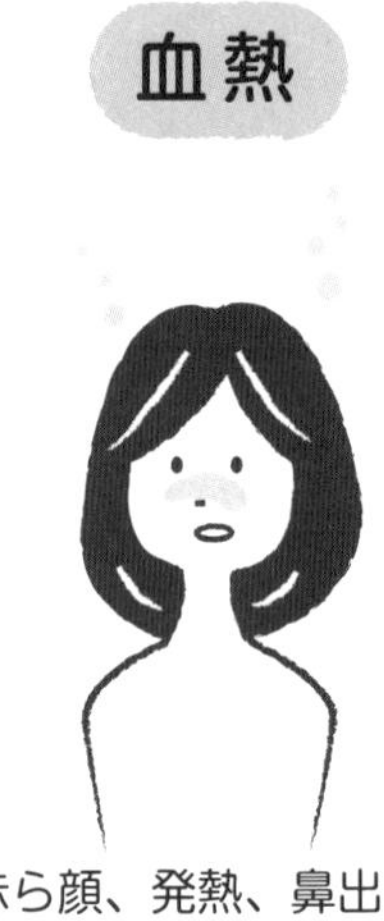

赤ら顔、発熱、鼻出血など

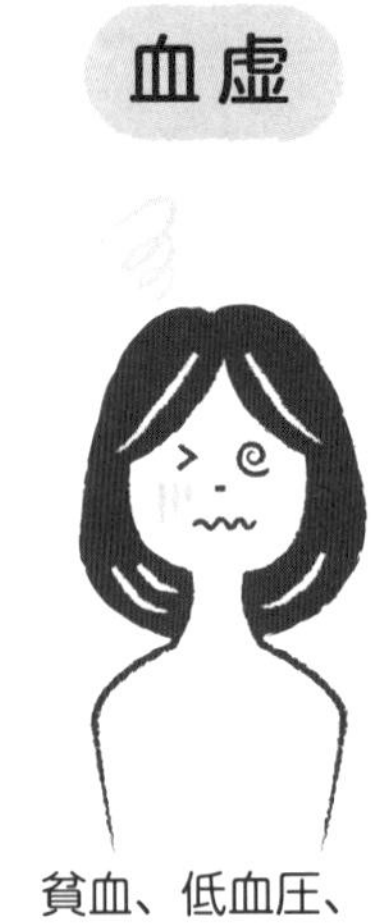

貧血、低血圧、不眠、めまい感など

むら返り、過小月経、月経不順、顔色不良、頭髪が抜けやすい、皮膚の乾燥、アカギレ、爪の異常、知覚異常などがあります。

> あなたは、貧血ですか？
>
> はい ⬇ 血虚証
>
> いいえ ⬇ 血虚証ではない

瘀血

「血」がうまく働かず、滞っているとき、シミやあざができたり、月経不順になったりと、「血」の大きな要素の女性ホルモンがうまく働かないことがあります。こんなときは「瘀血（おけつ）」と診断します。

眼瞼部の色素沈着、顔面の色素沈着、皮膚の乾燥、口唇の暗赤色、歯肉に暗赤色、舌の暗赤色、皮下出血、手掌発赤などの症状があります。

> あなたは、月経のトラブルがありますか？
>
> はい ⬇ 瘀血証
>
> いいえ ⬇ 瘀血証ではない

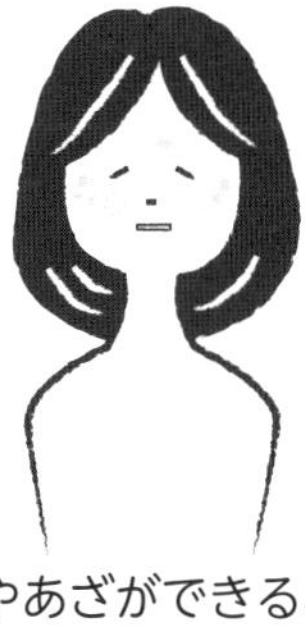

シミやあざができる、月経不順、皮膚の乾燥など

「水」がうまく働かず、脱水になったり、浮腫になったり、と「水」の働きが悪いときがあります。こんなときは「**水滞**」と診断します。

めまい、動悸、頭痛、耳鳴り、悪心、口渇、立ちくらみ、車酔い、朝のこわばり、体の重い感じなどの症状があります。

あなたは、むくみますか?

はい ➡ 水滞証

いいえ ➡ 水滞証ではない

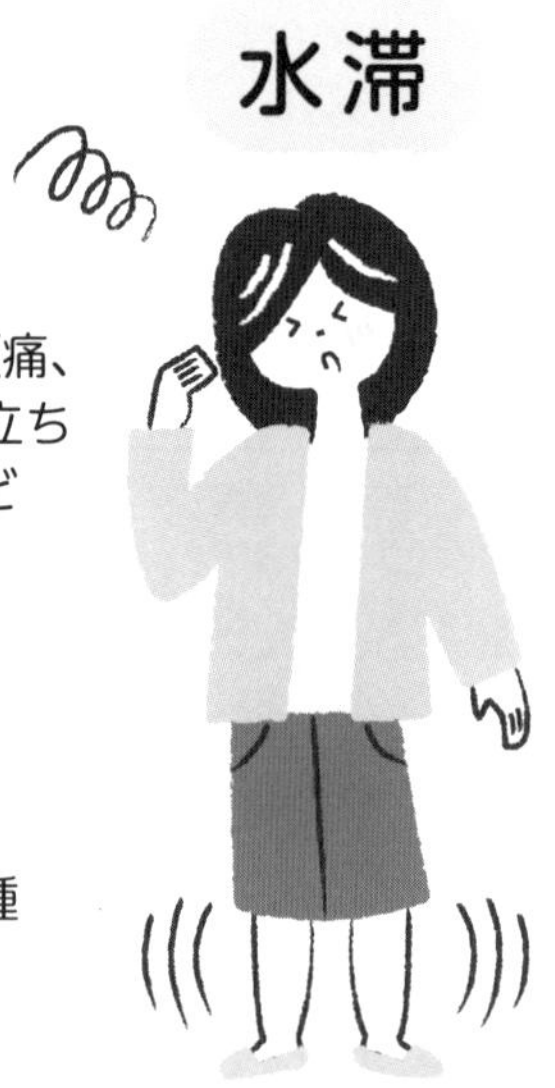
水滞
めまい、頭痛、耳鳴り、立ちくらみなど
下肢の浮腫(むくみ)

●もう少しくわしい「表裏」を理解しよう!

体の外側と内側を「表裏」で区別するだけでなく、病気の進行に合わせて症状が変化するときに活用します。症状の変化は、病気の進行を見分けるために重要です。口から入ったウイルスが、のどの症状を引き起こし、だんだんと体の中へ入ってくると熱がでてきます。やがて咳や体のだるさがはじまり、食欲が落ちます。この変化は、体の「表」(外側)から「裏」(内側)へ進行しています。

漢方医学では、この変化の過程を「六病位」で表現します。

六病位では、体の外側である「表」の病態を「太陽病・少陽病・陽明病」の「陽」の三段階の病期に分けます。「太陽病」は体の表在組織（肌や筋肉、関節）に症状があらわれる段階で、たとえば風邪なら発熱、悪寒、筋肉痛、頭痛など。「少陽病」は、症状が少し体の内側へ進んだ段階で、のどの痛み、咳、食欲不振、吐き気などの症状がみられます。「陽明病」の段階では、腹部膨満、便秘など胃や腸の明らかな症状があらわれてきます。

さらに病期が進むと、体の内部（裏）で「陰」の状態になる「太陰病・少陰病・厥陰（けついん）病」の段階となります。「太陰病」では、熱はなく胃腸が弱まり、消化機能が低下します。腹痛や下痢などの症状がみられます。「少陰病」では臓器機能の低下がみられます。「厥陰病」では、臓器機能がさらに衰え、全身状態が悪化し、意識レベルも低下するなど、重篤といえる状態となります。

表	太陽病	肌、筋肉、関節などの症状	症状が出現して数日
表	少陽病	のど、胃などの症状	症状が出現して数日～1週間程度
表	陽明病	胃、小腸、大腸などの症状	症状が出現して1～2週間程度
裏	太陰病	消化器機能の低下	
裏	少陰病	臓器機能の低下	
裏	厥陰病	全身状態の低下	

もう少しくわしい「寒熱」を理解しよう

夏は汗が出て体が熱くなるし、冬は冷えて寒くなります。気候の変化で、体の「**寒熱**」は変化します。温かいスープを飲むと体は温まり、アイスクリームを食べると冷えて寒くなります。食事によっても体の「寒熱」は変化します。

風邪などの感染症にかかったときは、熱が出だす前にガタガタと寒気を感じます。発熱して体温が上昇しても、布団をかぶらないと寒くて仕方がないとき、自覚症状は「寒」ですが、体の状態は「熱」になります。つまり「表証」は「**熱証**」ですが、「裏証」は「**寒証**」と診断します。

あなたは、冷えますか？

はい ⬇ 寒証
いいえ ⬇ 熱証

第3章

148の健康保険が使える漢方薬

第３章は、いわば漢方薬のガイドブックです。医師から処方された漢方薬をよく理解する、あるいはあなた自身が自分に合った漢方薬を探すための手引きです。症状から漢方薬を探すには「疾患・症状別の漢方薬索引」を利用します。

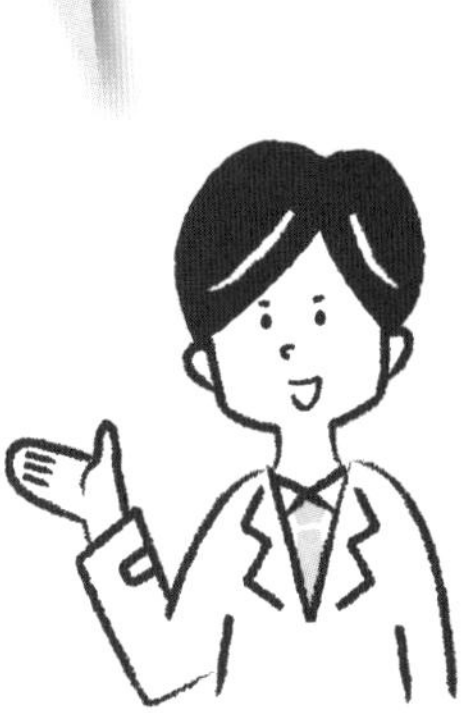

＊本章の漢方薬は、生薬の組み合わせを考慮して、効能の似た漢方薬が集まるように配列しています。前後の漢方薬を見ることも、漢方薬選びの参考になります。

症状と体質からあなたに合う漢方薬を！

ここ第3章では、健康保険が使える漢方薬（医療用医薬品）について、その具体的な内容、使い方について説明します。漢方薬の薬理作用や効能、適応となる症状や病気、その薬に合うあなたの体質（体の状態）、そして使用上の注意などです。

本章には、二つの役割があります。

一つは、医師から処方された漢方薬がどういう薬なのかを、より深く理解する手助けとなります。

もう一つは、あなた自身が自分の症状に合った漢方薬を探したいときの手引きとなります。その際には、巻末（219ページ）の「疾患・症状別の漢方薬索引」を利用してください。「感冒（風邪）」や「咳（せき）」「くしゃみ」あるいは「冷え症」や「のぼせ」「下痢」「便秘」「消化不良」など、具体的な症状名から漢方薬を探します。該当する漢方薬はたいてい複数ですから、体質マーク（陰、陽、虚、中、実など）を参考にして、めざす漢方薬を見つけてください。

疾患別に探すのは、少し難しいかもしれません。ただ、医師から診断された疾患名がわかっている場合は、その疾患に該当する漢方薬を見てください。

漢方薬のページの見方

薬の概要
薬の生理的作用や効能、どんな症状や病気に用いられるか、など。

漢方薬名

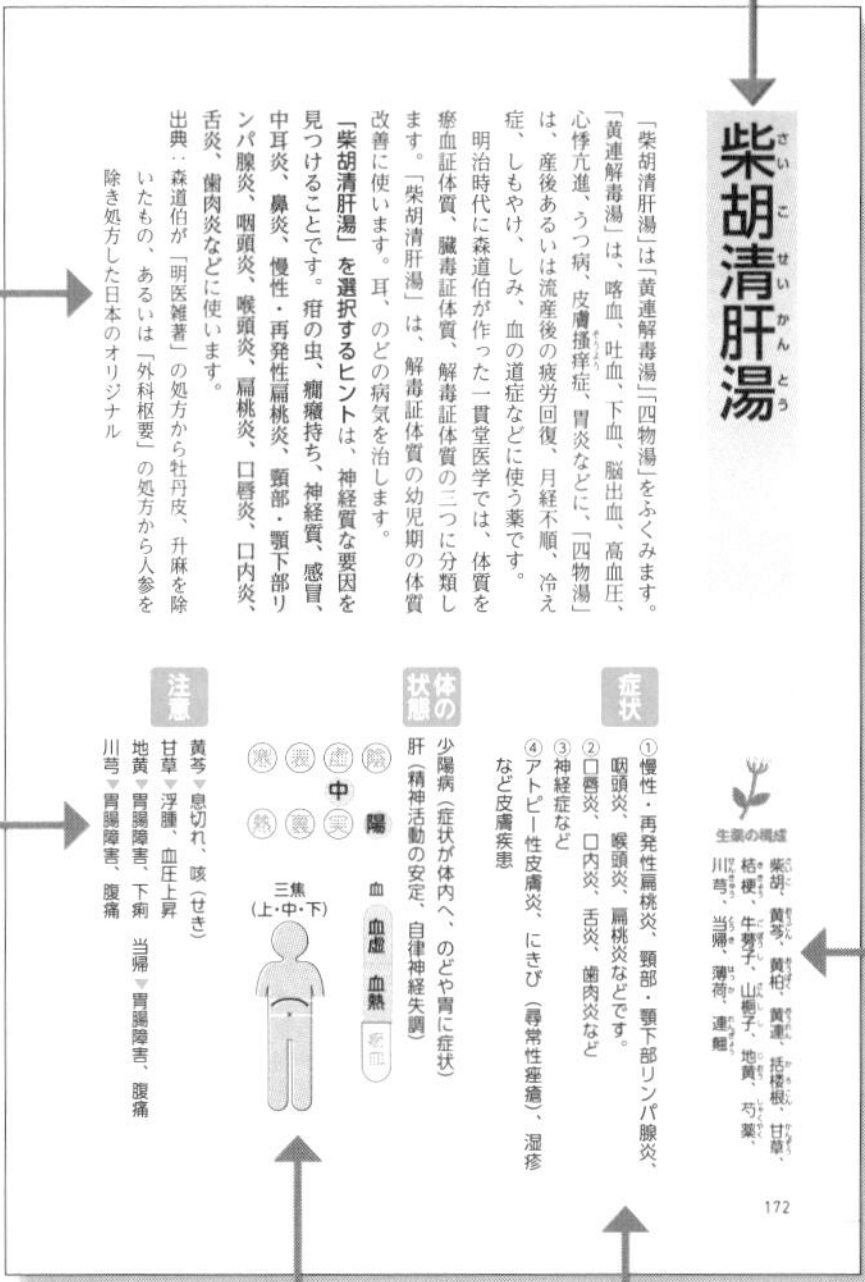
柴胡清肝湯（さいこせいかんとう）

「柴胡清肝湯」は「黄連解毒湯」「四物湯」をふくみます。「黄連解毒湯」は、喀血、吐血、下血、脳出血、高血圧、心悸亢進、うつ病、皮膚掻痒症、胃炎などに、「四物湯」は、産後あるいは流産後の疲労回復、月経不順、冷え症、しもやけ、しみ、血の道症などに使う薬です。

明治時代に森道伯が作った一貫堂医学では、体質を瘀血証体質、臓毒証体質、解毒証体質の三つに分類します。「柴胡清肝湯」は、解毒証体質の幼児期の体質改善に使います。耳、のどの病気を治します。

「柴胡清肝湯」を選択するヒントは、神経質な要因を見つけることです。疳の虫、癇癪持ち、神経質、感冒、中耳炎、鼻炎、慢性・再発性扁桃炎、頸部・顎下部リンパ腺炎、咽頭炎、喉頭炎、扁桃炎、口唇炎、口内炎、舌炎、歯肉炎などに使います。

出典：森道伯が「明医雑著」の処方から牡丹皮、升麻を除いたもの、あるいは「外科枢要」の処方から人参を除き処方した日本のオリジナル

生薬の構成
柴胡、黄芩、黄柏、黄連、括楼根、甘草、桔梗、牛蒡子、山梔子、地黄、芍薬、川芎、当帰、薄荷、連翹

症状
①慢性・再発性扁桃炎、頸部・顎下部リンパ腺炎、咽頭炎、喉頭炎、扁桃炎などです。
②口唇炎、口内炎、舌炎、歯肉炎など
③神経症など
④アトピー性皮膚炎、にきび（尋常性痤瘡）、湿疹など皮膚疾患

体の状態
少陽病（症状が体内へ、のどや胃に症状）
肝（精神活動の安定、自律神経失調）
陰 虚 表 寒 中 陽 実 裏 熱　血 血虚 血熱 瘀血
三焦（上・中・下）

注意
黄芩▼息切れ、咳（せき）
甘草▼浮腫、血圧上昇
地黄▼胃腸障害、下痢　当帰▼胃腸障害、腹痛
川芎▼胃腸障害、腹痛

172

注意
漢方薬にも副作用はあります。その副作用はふくまれる生薬に由来するので、それら生薬の薬理作用をもとに、服用したときの注意を記載しています（おもな生薬の副作用はP.212参照）。

症状
薬が適応となる症状。

生薬の構成
薬にふくまれているおもな生薬名。各生薬の働きは、第4章「生薬の薬理と薬効」で調べることができます。巻末の生薬名索引を利用します。

体の状態
あなたのもともとの体質、あるいは現在の体の状態。漢方でいう「証」にあたります。この漢方薬があなたに合っているかどうかを判断します。

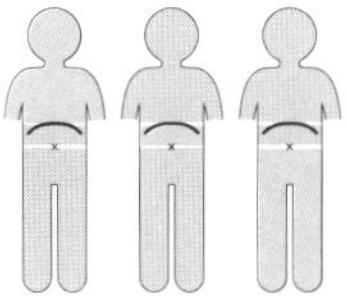

体のどの部位に症状があるかをあらわします。
上焦（横隔膜から上の部位）
中焦（横隔膜とへそまでの腹部）
下焦（へそから下の部位）

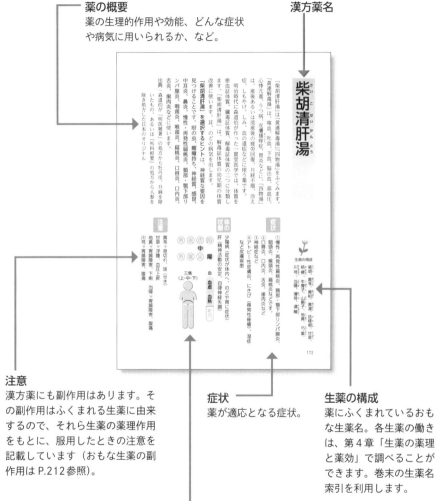

漢方薬のページは、次のように使います。

①めざす漢方薬のページを開く⬇解説を読み、その漢方薬の効能や適応となる症状、病名などを確認。

②「症状」の欄⬇あなたにあらわれている症状があるかどうかをみる。

③「体の状態」の欄⬇あなたの体質、病気の進行状況を確認。

・漢方でいう「証」（「陰陽」「虚実」「表裏」「寒熱」「気血水」）があなたに合っているかどうか。

・病気の進行段階をあらわす「六病位」（「太陽病→少陽病→陽明病→太陰病→少陰病→厥陰病」33ページ参照）が、あなたの病状と一致するかどうか。

・「肝・心・脾・肺・腎」（五行説）の記載がある場合は24ページを参照。

④「注意」の欄⬇注意すべき副作用を確認。もし副作用と思われる症状が出たら、薬の服用を中止。

そのほか、漢方薬を使用する際に注意すべきことを次に列挙しておきます。ひととおり目を通しておいてください。

●漢方薬の併用禁忌

「小柴胡湯」は、漢方薬で唯一、併用禁忌（他の薬剤と併用する場合に注意が必要、特定の病気に使用する場合は注意が必要という意味）があります。

「小柴胡湯」を内服し始めてから、2か月以内に咳や呼吸が苦しいなどの症状がある場合は、主治医に相談する必要があります。

漢方薬によるアレルギー

漢方薬は、天然物でできているので、花粉症の花粉のようにアレルギーの原因となる可能性があります。頻度が多い生薬は、桂皮（シナモン）と蘇葉（しそ）です。

漢方薬と西洋薬の併用で注意すること

グレープフルーツにふくまれるフラノクマリン類は、薬物の代謝酵素CYP3A4を阻害することが知られています。多くの西洋薬が、グレープフルーツジュースで西洋薬を内服することを禁止しています。漢方薬にも、同じ作用をもつ生薬があるので注意が必要です。

漢方薬と西洋薬の併用については詳しい研究がまだ多くないのが現状です。もし漢方薬と西洋薬を併用する場合は、内服する時間を変えるとよいでしょう。漢方薬は食前・食間に内服します。西洋薬は食後に内服します。そうすることで、小腸で薬剤が吸収されるときにトラブルを起こすことが回避されます（漢方薬をうまく内服する方法は14ページ参照）。

●「小柴胡湯」と併用禁忌とされている症例

1	インターフェロン製剤を投与中の患者
2	肝硬変、肝癌の患者
3	慢性肝炎における肝機能障害で、 血小板が10万/mm^3以下の患者

麻黄湯（まおうとう）

麻黄は、発汗、鎮痛、鎮咳、去痰、利尿などの作用があります。漢方医学では、発熱、悪寒、頭痛、身体疼痛、骨節痛、呼吸困難、喘鳴、黄疸などに使います。

麻黄と桂皮の組み合わせで、発汗作用があります。桂皮は、発汗、解熱、鎮痛、頭痛、身体疼痛、鎮静、鎮痙、のぼせ、食欲不振、消化不良などに使います。杏仁は、鎮咳、去痰、便通などの作用があります。麻黄と杏仁の組み合わせで、鎮咳作用があります。

「麻黄湯」を選択するヒントは、寒気を見つけることです。悪寒、発熱、頭痛、腰痛、咳、関節痛、身体痛、咽頭痛、鼻閉、鼻水などの症状に使います。

乳児の鼻閉は、濡れた指先に麻黄湯の粉末をつけて、乳児の頬粘膜にすりつけたのち乳をふくませます。感冒、インフルエンザ、関節リウマチ、気管支喘息、哺乳困難などに使います。

出典：後漢時代（3世紀初め）の『傷寒論』

生薬の構成

杏仁（きょうにん）、麻黄（まおう）、桂皮（けいひ）、甘草（かんぞう）

症状

①ウイルス、細菌による風邪をはじめとした感染症で、発熱、悪寒、頭痛、めまいが起こる場合
②鼻の疾患では、鼻炎、副鼻腔炎など

体の状態

太陽病（初期、寒気など体の表面に症状）
肺（呼吸器系の障害）

陰 **陽**
虚 中 **実**
表 裏
寒 **熱**

気：**気虚**　気逆　気滞

上焦

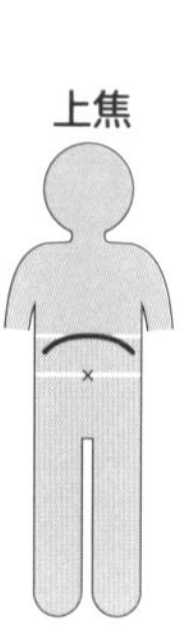

注意

麻黄▼胃腸障害、のぼせ、発汗過多、興奮、不眠、動悸、頻尿、排尿障害、血圧上昇
桂皮▼アレルギー
甘草▼浮腫、血圧上昇

＊感冒（風邪、インフルエンザなど）に使う漢方薬の説明は、44ページに記載

麻黄附子細辛湯（まおうぶしさいしんとう）

麻黄は、発汗、鎮痛、鎮咳、去痰、利尿などの作用があります。発熱、悪寒、頭痛、身体疼痛、骨節痛、呼吸困難、喘鳴、黄疸などに使います。附子は、鎮痛、体温上昇、血管弛緩、新陳代謝回復、冷えの改善、強心、利尿などの作用があります。冷え症、麻痺、疼痛などを治します。細辛は、抗アレルギー、鎮痛、解熱、鎮咳、去痰などの作用があります。冷え症、胃内停水、咳、胸痛などを治します。麻黄と附子の組み合わせで悪寒の強い急性熱病に使います。

「麻黄附子細辛湯」を選択するヒントは、「のどチクの風邪」です。悪寒、微熱、全身倦怠、低血圧で頭痛、めまい、四肢の疼痛冷感、感冒、気管支炎、気管支喘息、アレルギー性鼻炎、神経痛などに使います。

出典：後漢時代（3世紀初め）の『金匱要略』

生薬の構成

麻黄（まおう）、附子（ぶし）、細辛（さいしん）

症状

①ウイルス、細菌による風邪をはじめとした感染症で、発熱、悪寒、頭痛、めまいが起こる場合
②鼻の疾患では、鼻炎、副鼻腔炎など
③のどの疾患では、咽頭炎、扁桃炎など上気道炎、リンパ節炎など

体の状態

太陰病（冷え、下痢など消化機能が低下）
肺（呼吸器系の障害）

陰　陽
虚　中　実
表　裏
寒　熱

気：気虚　気逆　気滞

上焦

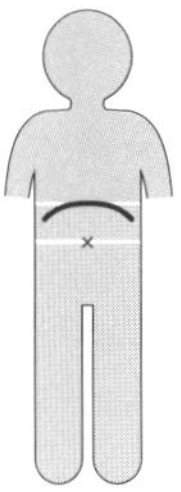

注意

麻黄▼胃腸障害、のぼせ、発汗過多、興奮、不眠、動悸、頻尿、排尿障害、血圧上昇
附子▼動悸、のぼせ、頭痛、悪心、舌のしびれ

＊感冒（風邪、インフルエンザなど）に使う漢方薬の説明は、44ページに記載

苓甘姜味辛夏仁湯（りょうかんきょうみしんげにんとう）

生薬の構成
杏仁（きょうにん）、半夏（はんげ）、茯苓（ぶくりょう）、五味子（ごみし）、甘草（かんぞう）、細辛（さいしん）、乾姜（かんきょう）

症状
①気管支炎、気管支喘息、肺炎など、咳を伴う疾患
②アレルギー性鼻炎、花粉症、感冒など、鼻水、くしゃみなどを伴う疾患

体の状態
太陰病（冷え、下痢など消化機能が低下）
肺（呼吸器系の障害）

陰　陽
虚　中　実
表　裏
寒　熱

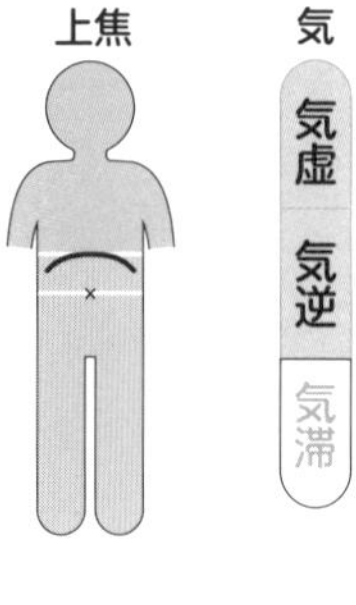

注意
甘草▼浮腫、血圧上昇

＊感冒（風邪、インフルエンザなど）に使う漢方薬の説明は、44ページに記載

「苓甘姜味辛夏仁湯」は、「小青竜湯」から麻黄、桂枝、芍薬を除き、茯苓、杏仁を加えた薬です。「小青竜湯」との違いは、麻黄の有無です。

「苓甘姜味辛夏仁湯」を選択するヒントは、水様の鼻汁です。花粉症に使います。咳、呼吸困難、白色で薄い多量の痰、喘鳴、くしゃみ、鼻水、冷え、動悸，息切れ，むくみ、貧血、冷え症などの症状があるときに使います。

気管支炎、気管支喘息、心臓衰弱、腎臓病、急・慢性気管支炎、気管支喘息、肺気腫、気管支拡張症、百日咳、急・慢性鼻炎、アレルギー性鼻炎、急・慢性副鼻腔炎、滲出性中耳炎、慢性腎炎、ネフローゼ症候群、心不全などに使います。

出典：後漢時代（3世紀初め）の『金匱要略』

小青竜湯（しょうせいりゅうとう）

「小青竜湯」は、東西南北を守る四神、東方の青龍、西方の白虎、南方の朱雀、北方の玄武のうち、青竜の名前をもつ漢方薬の一つです。

五味子は、マツブサ科チョウセンゴミシの果実です。成分はシトラール、セスキテルペン、リグナンなどで、薬理作用は、抗ストレス、鎮痛、鎮咳などです。細辛はウマノスズクサ科ウスバサイシン・ケイリンサイシンの根です。成分は、メチルオイゲノール、アルカロイドなどです。薬理作用は、抗ヒスタミン、抗アレルギー、解熱、鎮痛、鎮痙などです。漢方医学では、冷えによる症状、呼吸器症状を改善します。

「小青竜湯」を選択するヒントは、水様の鼻汁です。花粉症に使います。鼻水、くしゃみ、水様の痰、鼻閉、喘鳴、咳、流涙、浮腫などの症状が適応です。気管支炎、気管支喘息、鼻炎、花粉症、アレルギー性鼻炎、アレルギー性結膜炎、感冒などに使います。

出典：後漢時代（3世紀初め）の『傷寒論』『金匱要略』

生薬の構成

半夏（はんげ）、甘草（かんぞう）、桂皮（けいひ）、五味子（ごみし）、細辛（さいしん）、芍薬（しゃくやく）、麻黄（まおう）、生姜（しょうきょう）または乾姜（かんきょう）

症状

①気管支炎、気管支喘息、肺炎など、咳を伴う疾患
②アレルギー性鼻炎、花粉症、感冒など、鼻水、くしゃみなどを伴う疾患

体の状態

太陽病（初期、寒気など体の表面に症状）

陰　陽
虚　中　実
表熱
裏寒

気：気虚　気逆　気滞
水：水滞

上焦

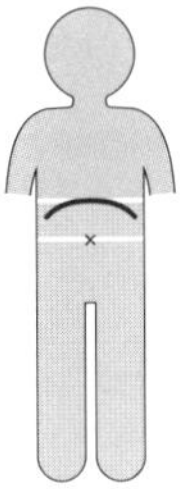

注意

甘草▼浮腫、血圧上昇
桂皮▼アレルギー
麻黄▼胃腸障害、のぼせ、発汗過多、興奮、不眠、動悸、頻尿、排尿障害、血圧上昇

感冒（風邪、インフルエンザなど）に使う漢方薬について

感冒の原因は、9割がウイルス、1割が細菌です。ウイルスにもインフルエンザ、コロナ、RS（乳幼児の呼吸器感染症）、ノロなど季節に流行するもの、麻疹（はしか）、風疹（三日ばしか）、ムンプス（おたふく風邪）など予防接種をするものなど、原因になる病原菌で症状が違います。

結核、MAC病（非定型抗酸菌症）、アスベスト肺、じん肺、肺癌など原因がまったくちがっても、感冒と同じような症状になる病気がたくさんあります。

ここでは、ある季節にそれぞれの地域で流行する呼吸器疾患を感冒として、漢方薬の使い方を説明します。

漢方医学で診断し、漢方薬で治療するときに大切になるのが、症状です。自分や家族の症状が、どの症状から始まるか、で漢方薬を選びます。

漢方薬を選ぶとき、麻黄がふくまれているかどうか、確認しましょう。麻黄の副作用は、不眠、動悸、頻脈、興奮、血圧上昇、発汗過多、排尿障害などです。高血圧症、心房細動、前立腺肥大症、緑内障、甲状腺機能亢進症などの患者は注意しましょう。

①**鼻の症状（鼻水、くしゃみ、鼻閉、鼻痛など）**には、「小青竜湯（麻黄をふくむ）」「苓甘姜味辛夏仁湯（麻黄をふくまない）」「葛根湯加川芎辛夷（麻黄をふくむ）」など

②**喉の症状（のどの痛み、イガイガ、咳、痰など）**には、「麻黄附子細辛湯（麻黄をふくむ）」「小柴胡湯加桔梗石膏（麻黄をふくまない）」「桔梗湯（麻黄をふくまない）」「香蘇散（麻黄をふくまない）」など

③**胸の症状（咳、呼吸苦、喘息症状など）**には、「麻黄湯（麻黄をふくむ）」「麻杏甘石湯（麻黄をふくむ）」「五虎湯（麻黄をふくむ）」「麦門冬湯（麻黄をふくまない）」「半夏厚朴湯（麻黄をふくまない）」など

④**首から肩の症状（頭痛、肩こり、後頸部痛など）**には、「葛根湯（麻黄をふくむ）」「升麻葛根湯（麻黄をふくまない）」「葛根湯加川芎辛夷（麻黄をふくむ）」など

⑤**全身の症状（寒気、関節痛など）**には、「麻黄湯（麻黄をふくむ）」「桂枝湯（麻黄をふくまない）」など

神秘湯（しんぴとう）

「半夏厚朴湯」から生姜、半夏を除き、「麻杏甘石湯」から石膏を除いて合わせ、柴胡を加えた薬です。「半夏厚朴湯」は、精神的ストレスがあるときに使う薬です。「麻杏甘石湯」は、呼吸器疾患に使う薬です。

「神秘湯」を選択するヒントは、精神症状を伴う呼吸器疾患です。「神秘湯」は、「軍中七気」（喜・怒・憂・思・悲・恐・驚）を治す薬で、安栄湯とも呼ばれ、戦場の恐怖と緊張の治療に使われていました。麻黄と杏仁の組み合わせで、鎮咳作用があります。蘇葉は鎮静、免疫活性化、抗アレルギー、抗菌などの作用があります。蘇葉は、「神秘湯」「香蘇散」「参蘇飲」「半夏厚朴湯」「茯苓飲合半夏厚朴湯」「柴朴湯」にふくまれます。

咳、痰、呼吸困難、喘鳴、イライラ、憂うつ感、胸苦しいなどの症状に使います。気管支喘息、気管支炎などに使います。

出典：唐時代（752年）に王燾が編纂した『外台秘要方』

生薬の構成

麻黄（まおう）、杏仁（きょうにん）、厚朴（こうぼく）、陳皮（ちんぴ）、甘草（かんぞう）、柴胡（さいこ）、蘇葉（そよう）

症状

①動悸、不眠、神経症などの精神疾患
②気管支喘息、気管支炎など呼吸器疾患

体の状態

少陽病（症状が体内へ、のどや胃に症状）
肝（精神活動の安定、自律神経失調）

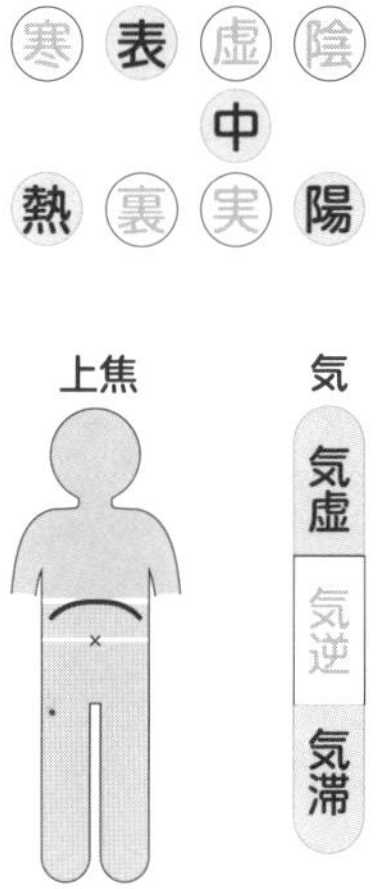

注意

麻黄▼胃腸障害、のぼせ、発汗過多、興奮、不眠、動悸、頻尿、排尿障害、血圧上昇
甘草▼浮腫、血圧上昇
蘇葉▼アレルギー

*感冒（風邪、インフルエンザなど）に使う漢方薬の説明は、44ページに記載

五積散（ごしゃくさん）

生薬の構成

白朮（びゃくじゅつ）または蒼朮（そうじゅつ）、陳皮（ちんぴ）、当帰（とうき）、半夏（はんげ）、茯苓（ぶくりょう）、甘草（かんぞう）、桔梗（ききょう）、枳実（きじつ）、桂皮（けいひ）、厚朴（こうぼく）、芍薬（しゃくやく）、生姜（しょうきょう）または乾姜（かんきょう）、川芎（せんきゅう）、大棗（たいそう）、白芷（びゃくし）、麻黄（まおう）、枸杞子（くこし）

五積とは、気・血・痰・寒・食の病毒をいいます。

桂皮、芍薬、大棗、甘草は、呼吸器系（気）の異常を改善します。蒼朮、陳皮、厚朴、甘草、生姜、大棗は、消化器系（気）の異常を改善します。半夏、厚朴、茯苓、生姜は、気の異常を改善します。半夏、茯苓、陳皮、甘草、生姜は、水の異常を改善します。当帰、芍薬、川芎は、血の異常を改善します。

「五積散」を選択するヒントは、寒冷や湿気で起こる病気と便秘です。体が冷えて便秘をするときに使います。適応症状は、腰痛、下腹部痛、下肢痛などです。

冷え症、感冒、頭痛、胃炎、機能性ディスペプシア（消化不良）、腸炎、腰痛、神経痛、坐骨神経痛、関節痛、関節リウマチ、筋肉痛、慢性神経痛、更年期障害、月経痛、月経困難症、月経不順などに使います。

出典：宋時代の12世紀初めに編纂された『和剤局方』

症状

①冷えて便秘
②感冒
③神経痛、関節痛、筋肉痛など

体の状態

少陽病（症状が体内へ、のどや胃に症状）
肝（精神活動の安定、自律神経失調）
脾（消化器系の異常）

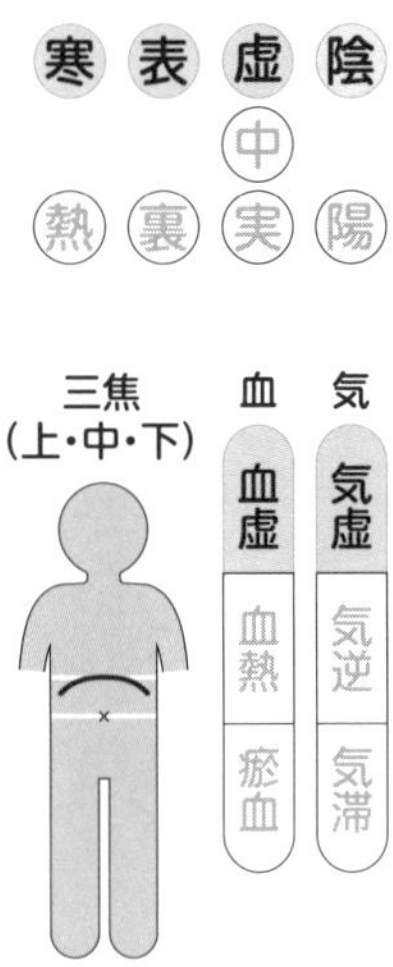

注意

当帰▼胃腸障害、腹痛
甘草▼浮腫、血圧上昇
桂皮▼アレルギー
川芎▼胃腸障害、腹痛
麻黄▼胃腸障害、のぼせ、発汗過多、興奮、不眠、動悸、頻尿、排尿障害、血圧上昇

参蘇飲（じんそいん）

生薬の構成
半夏（はんげ）、茯苓（ぶくりょう）、葛根（かっこん）、桔梗（ききょう）、陳皮（ちんぴ）、大棗（たいそう）、人参（にんじん）、甘草（かんぞう）、枳実（きじつ）、蘇葉（そよう）、生姜（しょうきょう）、前胡（ぜんこ）、木香（もっこう）

「参蘇飲」を選択するヒントは、易疲労感です。人参の薬理作用は、血圧降下、呼吸促進、血糖降下、消化管運動亢進、副腎皮質機能増加、抗ストレスなどで、漢方医学では強壮、強心、鎮静、健胃、抗疲労などの作用があります。蘇葉の薬理作用は、鎮静、免疫活性化、抗アレルギー、抗菌などで、漢方医学では気を調節して、発汗、解熱、鎮咳、健胃などの作用があります。

「桂枝湯」や麻黄をふくむ風邪薬（「葛根湯」「麻黄湯」「麻黄附子細辛湯」など）で、胃に負担がかかる場合に参蘇飲を使います。食欲不振、元気がない、易疲労、咳、痰、鼻水、鼻閉、発熱、悪寒、頭痛、身体痛、咽頭痛、悪心、嘔吐、腹部膨満感、腹痛、下痢などに使います。感冒、インフルエンザ、上気道炎、急・慢性気管支炎、気管支喘息、肺気腫、気管支拡張症、神経性咳、神経症などに使います。

出典：宋時代の12世紀半ばに著された『太平恵民和剤局方』

症状
①感冒、上気道炎、急・慢性気管支炎、気管支喘息、肺気腫、気管支拡張症など
②胃腸障害
③神経症

体の状態
少陽病（症状が体内へ、のどや胃に症状）
脾（消化器系の異常）

陰　**虚**　**表**　**寒**
中
陽　実　裏　熱

気：**気虚**　気逆　気滞

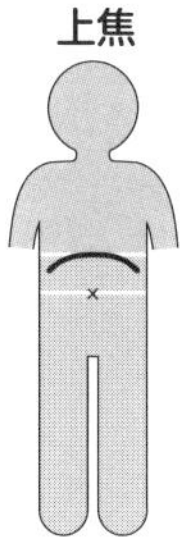

注意
甘草▼浮腫、血圧上昇
蘇葉▼アレルギー

＊感冒（風邪、インフルエンザなど）に使う漢方薬の説明は、44ページに記載

香蘇散（こうそさん）

香附子、蘇葉、陳皮は、精神的負担に使う薬です。**「香蘇散」を選択するヒント**は、胃腸虚弱で精神的負担を見つけることです。香附子の薬理作用は、子宮収縮、鎮痛、抗菌などがあります。漢方医学では、月経不順、月経痛、月経前症候群、胃痛、腹痛などに使います。蘇葉の薬理作用は、鎮静、免疫活性化、抗アレルギー、抗菌などです。漢方医学では、気を調節して、発汗、解熱、鎮咳、健胃などの作用があります。

「香蘇散」は、気分の落ち込み、神経過敏、頭痛、頭重、**鼻閉塞**、腹痛、腹部膨満感、ガス腹、悪心、嘔吐などの症状に使います。感冒、アレルギー性鼻炎、蓄膿症、嗅覚障害、耳管狭窄、中耳炎、月経不順、月経困難、月経痛、月経前症候群、更年期障害、神経症、心身症、うつ病、慢性胃炎、じんま疹、魚中毒などに使います。

出典：宋時代の12世紀半ばに著された『太平恵民和剤局方』

生薬の構成

香附子（こうぶし）、蘇葉（そよう）、陳皮（ちんぴ）、甘草（かんぞう）、生姜（しょうきょう）

症状

①胃腸虚弱の感冒
②胃腸虚弱の精神疾患
③女性ホルモンに関連する症状

体の状態

太陽病（初期、寒気など体の表面に症状）
脾（消化器系の異常）

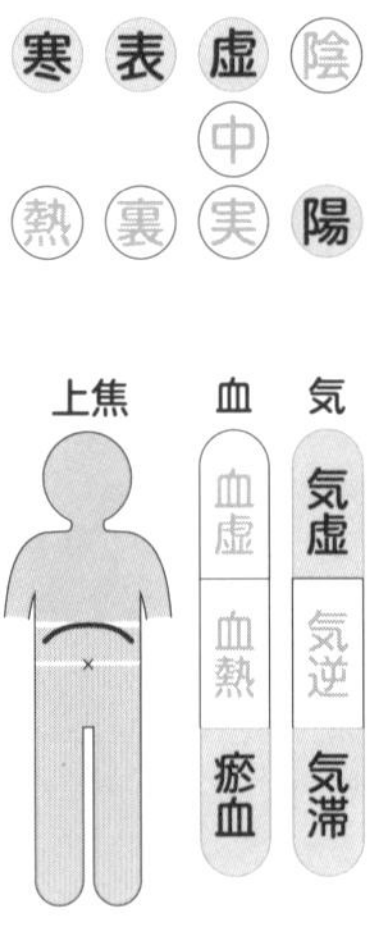

注意

甘草▼浮腫、血圧上昇
蘇葉▼アレルギー

＊感冒（風邪、インフルエンザなど）に使う漢方薬の説明は、44ページに記載

滋陰降火湯（じいんこうかとう）

生薬の構成
蒼朮（そうじゅつ）、地黄（じおう）、芍薬（しゃくやく）、陳皮（ちんぴ）、天門冬（てんもんどう）、当帰（とうき）、麦門冬（ばくもんどう）、黄柏（おうばく）、甘草（かんぞう）、知母（ちも）

「滋陰」とは、発熱、炎症による脱水や低栄養状態、貧血などを改善するということです。

「滋陰降火湯」を選択するヒントは、乾いた咳（痰の出ない咳）です。適応症状は、咳、午後から夜に多くなる咳、粘稠（ねんちゅう）な痰、嗄声（させい）（しわがれ声）、体力低下、寝汗、ふらつき、皮膚の色が浅黒い、皮膚の乾燥などです。

急・慢性気管支炎、気管支喘息、間質性肺炎、肺気腫、感冒、喉頭炎、咽頭炎、上気道炎、シェーグレン症候群などに使います。

午後から夜に増える咳には「滋陰降火湯」「竹茹温胆湯」などを使います。粘稠な痰の場合は「滋陰降火湯」。乾いた咳の場合は「竹茹温胆湯」です。

出典：江戸時代もっともよく読まれた医学書、龔廷賢著『万病回春』

症状

①乾いた咳
②急・慢性気管支炎、気管支喘息など呼吸器疾患

体の状態

少陽病（症状が体内へ、のどや胃に症状）
肺（呼吸器系の障害）
腎（泌尿器系の障害、生殖機能の異常）

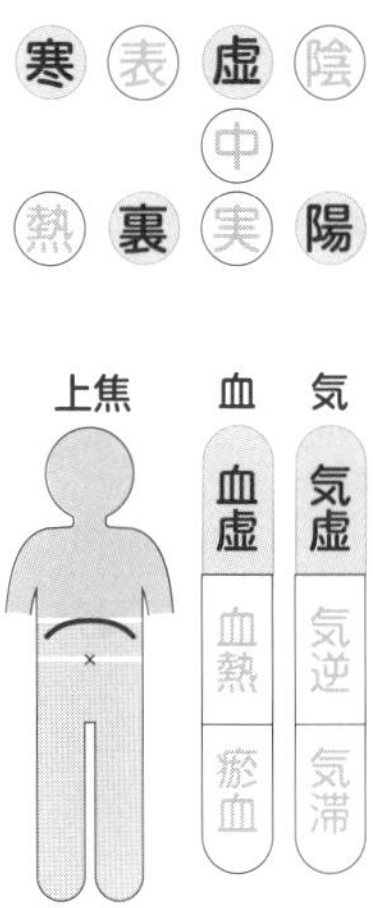

注意

地黄▼胃腸障害、下痢
甘草▼浮腫、血圧上昇

＊感冒（風邪、インフルエンザなど）に使う漢方薬の説明は、44ページに記載

滋陰至宝湯（じいんしほうとう）

「滋陰」とは、発熱、炎症による脱水や低栄養状態、貧血などを改善するということです。

「加味逍遙散」に生薬構成が似ているので、虚証のホットフラッシュ、寝汗、倦怠感などに使います。鎮咳、去痰、抗炎症など呼吸器疾患に使われる貝母、麦門冬がふくまれています。

「滋陰至宝湯」を選択するヒントは、精神症状です。適応症状は、咳、痰、食欲不振、口渇、寝汗、体力低下、全身倦怠感、体重減少、月経不順などです。

急・慢性気管支炎、気管支拡張症、気管支喘息、肺結核、肺気腫、肺線維症、間質性肺炎、感冒、上気道炎などに使います。

出典：江戸時代もっともよく読まれた医学書、龔廷賢著『万病回春』

生薬の構成

香附子、柴胡、芍薬、知母、陳皮、当帰、麦門冬、白朮、茯苓、地骨皮、貝母、甘草、薄荷

症状

①咳
②急・慢性気管支炎、気管支喘息など呼吸器疾患

体の状態

太陰病（冷え、下痢など消化機能が低下）
肺（呼吸器系の障害）
脾（消化器系の異常）

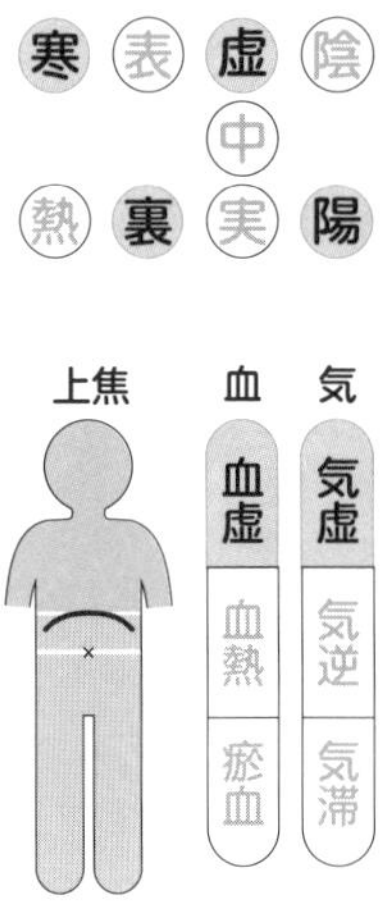

注意

甘草▼浮腫、血圧上昇

*感冒（風邪、インフルエンザなど）に使う漢方薬の説明は、44ページに記載

麦門冬湯（ばくもんどうとう）

「麦門冬湯」を選択するヒントは、咳です。激しい咳、発作性の乾性の咳、顔面が紅潮するほど咳き込む、少量の粘稠痰、咽喉の乾燥感・違和感などの症状です。

妊婦の咳、高齢者の咳、気管支炎、気管支喘息、気管支拡張症、肺気腫、感冒、上気道炎、咽頭炎、喉頭炎（嗄声）、咽喉頭異常感症、口腔・咽喉乾燥症（シェーグレン症候群）、糖尿病、薬物性口渇などに使います。

咳の治療に使う漢方薬は、①咳がおもな症状のときは、麦門冬をふくむ薬として「麦門冬湯」「清肺湯」「竹茹温胆湯」「滋陰降火湯」「滋陰至宝湯」「炙甘草湯」など。②症状の進行が早い流行性のときは、麻黄をふくむ薬として「葛根湯加川芎辛夷」「麻黄附子細辛湯」「小青竜湯」など。③症状が穏やかな場合は、蘇葉をふくむ薬として「参蘇飲」「柴朴湯」「半夏厚朴湯」など。④その他として「桂枝加厚朴杏仁湯」「甘草湯」「小半夏加茯苓湯」などがあります。

出典：後漢時代（3世紀初め）の『傷寒論』

生薬の構成

麦門冬（ばくもんどう）、半夏（はんげ）、粳米（こうべい）、大棗（たいそう）、人参（にんじん）、甘草（かんぞう）

症状

①咳
②呼吸器疾患など

体の状態

少陽病（症状が体内へ、のどや胃に症状）
肺（呼吸器系の障害）
脾（消化器系の異常）

陰　陽
虚　中　実
表　裏
寒　熱

気：気虚　気逆　気滞

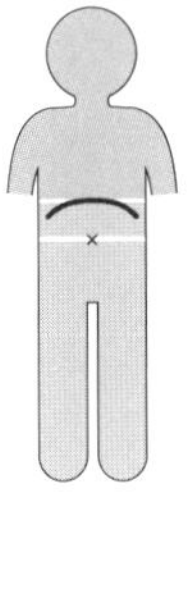

注意

甘草▼浮腫、血圧上昇

＊感冒（風邪、インフルエンザなど）に使う漢方薬の説明は、44ページに記載

葛根湯（かっこんとう）

「風邪には、葛根湯」といわれるように、ウイルスや細菌などによる感染症には「葛根湯」を使います。「桂枝湯」に葛根、麻黄を加えると「葛根湯」になります。葛根は、発汗、解熱、鎮痙などの作用があります。麻黄はエフェドリン（交感神経興奮剤）をふくみ、気管支拡張、抗炎症、発汗、神経興奮などの作用があります。麻黄と桂皮の組み合わせで、発汗作用があります。

風邪には、いろいろなタイプがありますが、**「葛根湯」を選択するヒント**は、熱が出る前の頭痛、後頸部の張りです。

「葛根湯」の適応症状は**胸から上**の痛みです。頭痛、眼痛、耳痛、歯痛、首痛、肩痛、肋間神経痛など感染症以外でも、症状さえあれば、適応になります。

適応となる病気は**胸から上**の炎症です。麦粒腫（ものもらい）、結膜炎、鼻炎、副鼻腔炎、歯肉炎、リンパ節炎、耳下腺炎、唾液腺炎、化膿性皮疹、口唇ヘルペス、帯状疱疹などのウイルス性皮疹、じんま疹、乳

生薬の構成

葛根（かっこん）、大棗（たいそう）、麻黄（まおう）、甘草（かんぞう）、桂皮（けいひ）、芍薬（しゃくやく）、生姜（しょうきょう）

症状

①ウイルス、細菌による風邪をはじめとした感染症で、発熱、悪寒、頭痛、項背部痛が起こる場合
②眼の疾患では、麦粒腫（ものもらい）、眼瞼炎、結膜炎、網膜炎、虹彩炎など
③鼻の疾患では、鼻炎、副鼻腔炎など
④耳の疾患では、外耳炎、中耳炎など
⑤のどの疾患では、咽頭炎、扁桃炎など上気道炎、リンパ節炎など
⑥項背、首、肩のこり、筋肉痛など
⑦皮膚の疾患では、皮膚炎、せつ（おでき）、よう（複数のせつ）、面疔（めんちょう）、じんま疹、帯状疱疹など
⑧胸の疾患では、関節痛、肋間神経痛、乳腺炎など

体の状態

太陽病（初期、寒気など体の表面に症状）

陰　**陽**
虚　中　**実**
表　裏
寒　**熱**

気
気虚
気逆
気滞

上焦
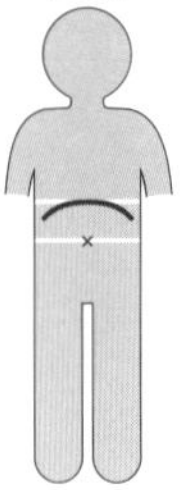

腺炎など、発赤、発熱、腫脹と痛みがあれば、適応になります。

出典：後漢時代（3世紀初め）の『傷寒論』『金匱要略』

注意

麻黄▼胃腸障害、のぼせ、発汗過多、興奮、不眠、動悸、頻尿、排尿障害、血圧上昇

甘草▼浮腫、血圧上昇

桂皮▼アレルギー

＊感冒（風邪、インフルエンザなど）に使う漢方薬の説明は、44ページに記載

注意が必要なおもな生薬

ふくまれる生薬によって、次のような生理作用や症状などがあらわれることがあるため、注意が必要となります。

麻黄▼胃腸障害、のぼせ、発汗過多、興奮、不眠、動悸、頻尿、排尿障害、血圧上昇

甘草▼浮腫、血圧上昇

桂皮▼アレルギー

附子▼動悸、のぼせ、頭痛、悪心、舌のしびれ

大黄▼腹痛、下痢

芒硝▼腹痛、下痢

地黄▼胃腸障害、下痢

当帰▼胃腸障害、腹痛

川芎▼胃腸障害、腹痛

竜骨▼腹痛、下痢

牡蛎▼腹痛、下痢

蘇葉▼アレルギー

山梔子▼腸間膜動脈硬化症

石膏▼利尿作用過多

黄芩▼息切れ、咳（せき）

滑石▼利尿作用過多

＊詳しくは206ページの生薬の副作用を参照

葛根湯加川芎辛夷（かっこんとうかせんきゅうしんい）

「葛根湯」に川芎と辛夷を加えた日本近世の処方です。川芎は、血と気を巡らす作用があります。頭痛、関節痛、身体痛などを改善します。辛夷は、呼吸器系の空気の通りをよくします。辛夷は「葛根湯加川芎辛夷」と「辛夷清肺湯」にふくまれ、どちらの薬もおもに鼻の症状と病気に使われます。麻黄と桂皮の組み合わせで、発汗作用があります。

「葛根湯加川芎辛夷」は、「葛根湯」が適応となる症状と病気に使われます。

「葛根湯加川芎辛夷」を選択するヒントは、鼻に関連する症状と病気を見つけることです。鼻炎は、風邪などの感染症、花粉症などのアレルギーなどが原因で、くしゃみ、**鼻汁**、**鼻閉**（**鼻づまり**）などの症状があります。副鼻腔炎（蓄膿症）は、ウイルスや細菌の感染などが原因です。**鼻汁**、**鼻膿汁**、**鼻閉**、後鼻漏、前頭部痛、頭重、耳痛、耳閉感、咳（せき）などの症状があります。

出典：後漢時代（3世紀初め）の『傷寒論』『金匱要略』

生薬の構成

葛根（かっこん）、大棗（たいそう）、麻黄（まおう）、甘草（かんぞう）、桂皮（けいひ）、芍薬（しゃくやく）、生姜（しょうきょう）、川芎（せんきゅう）、辛夷（しんい）

症状

①ウイルス、細菌による風邪をはじめとした感染症で、発熱、悪寒、頭痛、項背部痛が起こる場合
②鼻の疾患では、鼻炎、副鼻腔炎など
③耳の疾患では、外耳炎、中耳炎など

体の状態

太陽病（初期、寒気など体の表面に症状）

陰　虚　寒
中　表
陽　実　裏　熱

気：**気虚**　気逆　気滞

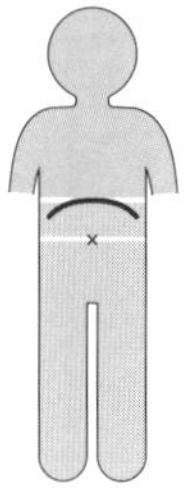

注意

麻黄▼胃腸障害、のぼせ、発汗過多、興奮、不眠、動悸、頻尿、排尿障害、血圧上昇
甘草▼浮腫、血圧上昇
桂皮▼アレルギー

＊感冒（風邪、インフルエンザなど）に使う漢方薬の説明は、44ページに記載

升麻葛根湯（しょうまかっこんとう）

「葛根湯」から麻黄、桂皮、大棗を除き、升麻を加えた薬です。升麻は、解熱、解毒、鎮痛などの作用があります。升麻がふくまれる漢方薬は「補中益気湯」「乙字湯」「辛夷清肺湯」「立効散」などです。

「升麻葛根湯」は、「葛根湯」が適応となる症状と病気に使います。

「升麻葛根湯」を選択するヒントは、発疹や水疱などの皮膚、粘膜の症状を見つけることです。麻疹（はしか）、水痘（みずぼうそう）など、発疹と発熱のある病気に使います。感染症でなくても、皮膚の症状や病気、口内炎、扁桃炎などに使います。

「升麻葛根湯」は、「葛根湯」「桂枝加葛根湯」よりも虚証の場合や、「小柴胡湯」「小柴胡湯加桔梗石膏」よりも虚証の場合に使います。

出典：江戸時代もっともよく読まれた医学書、龔廷賢著
『万病回春』

生薬の構成

葛根（かっこん）、芍薬（しゃくやく）、升麻（しょうま）、甘草（かんぞう）、生姜（しょうきょう）

症状

①ウイルス、細菌による風邪をはじめとした感染症で、発熱、悪寒、頭痛、項背部痛が起こる場合
②麻疹（はしか）、水痘（みずぼうそう）などの発疹をともなう感染症
③ヘルペス、皮膚炎など
④鼻血、眼充血、扁桃炎など

体の状態

太陽病（初期、寒気など体の表面に症状）
陽明病（高熱、便秘など胃腸に症状）

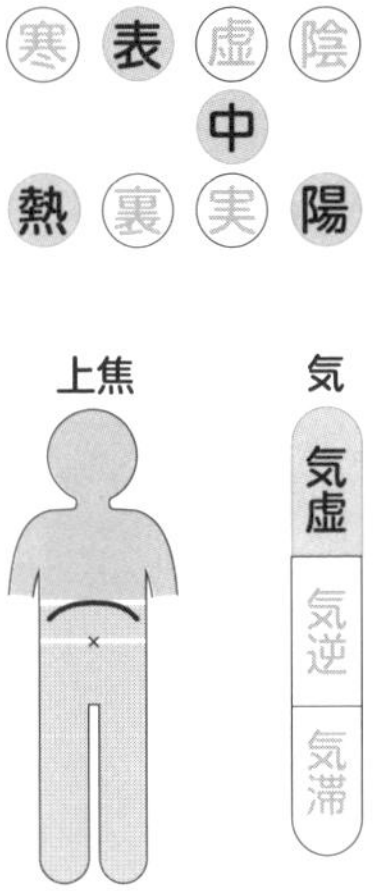

注意

甘草▼浮腫、血圧上昇

＊感冒（風邪、インフルエンザなど）に使う漢方薬の説明は、44ページに記載

葛根加朮附湯（かっこんかじゅつぶとう）

「葛根湯」に蒼朮、附子を加えた処方です。

蒼朮には利尿、抗炎症などの作用があります。附子は血流を改善し、浮腫をとり、痛みをやわらげてくれます。麻黄と附子の組み合わせで悪寒の強い急性熱病にも使います。

「葛根加朮附湯」は、「葛根湯」が適応となる症状と病気に使います。

「葛根加朮附湯」を選択するヒントは、筋肉痛、関節痛、神経痛を見つけることです。胸や肩甲骨から上の筋肉の張り、こりによる筋肉痛、関節痛、神経痛などに使います。

「葛根湯」で効果がない場合や症状が慢性的なときに、「葛根加朮附湯」を使います。症状によって、附子を増量します。類似薬に、「桂枝加朮附湯」、「桂枝加苓朮附湯」があります。

出典：14代将軍徳川家茂の侍医であった尾台榕堂が著した『類聚方広義』

生薬の構成

葛根（かっこん）、大棗（たいそう）、麻黄（まおう）、生姜（しょうきょう）、桂皮（けいひ）、蒼朮（そうじゅつ）、甘草（かんぞう）、附子（ぶし）、芍薬（しゃくやく）

症状

①ウイルス、細菌による風邪をはじめとした感染症で、発熱、悪寒、頭痛、項背部痛が起こる場合

②胸や肩甲骨から上の筋肉の張り、こりによる筋肉痛、関節痛、神経痛など

③頸肩腕症候群、肩関節周囲炎、頸椎症、変形性関節症、関節リウマチ、帯状疱疹など

体の状態

太陽病（初期、寒気など体の表面に症状）

陰　陽
虚　中　実
表　裏
寒　熱

気：気虚　気逆　気滞

上焦

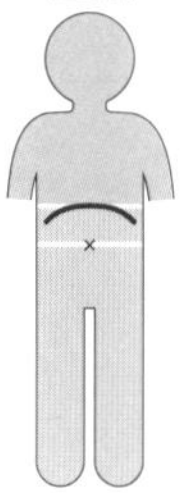

注意

麻黄▼胃腸障害、のぼせ、発汗過多、興奮、不眠、動悸、頻尿、排尿障害、血圧上昇

甘草▼浮腫、血圧上昇

桂皮▼アレルギー

附子▼動悸、のぼせ、頭痛、悪心、舌のしびれ

桂枝加朮附湯（けいしかじゅつぶとう）

「桂枝湯」に白朮、蒼朮、附子を加えた薬です。

白朮、蒼朮は利尿、抗炎症などの作用があります。附子は血流を改善し、浮腫をとり、痛みをやわらげてくれます。

「桂枝加朮附湯」は、「桂枝湯」が適応となる症状と病気に使います。

「桂枝加朮附湯」を選択するヒントは、筋肉痛、関節痛、神経痛を見つけることです。

筋肉の張り、こりによる筋肉痛、関節痛、神経痛などに使われます。症状によって、附子を増量します。

「葛根加朮附湯」との違いは、麻黄をふくまないことです。麻黄の副作用は、①胃腸障害、②のぼせ、③発汗過多などで、つまり、慢性的な首こり・肩こりで、①②③のどれかがある場合は、「桂枝加朮附湯」、「桂枝加苓朮附湯」を選択します。

出典：吉益東洞著『方機』。江戸中期の医学者・吉益東洞が『傷寒論』の「桂枝加附子湯」より処方

生薬の構成

桂皮（けいひ）、芍薬（しゃくやく）、白朮（びゃくじゅつ）、蒼朮（そうじゅつ）、大棗（たいそう）、甘草（かんぞう）、生姜（しょうきょう）、附子（ぶし）

症状

①ウイルス、細菌による風邪をはじめとした感染症で、発熱、悪寒、頭痛が起こる場合

②筋肉の張り、こりによる筋肉痛、関節痛、神経痛など

③頸肩腕症候群、肩関節周囲炎、頸椎症、変形性関節症、関節リウマチ、帯状疱疹など

体の状態

太陽病（初期、寒気など体の表面に症状）

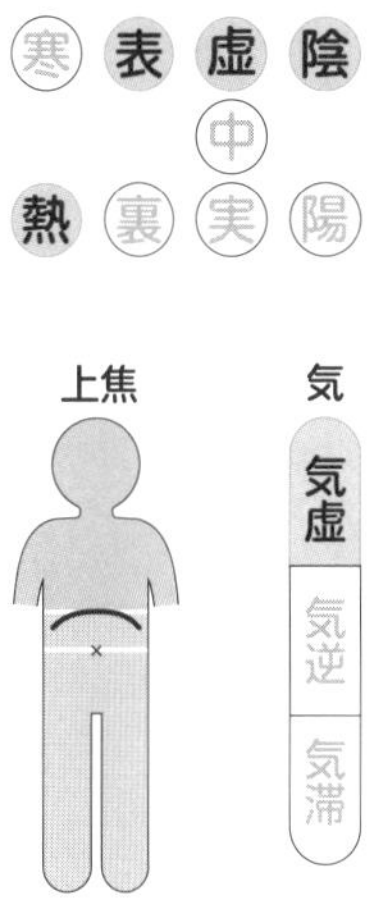

注意

甘草▼浮腫、血圧上昇

桂皮▼アレルギー

附子▼動悸、のぼせ、頭痛、悪心、舌のしびれ

桂枝加苓朮附湯（けいしかりょうじゅつぶとう）

「桂枝湯」に茯苓、白朮、附子を加えた日本の処方（本朝経験方）です。茯苓は利尿、鎮静などの作用、白朮は利尿、抗炎症などの作用があります。附子は血流を改善し、浮腫をとり、痛みをやわらげてくれます。

「桂枝加苓朮附湯」を選択するヒントは、慢性的な筋肉痛、関節痛、神経痛を見つけることです。筋肉の張り、こりによる筋肉痛、関節痛、神経痛などに使われます。麻黄による胃腸障害、のぼせ、発汗過多があって「葛根湯」が合わない場合、「桂枝加苓朮附湯」を使います。症状によって、附子を増量します。

「桂枝加苓朮附湯」と「桂枝加朮附湯」の違いは、茯苓の有無です。慢性的な筋肉のこりを血液の停滞と診断した場合は、茯苓をふくむ「桂枝茯苓丸」などの駆瘀血剤を併用します。つまり、「桂枝加朮附湯」で効果がない場合や慢性的な症状の治療に、「桂枝加苓朮附湯」を用います。

出典：江戸中期の医学者・吉益東洞著『方機』

生薬の構成

桂皮（けいひ）、芍薬（しゃくやく）、白朮（びゃくじゅつ）、大棗（たいそう）、甘草（かんぞう）、生姜（しょうきょう）、附子（ぶし）、茯苓（ぶくりょう）

症状

①ウイルス、細菌による風邪をはじめとした感染症で、発熱、悪寒、頭痛が起こる場合

②筋肉の張り、こりによる筋肉痛、関節痛、神経痛など

③頸肩腕症候群、肩関節周囲炎、頸椎症、変形性関節症、関節リウマチ、帯状疱疹など

体の状態

太陽病（初期、寒気など体の表面に症状）

陰 ― 陽
虚 ― 中 ― 実
表 ― 裏
寒 ― 熱

気：気虚／気逆／気滞

上焦

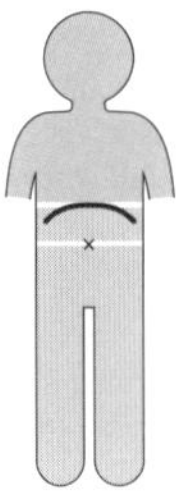

注意

甘草▼浮腫、血圧上昇

桂皮▼アレルギー

附子▼動悸、のぼせ、頭痛、悪心、舌のしびれ

桂芍知母湯（けいしゃくちもとう）

生薬の構成

桂皮（けいひ）、芍薬（しゃくやく）、甘草（かんぞう）、麻黄（まおう）、生姜（しょうきょう）、白朮（びゃくじゅつ）、知母（ちも）、防風（ぼうふう）、附子（ぶし）

「桂枝湯」から大棗を除き、麻黄、白朮、知母、防風、附子を加えた薬です。麻黄はエフェドリンをふくみ、気管支拡張、抗炎症、発汗、神経興奮などの作用があり、芍薬は抗炎症、鎮痛など、知母は解熱作用など、防風は解熱、抗炎症、鎮痛などの作用があります。麻黄と附子の組み合わせで悪寒の強い急性熱病に使います。「鶴膝風」にも使います。「鶴膝風」とは、慢性に経過した関節の障害で痛みと浮腫があります。附子が使えないとき（口渇なし）は「薏苡仁湯」、附子が使えるとき（口渇あり）は「桂芍知母湯」です。慢性膝関節炎、慢性関節リウマチ、痛風などに使います。

「桂芍知母湯」を選択するヒントは、慢性的な筋肉痛、関節痛、神経痛を見つけることです。「桂枝加朮附湯」「葛根加朮附湯」で効果がない場合や慢性的なときに、「桂芍知母湯」を使います。症状によって、附子を増量します。

出典：後漢時代（3世紀初め）の『金匱要略』

症状

①関節痛、神経痛など
②慢性関節炎、変形性関節症、関節リウマチなど
③ばね指、ドゥ・ケルバン病、腱鞘炎など
④痛風発作

体の状態

太陽病（初期、寒気など体の表面に症状）

陰　陽
虚　中　実
表　裏
寒　熱

気：気虚　気逆　気滞

上焦

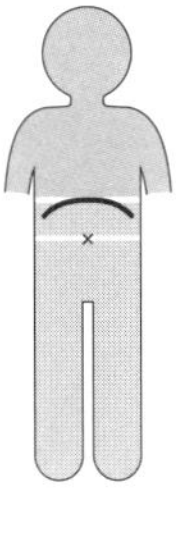

注意

麻黄▼胃腸障害、のぼせ、発汗過多、興奮、不眠、動悸、頻尿、排尿障害、血圧上昇
甘草▼浮腫、血圧上昇
桂皮▼アレルギー
附子▼動悸、のぼせ、頭痛、悪心、舌のしびれ

桂枝湯（けいしとう）

生薬の構成

桂皮（けいひ）、芍薬（しゃくやく）、大棗（たいそう）、甘草（かんぞう）、生姜（しょうきょう）

「桂枝湯」は、風邪など、ウイルスや細菌による感染症で起こる症状の治療に使います。寒気、悪寒、冷え、だるさ、疲労感、発熱、頭痛、頭重、のぼせ、食欲低下、腹痛、下痢、便秘、眼痛、結膜炎、鼻痛、鼻汁、くしゃみ、耳痛、耳鳴り、咽頭痛、身体痛、動悸などの症状に使います。

「桂枝湯」は、体表から体調を改善する働き（解肌（げき）：軽く発汗させること）がある薬といわれています。

薬を構成する生薬には、それぞれ役割があります。主な働きをする君薬、君薬を助ける臣薬、副作用を緩和する佐薬、全体を調整する使薬で構成されています。

・桂皮（君薬）は、解熱作用などがあります。
・芍薬（臣薬）は、抗炎症作用などがあります。
・大棗（佐薬）は、利水作用などがあります。
・甘草（使薬）は、抗炎症作用などがあります。
・生姜（使薬）は、健胃作用などがあります。

「桂枝湯」を選択するヒントは、精神的、肉体的な弱

症状

①ウイルス、細菌による風邪をはじめとした感染症で、発熱、悪寒、頭痛、発汗などがある場合
②胃腸障害、のぼせ、発汗過多などの症状で麻黄をふくむ薬が使えない場合
③他の漢方薬で治療後、体調が改善しない場合や症状が悪化した場合

体の状態

太陽病（初期、寒気など体の表面に症状）

陰　陽
虚　中　実
表　裏
寒　熱

気：気虚　気逆　気滞

上焦

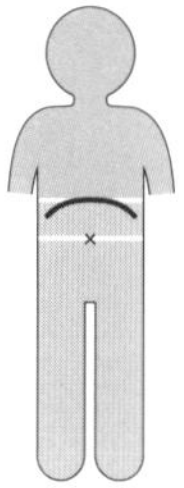

注意

甘草▼浮腫、血圧上昇
桂皮▼アレルギー

*感冒（風邪、インフルエンザなど）に使う漢方薬の説明は、44ページに記載

さを見つけることです。

「桂枝湯」は基本となる漢方薬で、次の生薬や漢方薬を加えることで、違う処方の漢方薬になります。

・蒼朮、附子を加えると「桂枝加朮附湯」→57ページ
・茯苓、白朮、附子を加えると「桂枝加苓朮附湯」→58ページ
・黄耆を加えると「桂枝加黄耆湯」→70ページ
・葛根を加えると「桂枝加葛根湯」→62ページ
・厚朴、杏仁を加えると「桂枝加厚朴杏仁湯」→67ページ
・芍薬を加えると「桂枝加芍薬湯」→71ページ
・芍薬、大黄を加えると「桂枝加芍薬大黄湯」→72ページ
・「麻黄湯」を加えると「桂麻各半湯」→68ページ
・「小柴胡湯」を加えると「柴胡桂枝湯」→167ページ

出典：後漢時代（3世紀初め）の『傷寒論』『金匱要略』

生薬製剤

天然の生薬を、エキス剤や錠剤などに加工したもの。単独で使ったり、漢方薬に追加して効力を強めたりします。

◆附子末（ぶしまつ）

附子は、キンポウゲ科ハナトリカブト、ヤマトトリカブトの塊根です。鎮痛、鎮静、抗炎症、体温上昇、血管弛緩などの作用があります。顔面蒼白、チアノーゼ、冷え、頻尿、尿量減少、腹部膨満感、性機能減退、泥状水様便、腰痛、関節腫脹、疼痛、しびれ、悪寒などに使います。副作用として、動悸、のぼせ、舌のしびれ、悪心、頭痛などです。附子の副作用は、内服後15～30分以内に起こります。症状は1日で改善します。

◆紅参末（こうじんまつ）

ウコギ科オタネニンジンの根です。滋養強壮薬として代謝機能減衰、元気がない、易疲労、呼吸困難、咳、息切れ、発熱、口渇、多汗、多尿、不安、動悸、不眠、食欲不振などの症状に使います。

◆大黄末（だいおうまつ）

タデ科ダイオウの根茎です。大黄は、瀉下、抗菌、抗真菌、抗炎症、鎮痛などの作用があります。漢方医学では、緩下、健胃、駆瘀血、減黄（黄疸の減少）、鎮痛、向精神などの作用があります。副作用は、下痢、腹痛などです。大黄の主成分はセンノシドで、センノシド錠の原材料です。

桂枝加葛根湯

生薬の構成
桂皮、芍薬、大棗、甘草、生姜、葛根

「桂枝湯」に葛根を加えた薬です。葛根をふくむことで、胸や肩甲骨から上の筋肉の張り、こりによる筋肉痛、関節痛、神経痛などの症状に効果があります。葛根は発汗、解熱、鎮痙などの作用があります。「葛根湯」から麻黄をのぞいた薬で、麻黄をふくむ薬が使えない場合の胃腸障害、のぼせ、発汗過多などに使います。

「桂枝加葛根湯」は、「桂枝湯」が適応となる症状と病気に使います。風邪など、ウイルスや細菌による感染症に使われます。

「桂枝加葛根湯」を選択するヒントは、感冒様症状に胸や肩甲骨から上の筋肉の張りを見つけることです。寒気、悪寒、冷え、だるさ、疲労感、発熱、頭痛、頭重、胸や肩甲骨から上の筋肉の張り、こりによる筋肉痛、関節痛、神経痛、のぼせ、食欲低下、腹痛、下痢、便秘、眼痛、結膜炎、鼻痛、鼻汁、くしゃみ、耳痛、耳鳴り、咽頭痛、身体痛、動悸などの症状に使います。

出典：後漢時代（3世紀初め）の『傷寒論』

症状

①ウイルス、細菌による風邪をはじめとした感染症で、発熱、悪寒、頭痛、発汗などがある場合
②胸や肩甲骨から上の筋肉の張り、こりによる筋肉痛、関節痛、神経痛など
③汗がでやすく、胸や肩甲骨から上の筋肉の張り、こりがある場合
④胃腸障害、のぼせ、発汗過多などの症状で麻黄をふくむ薬が使えない場合

体の状態

太陽病（初期、寒気など体の表面に症状）

陰 **陽**
虚 中 実
表 裏
寒 **熱**

気：**気虚** 気逆 気滞

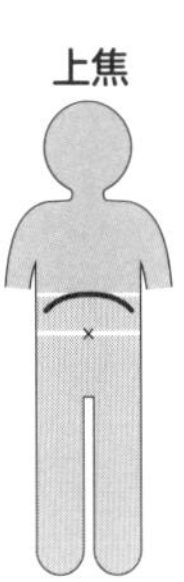

注意

甘草▼浮腫、血圧上昇
桂皮▼アレルギー

*感冒（風邪、インフルエンザなど）に使う漢方薬の説明は、44ページに記載

桂枝人参湯（けいしにんじんとう）

「桂枝人参湯」は、「人参湯」に桂皮を加えた薬です。

桂皮は解熱、抗炎症などの作用があり、発汗、発熱、頭痛、悪寒、寒気、のぼせ、動悸、身体痛などの症状に使います。

「桂枝人参湯」は、「人参湯」が適応となる症状と病気に使います。

「桂枝人参湯」を選択するヒントは、胃腸の弱い場合の冷えによる体調不良を見つけることです。便通の異常（軟便、下痢など）や感冒様症状（悪寒、寒気、発熱、発汗など）を見つけることです。

出典：後漢時代（3世紀初め）の『傷寒論』

生薬の構成

桂皮（けいひ）、白朮（びゃくじゅつ）または蒼朮（そうじゅつ）蒼朮（そうじゅつ）、甘草（かんぞう）、生姜（しょうきょう）、人参（にんじん）

症状

①胃と腸の働きが弱い場合
②体の中が冷える場合
③虚弱体質

体の状態

太陰病（冷え、下痢など消化機能が低下）
脾（消化器系の異常）

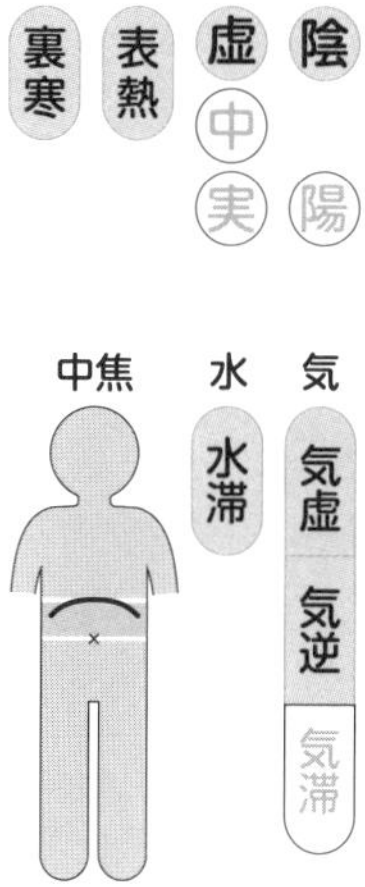

注意

甘草▼浮腫、血圧上昇
桂皮▼アレルギー

人参湯（にんじんとう）

生薬の構成
乾姜（かんきょう）、甘草（かんぞう）、白朮（びゃくじゅつ）または蒼朮（そうじゅつ）、人参（にんじん）

「人参湯」は、消化器機能を回復するために使います。

食欲不振、嘔気、胃痛、胃もたれ、胃腸が弱い、軟便、下痢、心窩部痛、腹痛、虚弱、疲れやすい、冷え症、手足の冷え、薄い唾液、頻尿、めまい、頭重、動悸などの症状に使います。

人参は健胃、強壮、ストレス緩和、免疫調節、神経保護、抗加齢、抗潰瘍、抗糖尿病、抗腫瘍、抗動脈硬化、抗血小板、肝保護、抗炎症などの作用があります。

人参を中心とした薬を「人参剤」とよび、「人参湯」「四君子湯」「六君子湯」などがあります。「気血水」のうち、「気」の異常に「人参湯」を中心とした薬を使います。

「気」は、①気分、気力など精神的なエネルギー、②体力、元気など肉体的なエネルギー、③エネルギーを取りこむ消化器の状態の三つを意味します。

「人参湯」を選択するヒントは、胃腸の不調を見つけることです。

出典：後漢時代（3世紀初め）の『傷寒論』『金匱要略』

症状

①胃と腸の働きが弱い場合
②体が冷える場合
③虚弱体質

体の状態

太陰病（冷え、下痢など消化機能が低下）
脾（消化器系の異常）

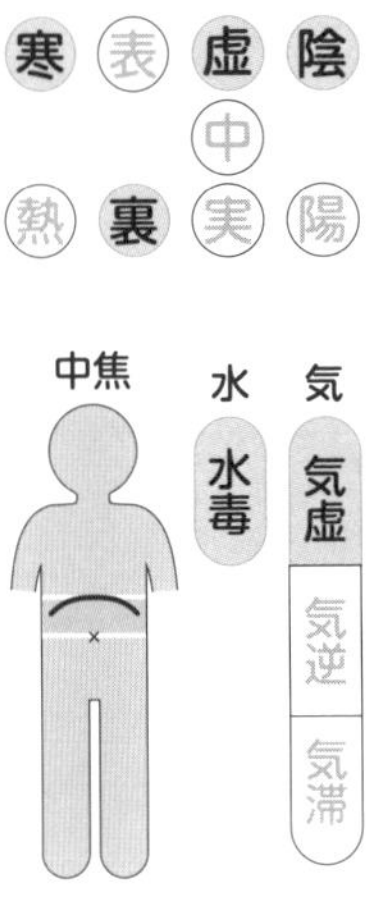

注意

甘草▼浮腫、血圧上昇

附子理中湯（ぶしりちゅうとう）

「人参湯」に、附子が加わった薬です。附子は鎮痛、体温上昇などの作用があります。理中湯と人参湯を構成する生薬は同じです。理とは「おさめる」という意味です。中とは「中焦」の意味で、脾胃（胃、十二指腸、膵臓など）を指します。「人参湯」が適応となる症状と病気に使います。

「気血水」のうち、「気」の異常には「人参湯」を中心として使い、冷えが強い場合には「附子理中湯」を使います。「気」は、①気分、気力など精神的なエネルギー、②体力、元気など肉体的なエネルギー、③エネルギーを取りこむ消化器の状態の三つを意味します。

「附子理中湯」を選択するヒントは、冷えを見つけることです。食欲不振、嘔気、胃痛、胃もたれ、胃腸が弱い、軟便、下痢、心窩部痛、腹痛、虚弱、疲れやすい、冷え症、手足の冷え、薄い唾液、頻尿、めまい、頭重、動悸などの症状に使われます。

出典：宋時代の12世紀半ばの『太平恵民和剤局方』

生薬の構成

乾姜（かんきょう）、甘草（かんぞう）、白朮（びゃくじゅつ）、人参（にんじん）、附子（ぶし）

症状

①胃と腸の働きが弱い場合
②体が冷える場合
③虚弱体質

体の状態

太陰病（冷え、下痢など消化機能が低下）
脾（消化器系の異常）

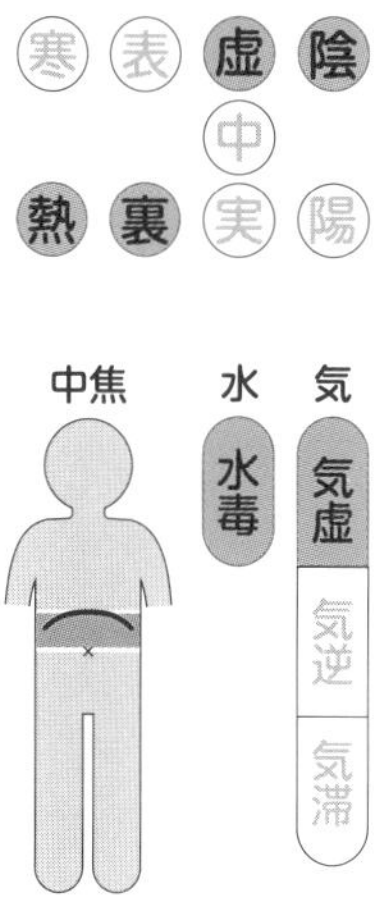

注意

甘草▼浮腫、血圧上昇
附子▼動悸、のぼせ、頭痛、悪心、舌のしびれ

白虎加人参湯（びゃっこかにんじんとう）

「白虎加人参湯」は、東西南北を守る四神、東方の青龍、西方の白虎、南方の朱雀、北方の玄武の名前を持つ漢方薬の一つです。五行説では、西を守る白虎の色は白なので、石膏の白色にかけて名前がつけられています。三陽（太陽、少陽、陽明）の合病に使う「白虎湯」に人参を加えたものです。

「白虎加人参湯」を選択するヒントは、口の渇きとほてりです。感冒、肺炎、胆嚢炎、腎炎、虹彩炎、結膜炎、熱中症、暑気あたりなど、急性疾患で、発熱、熱感、口渇、脱水、多汗、だるさ、便通異常（便秘～軟便）などの症状に使います。

アトピー性皮膚炎、じんま疹、湿疹などの慢性疾患で、皮膚の発赤、かゆみなどの症状に使います。糖尿病、甲状腺機能亢進症、バセドウ病、脳出血などの病気に使います。

出典：後漢時代（3世紀初め）の『傷寒論』『金匱要略』

生薬の構成

石膏（せっこう）、知母（ちも）、甘草（かんぞう）、人参（にんじん）、粳米（こうべい）

症状

① ウイルス、細菌による風邪をはじめとした感染症で、発熱、悪寒、頭痛、発汗などがある場合
② 慢性的なほてり、口渇、多汗
③ 皮膚炎、湿疹、皮膚掻痒症、皮膚の乾燥など
④ 糖尿病、甲状腺機能亢進症

体の状態

陽明病（高熱、便秘など胃腸に症状）

陰　陽
虚　中　実
表　裏
寒　熱

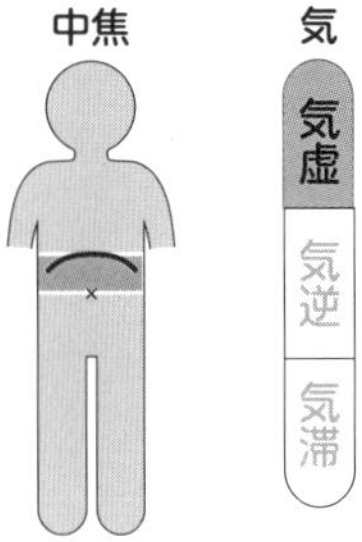

注意

甘草▼浮腫、血圧上昇
石膏▼利尿作用過多

＊感冒（風邪、インフルエンザなど）に使う漢方薬の説明は、44ページに記載

桂枝加厚朴杏仁湯（けいしかこうぼくきょうにんとう）

生薬の構成

桂皮（けいひ）、芍薬（しゃくやく）、大棗（たいそう）、甘草（かんぞう）、生姜（しょうきょう）、厚朴（こうぼく）、杏仁（きょうにん）

「桂枝湯」に厚朴、杏仁を加えた薬です。厚朴は、鎮静、鎮痙、筋弛緩、中枢神経抑制などの作用があります。杏仁は鎮咳、去痰、緩下などの作用があります。「桂枝加厚朴杏仁湯」は、「桂枝湯」が適応となる症状と病気に使います。

「桂枝加厚朴杏仁湯」を選択するヒントは、呼吸器症状（咳、喘鳴、気管支炎、気管支喘息など）を見つけることです。

虚弱な乳幼児で風邪を引くと喘息になるときに使います。風邪を引くと喘鳴がするけれど、麻黄をふくむ漢方薬が使えない場合に使います。咳、夜間の咳、喘息、胸痛、腹痛などの症状に使います。

出典：後漢時代（3世紀初め）の『傷寒論』

症状

①ウイルス、細菌による風邪をはじめとした感染症で、発熱、悪寒、頭痛、発汗などがある場合
②気管支喘息、気管支炎など
③胃腸障害、のぼせ、発汗過多などの症状で麻黄をふくむ薬が使えない場合

体の状態

太陽病（初期、寒気など体の表面に症状）
肺（呼吸器系の障害）

陰　陽
虚　中　実
表　裏
寒　熱

気：気虚　気逆　気滞

上焦・中焦

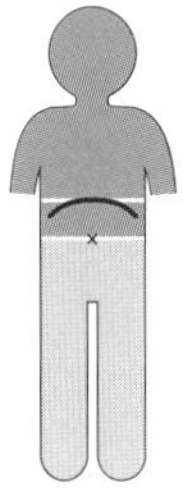

注意

甘草▼浮腫、血圧上昇
桂皮▼アレルギー

＊感冒（風邪、インフルエンザなど）に使う漢方薬の説明は、44ページに記載

桂麻各半湯（けいまかくはんとう）

「桂麻各半湯」は、「桂枝湯」を半量と「麻黄湯」を半量加えた薬です。「桂枝湯」と「麻黄湯」が適応となる症状と病気に使います。悪寒、発熱、だるさなどの症状に使います。麻黄と杏仁の組み合わせで、鎮咳作用があります。

「桂麻各半湯」を選択するヒントは、かゆみを見つけることです。発疹、湿疹を認めない皮膚のかゆみ、老人の皮膚のかゆみなどに使います。

寒気、悪寒、冷え、だるさ、疲労感、発熱、頭痛、頭重、のぼせ、食欲低下、腹痛、下痢、便秘、眼痛、結膜炎、鼻痛、鼻汁、くしゃみ、耳痛、耳鳴り、咽頭痛、身体痛、動悸、皮膚のかゆみ、皮膚の乾燥などの症状に使われます。

出典：後漢時代（3世紀初め）の『傷寒論』

生薬の構成

桂皮（けいひ）、芍薬（しゃくやく）、生姜（しょうきょう）、甘草（かんぞう）、麻黄（まおう）、大棗（たいそう）、杏仁（きょうにん）

症状

①ウイルス、細菌による風邪をはじめとした感染症で、発熱、悪寒、頭痛、発汗などがある場合
②皮膚のかゆみ、じんま疹など

体の状態

太陽病（初期、寒気など体の表面に症状）
肺（呼吸器系の障害）

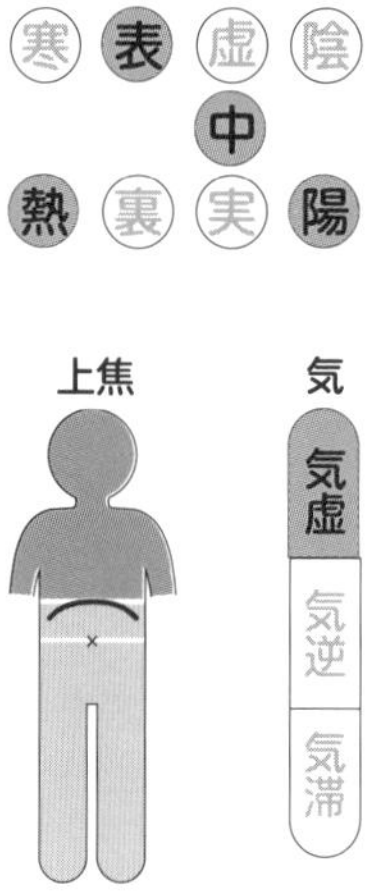

注意

麻黄▼胃腸障害、のぼせ、発汗過多、興奮、不眠、動悸、頻尿、排尿障害、血圧上昇
甘草▼浮腫、血圧上昇
桂皮▼アレルギー

＊感冒（風邪、インフルエンザなど）に使う漢方薬の説明は、44ページに記載

川芎茶調散（せんきゅうちゃちょうさん）

生薬の構成
香附子（こうぶし）、川芎（せんきゅう）、羌活（きょうかつ）、荊芥（けいがい）、薄荷（はっか）、白芷（びゃくし）、防風（ぼうふう）、甘草（かんぞう）、茶葉（ちゃよう）

川芎は、セリ科センキュウの根茎で、鎮静、血管運動、筋弛緩などの作用があります。

漢方医学では、補血、強壮、鎮静、鎮痛、駆瘀血などの作用があります。茶湯で調下（内服）することを「茶調」ということから、「川芎茶調散」の名がつけられました。

「川芎茶調散」を選択するヒントは、感冒症状と頭痛です。感冒に使われる「葛根湯」など麻黄をふくむ漢方薬は、症状の変化が早く、熱が高く、悪寒、発熱、肩こりなどがあるときに選びます。症状が緩徐なときや、麻黄が使えないとき（麻黄の副作用をチェック）に「川芎茶調散」を選びます。

感冒、アレルギー性鼻炎、副鼻腔炎、頭痛、卵巣機能不全、月経困難症、更年期障害、子宮筋腫、子宮内膜症、子宮周囲炎、卵管炎、不妊症、帯下、性器出血、骨盤内うっ血症候群、冷え症、乳腺炎などに使います。

出典：宋時代の12世紀初めに編纂された『和剤局方』

症状
①感冒
②頭痛
③女性ホルモンに関係する疾患

体の状態
太陽病（初期、寒気など体の表面に症状）

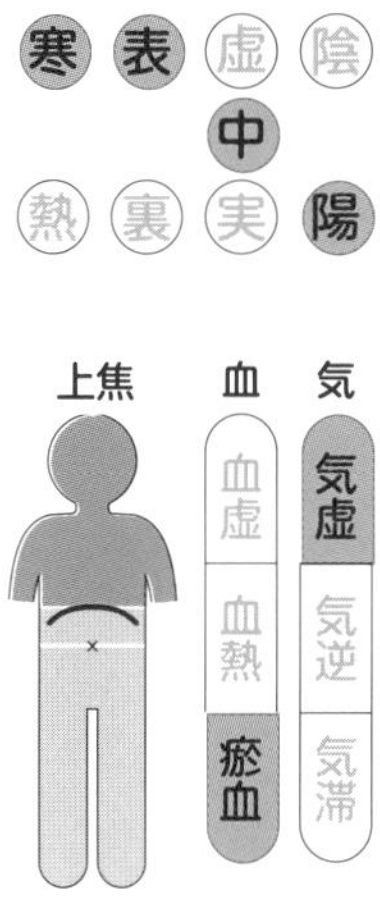

注意
川芎▼胃腸障害、腹痛
甘草▼浮腫、血圧上昇

*感冒（風邪、インフルエンザなど）に使う漢方薬の説明は、44ページに記載

桂枝加黄耆湯（けいしかおうぎとう）

生薬の構成
桂皮（けいひ）、芍薬（しゃくやく）、大棗（たいそう）、甘草（かんぞう）、生姜（しょうきょう）、黄耆（おうぎ）

「桂枝湯」に、黄耆を加えた薬です。黄耆は、強壮、利尿、免疫強化などの作用があり、ほかに皮膚のしまりをよくする作用もあります。「桂枝加黄耆湯」は、「桂枝湯」が適応となる症状と病気に使います。

「桂枝加黄耆湯」を選択するヒントは、体力低下（疲労、臓器機能低下、免疫力低下など）による発汗を見つけることです。皮膚に水気をふくんで弾力に乏しく、盗汗、しびれ感のあるときに使います。

寒気、悪寒、冷え、だるさ、疲労感、発熱、頭痛、頭重、のぼせ、食欲低下、腹痛、下痢、便秘、眼痛、結膜炎、鼻痛、鼻汁、くしゃみ、耳痛、耳鳴り、咽頭痛、身体痛、動悸などの症状に使われます。寒気、悪寒、冷え、だるさ、疲労感、発熱、頭痛、頭重、のぼせ、食欲低下、腹痛、下痢、便秘、眼痛、結膜炎、鼻痛、鼻汁、くしゃみ、耳痛、耳鳴り、咽頭痛、身体痛、動悸などの症状に使われます。

出典：後漢時代（3世紀初め）の『金匱要略』

症状

①ウイルス、細菌による風邪をはじめとした感染症で、発熱、悪寒、頭痛、発汗などがある場合
②化膿性疾患（副鼻腔炎、中耳炎、膵炎、痔瘻など）
③化膿性皮膚疾患、湿疹、皮膚炎など

体の状態

太陰病（冷え、下痢など消化機能が低下）

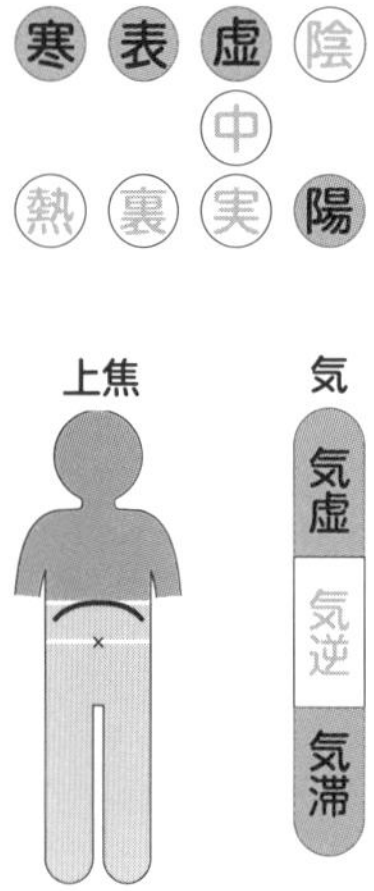

注意

甘草▼浮腫、血圧上昇
桂皮▼アレルギー

＊感冒（風邪、インフルエンザなど）に使う漢方薬の説明は、44ページに記載

桂枝加芍薬湯（けいしかしゃくやくとう）

生薬の構成

桂皮（けいひ）、芍薬（しゃくやく）、大棗（たいそう）、甘草（かんぞう）、生姜（しょうきょう）

「桂枝湯」に芍薬を加えた薬です。芍薬は鎮痛、鎮痙などの作用があります。桂枝は陽を助け、芍薬は陰を助けるといわれ、陰を助ける芍薬の量を増して、太陰病（消化器機能の低下した状態）の腹満（お腹が張った状態）、腹痛を治します。「桂枝加芍薬湯」は「桂枝湯」が適応となる症状と病気に使います。

「桂枝加芍薬湯」を選択するヒントは、腸の症状を見つけることです。適応症状は、腹部膨満感、腹鳴、腹痛、ガス腹、頻便、軟便、下痢、便通異常、残便感などです。過敏性腸症候群、急性腸炎などに使います。

・「桂枝加芍薬湯」に当帰を加えると、「当帰建中湯」
・「桂枝加芍薬湯」に膠飴を加えると、「小建中湯」
・「桂枝加芍薬湯」に膠飴、黄耆を加えると、「黄耆建中湯」

出典：後漢時代（3世紀初め）の『傷寒論』

症状

①ウイルス、細菌による風邪をはじめとした感染症で、発熱、悪寒、頭痛、発汗などがある場合
②腹痛、便通異常、下痢、消化不良など腸の調子が悪い場合
③過敏性腸症候群
④内痔核、外痔核、痔瘻、脱肛など肛門疾患の場合

体の状態

太陰病（冷え、下痢など消化機能が低下）

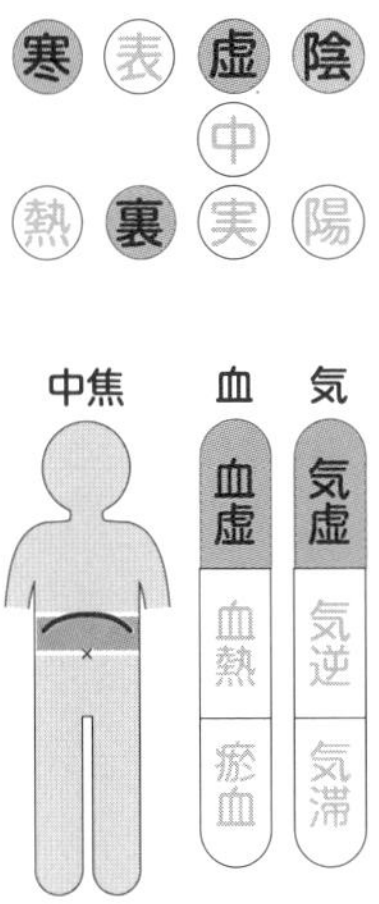

注意

甘草▼浮腫、血圧上昇
桂皮▼アレルギー

桂枝加芍薬大黄湯（けいしかしゃくやくだいおうとう）

生薬の構成
桂皮（けいひ）、芍薬（しゃくやく）、大棗（たいそう）、甘草（かんぞう）、生姜（しょうきょう）、大黄（だいおう）

「桂枝湯」に、芍薬を加えると「桂枝加芍薬湯」になります。「桂枝加芍薬大黄湯」は、「桂枝加芍薬湯」に、大黄を加えた薬です。大黄は、瀉下、抗炎症などの作用があります。「桂枝加芍薬大黄湯」は、「桂枝湯」が適応となる症状と病気に使います。

「桂枝加芍薬大黄湯」を選択するヒントは、大腸の症状を見つけることです。大黄の腸内細菌調節作用で、下痢と便秘を繰り返す、頻便、残便感などの症状に使います。

漢方薬の下剤には「寒下の剤」と「温下の剤」があります。「寒下の剤」は、大黄、芒硝などの寒剤を主体とした「大承気湯」「大黄甘草湯」などです。「温下の剤」は、細辛、附子、桂枝などの温薬を配合した薬で、気血を補いながら便通を促します。冷え症や体の弱いとき、老人などに使います。

出典：後漢時代（3世紀初め）の『傷寒論』

症状

①ウイルス、細菌による風邪をはじめとした感染症で、発熱、悪寒、頭痛、発汗などがある場合
②腹痛、便通異常、下痢、消化不良など腸の調子が悪い場合

体の状態

陽明病（高熱、便秘など胃腸に症状）

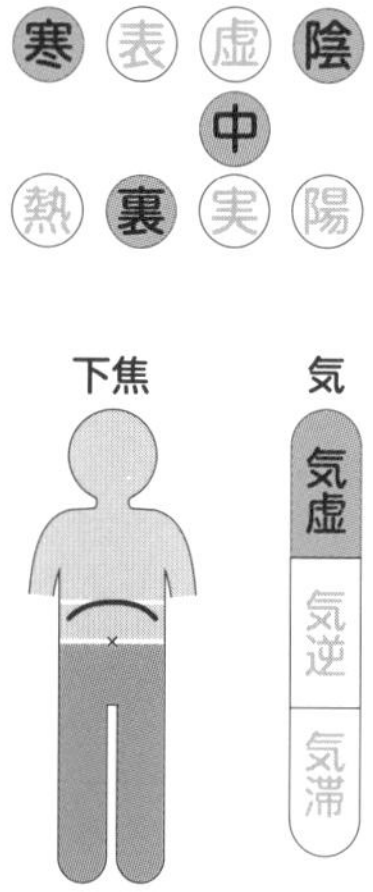

注意

甘草▼浮腫、血圧上昇
桂皮▼アレルギー
大黄▼腹痛、下痢

小建中湯（しょうけんちゅうとう）

生薬の構成
芍薬（しゃくやく）、桂皮（けいひ）、大棗（たいそう）、甘草（かんぞう）、生姜（しょうきょう）、膠飴（こうい）

「桂枝加芍薬湯」に膠飴を加えた薬です。「桂枝加芍薬湯」より虚弱な場合に使います。膠飴をふくむ漢方薬は、「小建中湯」「黄耆建中湯」「大建中湯」です。膠飴は、イネなどから作られた飴です。膠飴の薬理作用は、滋養強壮、健胃などです。

漢方医学では、滋養、緩和、鎮痛、虚弱な状態（気虚）を補う、末梢循環障害（気血水の血）を改善するなどの作用があります。甘みの生薬は、膠飴、甘草、大棗などがあります。甘みの生薬は、急に起こる症状を緩和する作用があります。

「小建中湯」を選択するヒントは、腹痛です。虚弱体質、易疲労、血色が悪い、腹痛、動悸、手足のほてり、冷え、頻尿、多尿、寝汗、鼻血などに使います。疲労倦怠、神経質、慢性胃腸炎、小児夜尿症、夜なき、神経質などに使います。

出典：後漢時代（3世紀初め）の『傷寒論』『金匱要略』

症状

①腹痛を伴う疾患
②疲労倦怠感を伴う疾患

体の状態

太陰病（冷え、下痢など消化機能が低下）

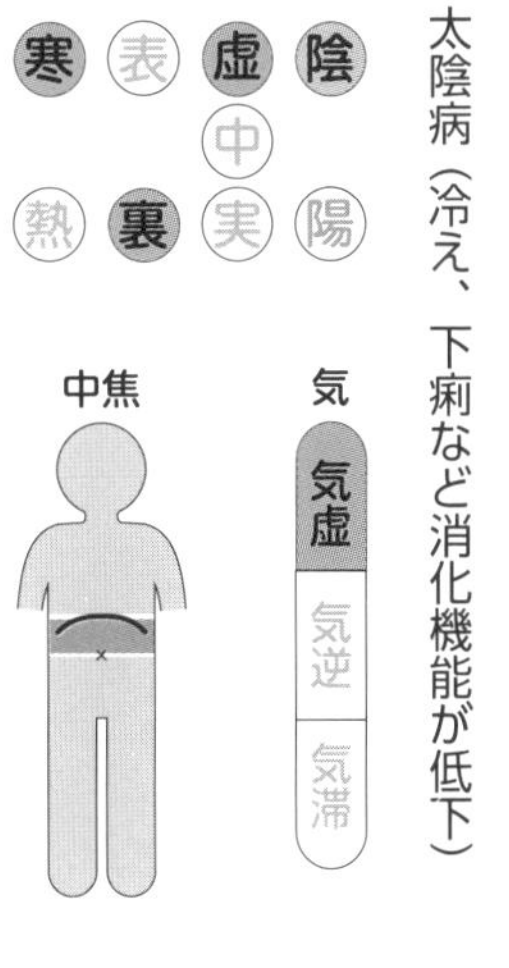

注意

桂皮▼アレルギー
甘草▼浮腫、血圧上昇

当帰建中湯（とうきけんちゅうとう）

生薬の構成
芍薬（しゃくやく）、当帰（とうき）、桂皮（けいひ）、大棗（たいそう）、甘草（かんぞう）、生姜（しょうきょう）

「桂枝加芍薬湯」に当帰を加えた薬です。当帰は、抗炎症、血小板凝集抑制、鎮痛、解熱、血圧降下、眼圧降下、抗アレルギーなどの作用があります。

「当帰建中湯」を選択するヒントは、女性の腹痛です。虚弱体質、易疲労、血色が悪い、病後・術後の体力低下、皮膚につやがないなどに使います。

月経痛、月経困難症、月経不順、下腹部痛、腰痛、痔疾患、脱肛の痛み、しびれなどに使います。

出典：後漢時代（3世紀初め）の『金匱要略』

症状
①腹痛
②月経痛、月経困難症、月経不順、下腹部痛など

体の状態
太陰病（冷え、下痢など消化機能が低下）

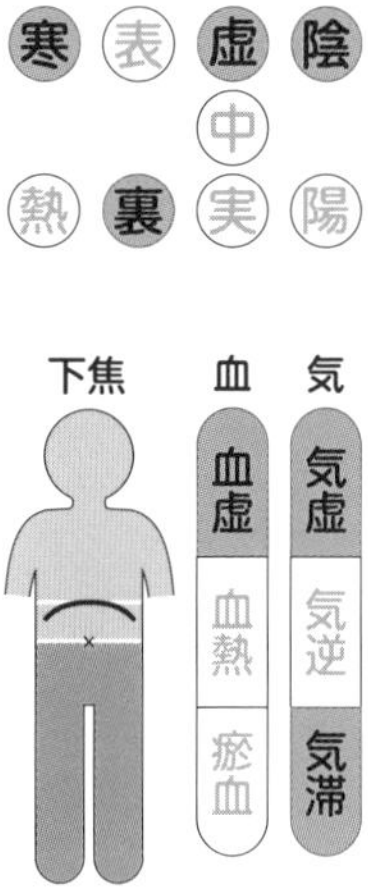

注意
当帰▼胃腸障害、腹痛
桂皮▼アレルギー
甘草▼浮腫、血圧上昇

黄耆建中湯（おうぎけんちゅうとう）

生薬の構成
芍薬（しゃくやく）、黄耆（おうぎ）、桂皮（けいひ）、大棗（たいそう）、甘草（かんぞう）、生姜（しょうきょう）、膠飴（こうい）

「桂枝加芍薬湯」に黄耆、膠飴を加えた薬です。「小建中湯」に黄耆を加えた薬でもあり、「小建中湯」よりも虚弱な場合に使います。黄耆は、強壮、利尿、免疫強化、抗菌などの作用があります。虚弱体質、栄養不良などに使います。

黄耆は、皮膚が湿っているときや、水太りに使います。しかし、逆に皮膚が乾燥している場合にも、黄耆をふくむ「当帰飲子」「十全大補湯」が使われます。

「黄耆建中湯」を選択するヒントは、虚弱体質です。食欲不振、息切れ、病後の衰弱、寝汗、湿疹、皮膚炎、皮膚のただれ、創傷治癒遅延、腹痛、冷え症、アトピー性皮膚炎、痔瘻などに使います。

出典：後漢時代（3世紀初め）の『金匱要略』

症状
①虚弱体質、栄養不良
②アトピー性皮膚炎
③痔瘻

体の状態
太陰病（冷え、下痢など消化機能が低下）

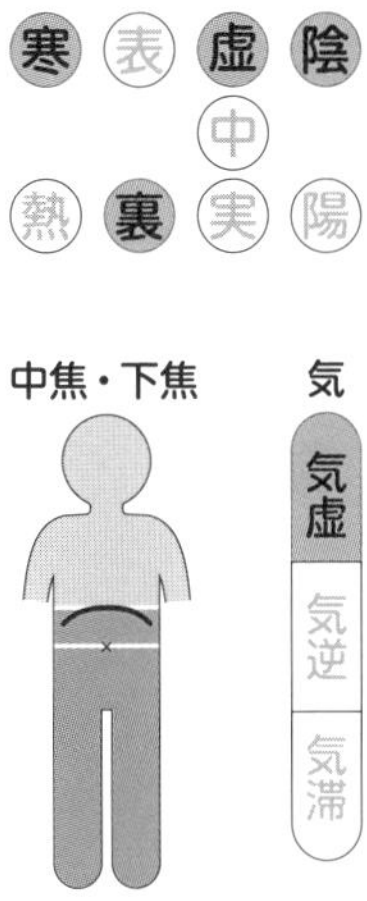

注意
桂皮▼アレルギー
甘草▼浮腫、血圧上昇

大建中湯（だいけんちゅうとう）

生薬の構成
山椒（さんしょう）、乾姜（かんきょう）、人参（にんじん）、膠飴（こうい）

「人参湯」から甘草、白朮や蒼朮を除き、山椒、膠飴を加えた薬です。山椒は、健胃、成長、利尿、知覚神経刺激、消化管運動亢進、消化管傷害治癒、血流増加などの作用があります。「大建中湯」は、外科手術後の癒着性腸閉塞の予防に使われています。

山椒の成分が腸管運動を調節し、山椒と乾姜の成分に血管拡張と抗炎症の作用があることがわかっています。「大建中湯」は①量を増やすと効果が増す、②内服後15～30分で効果が現れるので、1日量を容器に溶かし、お茶代わりに何度かに分けて内服します。

「大建中湯」を選択するヒントは、冷えです。冷え、痛み、腹部膨満感、下腹部痛などに使います。寒冷による腹痛、腸閉塞、イレウス、過敏性腸症候群、胆石症、慢性腸炎、慢性膵炎、慢性腹膜炎、機能性ディスペプシア（消化不良）、尿路結石、膀胱炎、過活動性膀胱などに使います。

出典：後漢時代（3世紀初め）の『金匱要略』

症状

①術後の腸閉塞、イレウス予防
②便通異常
③お腹の冷えによる症状

体の状態

太陰病（冷え、下痢など消化機能が低下）
脾（消化器系の異常）

陰 陽
虚 中 実
表 裏
寒 熱

気
気虚
気逆
気滞

中焦・下焦

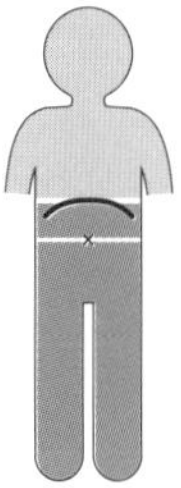

注意

なし

麻杏甘石湯（まきょうかんせきとう）

生薬の構成
石膏（せっこう）、杏仁（きょうにん）、麻黄（まおう）、甘草（かんぞう）

「麻杏甘石湯」は、感冒、気管支喘息、気管支炎、肺炎など呼吸器疾患に使います。

麻黄と杏仁の組み合わせで、鎮咳作用があります。麻黄と石膏の組み合わせで、止汗、浮腫をとる作用があります。杏仁の薬理作用は、解熱、気管平滑筋弛緩、鎮咳、抗炎症、駆虫、殺菌などの作用があります。

漢方医学では、鎮咳、去痰、便通などに使います。石膏の薬理作用は、止渇、解熱、腸管運動抑制、利尿などの作用があります。肌のほてり、炎症をとり、発疹、口内炎などに使います。「麻杏甘石湯」に桑白皮を加えると、「五虎湯」になります。

「麻杏甘石湯」を選択するヒントは、咳です。感冒、咽頭炎、扁桃炎、気管支喘息、気管支炎、肺炎、痔の痛みなどに使います。

出典：後漢時代（3世紀初め）の『傷寒論』

症状

①感冒、咽頭炎、扁桃炎など
②気管支喘息、気管支炎、肺炎など呼吸器疾患
③痔痛

体の状態

少陽病（症状が体内へ、のどや胃に症状）
肺（呼吸器系の障害）

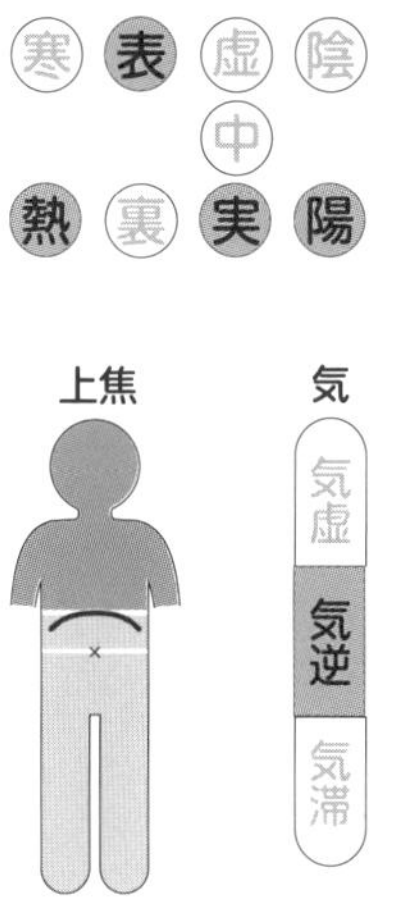

注意

麻黄▼胃腸障害、のぼせ、発汗過多、興奮、不眠、動悸、頻尿、排尿障害、血圧上昇
甘草▼浮腫、血圧上昇
石膏▼利尿作用過多

＊感冒（風邪、インフルエンザなど）に使う漢方薬の説明は、44ページに記載

五虎湯（ごことう）

生薬の構成
石膏（せっこう）、杏仁（きょうにん）、麻黄（まおう）、桑白皮（そうはくひ）、甘草（かんぞう）

「五虎湯」は、感冒、気管支喘息、気管支炎、肺炎など呼吸器疾患に使います。

麻黄と杏仁の組み合わせで、鎮咳作用があります。麻黄と石膏の組み合わせで、止汗、浮腫をとる作用があります。「麻杏甘石湯」に桑白皮を加えると、「五虎湯」になります。

桑白皮は、「五虎湯」「清肺湯」にふくまれています。桑白皮の薬理作用には、鎮痛、瀉下、抗炎症、抗腫瘍、血糖降下などがあります。漢方医学では、消炎、利尿、鎮咳などの症状に使います。

桑白皮を加えることで、味が淡味で服用しやすく、子どもに最適な鎮咳薬です。

「五虎湯」を選択するヒントは、咳です。感冒、咽頭炎、扁桃炎、気管支喘息、気管支炎、肺炎、痔の痛みなどに使います。

出典：明の時代（1587年）の龔廷賢著『万病回春』

症状

①感冒、咽頭炎、扁桃炎など
②気管支喘息、気管支炎、肺炎など呼吸器疾患
③痔痛

体の状態

少陽病（症状が体内へ、のどや胃に症状）
肺（呼吸器系の障害）

陰　陽
虚　中　実
表　裏
寒　熱

気：気虚　気逆　気滞

上焦

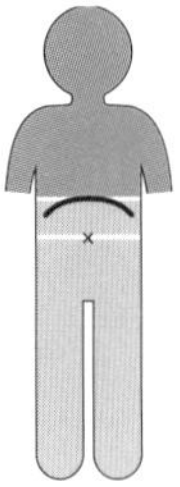

注意

麻黄▼胃腸障害、のぼせ、発汗過多、興奮、不眠、動悸、頻尿、排尿障害、血圧上昇
甘草▼浮腫、血圧上昇
石膏▼利尿作用過多

*感冒（風邪、インフルエンザなど）に使う漢方薬の説明は、44ページに記載

清肺湯（せいはいとう）

清肺とは、呼吸器と気道の炎症を改善するということです。慢性に経過する呼吸器疾患に使います。

「清肺湯」には「二陳湯」の一部がふくまれています。「二陳湯」は「気血水」の水滞に使います。水滞は、体にふくまれる「水」がうまく働かず、脱水になったり、浮腫になることです。

竹茹は、「清肺湯」「竹茹温胆湯」にふくまれます。どちらも呼吸器疾患に使います。漢方医学では、清熱、除煩、涼血、去痰、鎮吐などの作用があり、不眠、のどの痛み、嘔吐、痙攣などを治します。

「清肺湯」を選択するヒントは、粘稠な痰です。咳、痰、のぼせ、ほてり、イライラ、口渇、嗄声などの症状に使います。慢性咽頭炎、慢性喉頭炎、慢性気管支炎、肺炎、気管支喘息、心臓喘息などに使います。

出典：明の時代（1587年）の龔廷賢著『万病回春』

生薬の構成

当帰、麦門冬、茯苓、黄芩、桔梗、杏仁、山梔子、桑白皮、大棗、陳皮、天門冬、貝母、甘草、五味子、生姜、竹茹

症状

①慢性呼吸器疾患
②慢性咽頭炎、慢性喉頭炎などの上気道症状
③口内炎

体の状態

少陽病（症状が体内へ、のどや胃に症状）
肺（呼吸器系の障害）

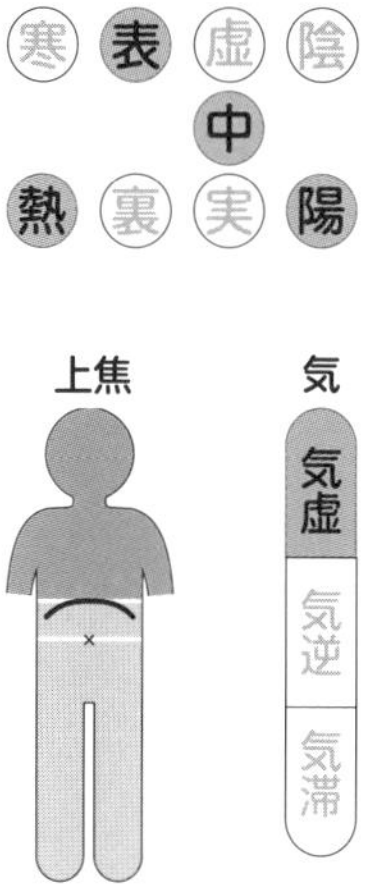

注意

当帰▼胃腸障害、腹痛
黄芩▼息切れ、咳（せき）
山梔子▼腸間膜動脈硬化症
甘草▼浮腫、血圧上昇

＊感冒（風邪、インフルエンザなど）に使う漢方薬の説明は、44ページに記載

辛夷清肺湯（しんいせいはいとう）

辛夷は、抗菌、抗アレルギーなどの作用があります。漢方医学では、排膿、発散、鎮痛、鎮静などの作用があります。

辛夷をふくむ漢方薬は、「辛夷清肺湯」と「葛根湯加川芎辛夷」です。どちらも鼻炎などに使います。清肺とは、呼吸器と気道の炎症を改善する、ということです。

「辛夷清肺湯」を選択するヒントは、膿性鼻漏、後鼻漏などを伴う鼻疾患です。鼻づまり、急・慢性鼻炎、蓄膿症、急・慢性副鼻腔炎、肥厚性鼻炎、鼻ポリープ、嗅覚低下、鼻閉などに使います。

出典：明の時代（1617年）の陳実功著『外科正宗』

生薬の構成

石膏（せっこう）、麦門冬（ばくもんどう）、黄芩（おうごん）、山梔子（さんしし）、知母（ちも）、辛夷（しんい）、枇杷葉（びわよう）、升麻（しょうま）、百合（びゃくごう）

症状

①鼻炎、副鼻腔炎
②感冒、くしゃみ、咳、痰など

体の状態

少陽病（症状が体内へ、のどや胃に症状）
肺（呼吸器系の障害）

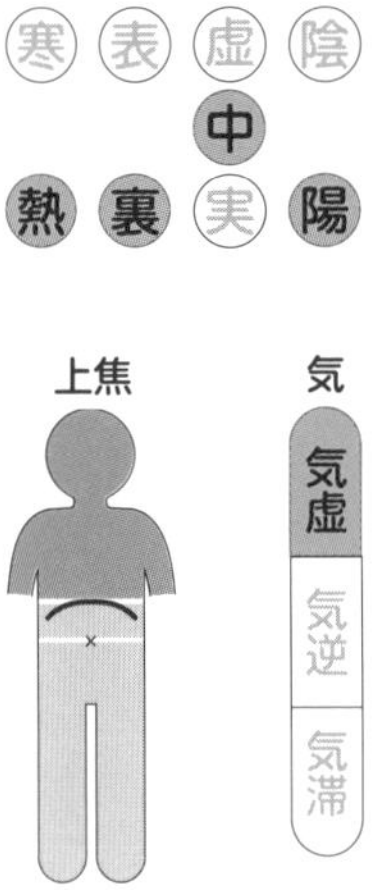

注意

石膏▼利尿作用過多
黄芩▼息切れ、咳（せき）
山梔子▼腸間膜動脈硬化症

＊感冒（風邪、インフルエンザなど）に使う漢方薬の説明は、44ページに記載

竹茹温胆湯（ちくじょうんたんとう）

生薬の構成

半夏（はんげ）、柴胡（さいこ）、麦門冬（ばくもんどう）、茯苓（ぶくりょう）、桔梗（ききょう）、枳実（きじつ）、香附子（こうぶし）、陳皮（ちんぴ）、黄連（おうれん）、甘草（かんぞう）、生姜（しょうきょう）、人参（にんじん）、竹茹（ちくじょ）

「竹茹温胆湯」には「二陳湯」がふくまれています。「二陳湯」は「気血水」の水滞に使います。水滞は、体にふくまれる「水」がうまく働かず、脱水になったり、浮腫になることです。竹茹は「清肺湯」「竹茹温胆湯」にふくまれ、どちらも呼吸器疾患に使います。漢方医学では、清熱、除煩、涼血、去痰、鎮吐などの作用があり、不眠、のどの痛み、嘔吐、痙攣などを治します。

「竹茹温胆湯」を選択するヒントは、**長引く症状を見つけることです。**感冒、インフルエンザ、肺炎などの回復期が長びくとき、解熱後も不眠が続くときに使います。気分不快、咳、痰、イライラ、怒りっぽい、不眠、胸脇部痛、腹部膨満感、易疲労、食欲不振、口渇などの症状に使います。

午後から夜に増える咳に、「滋陰降火湯」「竹茹温胆湯」などを使います。粘稠な痰の場合は「滋陰降火湯」、乾いた咳の場合は、「竹茹温胆湯」です。

出典：明の時代（1587年）の龔廷賢著『万病回春』

症状

①遷延する呼吸器疾患
②不眠
③不安神経症

体の状態

少陽病（症状が体内へ、のどや胃に症状）
肺（呼吸器系の障害）
肝（精神活動の安定、自律神経失調）

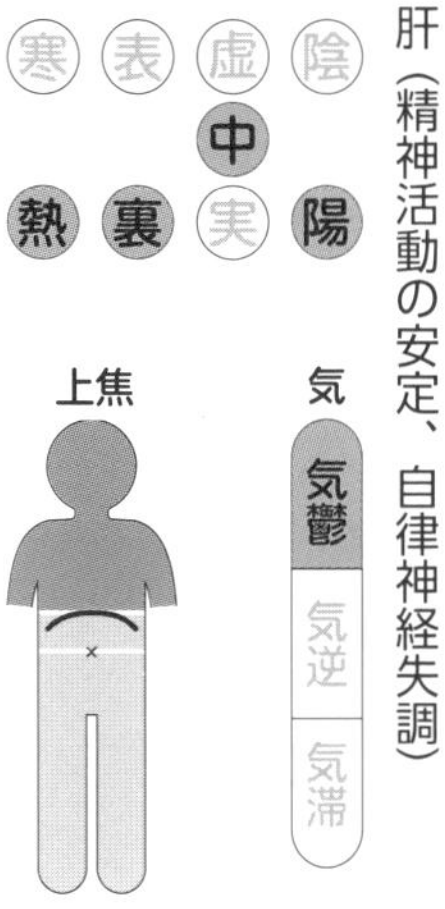

注意

甘草▼浮腫、血圧上昇

＊感冒（風邪、インフルエンザなど）に使う漢方薬の説明は、44ページに記載

越婢加朮湯（えっぴかじゅつとう）

「大青竜湯」（石膏、麻黄、桂皮、杏仁、大棗、甘草、生姜）から桂皮、杏仁を除き、蒼朮を加えた薬です。「大青竜湯」は、悪寒、発熱、筋肉痛、関節痛、腰痛などに使います。

蒼朮の薬理作用は、抗真菌、鎮静、抗痙攣、血糖降下などがあります。漢方医学では、水分代謝の異常を改善し、胃腸を整え、利水、発汗などの作用があります。麻黄と石膏の組み合わせで、止汗、浮腫をとる作用があります。

「越婢加朮湯」を選択するヒントは、熱と浮腫を見つけることです。腎炎、ネフローゼ症候群、関節リウマチ、変形性膝関節症、関節炎、夜尿症、痛風、痙攣性気管支炎、気管支喘息、急・慢性結膜炎、角膜炎、じんま疹、湿疹、足白癬などに使います。

出典：後漢時代（3世紀初め）の『金匱要略』

生薬の構成

石膏（せっこう）、麻黄（まおう）、蒼朮（そうじゅつ）、大棗（たいそう）、甘草（かんぞう）、生姜（しょうきょう）

症状

①関節炎
②湿疹、白癬症など皮膚疾患
③結膜炎、角膜炎など眼疾患
④夜尿症

体の状態

太陽病（初期、寒気など体の表面に症状）
脾（消化器系の異常）

陰　**陽**
虚　中　**実**
表　裏
寒　**熱**

気	血	水
気虚	血虚	**水滞**
気逆	**血熱**	**水毒**
気滞	瘀血	

上焦

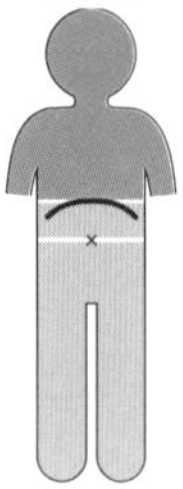

注意

石膏▼利尿作用過多
麻黄▼胃腸障害、のぼせ、発汗過多、興奮、不眠、動悸、頻尿、排尿障害、血圧上昇
甘草▼浮腫、血圧上昇

＊感冒（風邪、インフルエンザなど）に使う漢方薬の説明は、44ページに記載

柴朴湯（さいぼくとう）

生薬の構成
柴胡（さいこ）、半夏（はんげ）、茯苓（ぶくりょう）、黄芩（おうごん）、厚朴（こうぼく）、大棗（たいそう）、人参（にんじん）、甘草（かんぞう）、蘇葉（そよう）、生姜（しょうきょう）

「柴朴湯」は「小柴胡湯」に「半夏厚朴湯」を加えた日本近世の処方です。

いわゆる咳喘息に使われます。喘息の初期は、麻黄剤（「小青竜湯」「麻杏甘石湯」「五虎湯」など）を使い、症状が落ち着いてきたら柴胡剤（「小柴胡湯」「柴朴湯」など）を使います。「小柴胡湯」と「半夏厚朴湯」が適応となる症状と病気に使います。

「柴朴湯」を選択するヒントは、胸の症状と精神症状を見つけることです。急・慢性気管支炎、気管支喘息、百日咳、感冒、咳、胸膜炎、気管支拡張症、肺気腫、再発性自然気胸、間質性肺炎、肺炎、不安神経症、咽喉頭異常感症、食道神経症、慢性胃炎、神経性胃炎、過敏性腸症候群、アトピー性皮膚炎、神経症、慢性リンパ節炎、易感染児・胃腸虚弱児の体質改善などに使います。

出典：後漢時代（3世紀初め）の『傷寒論』

症状

①感冒、気管支炎、気管支喘息などの呼吸器疾患
②胃炎、腸炎などの消化器疾患
③咽頭・喉頭・扁桃の違和感など咽喉頭違和感症

体の状態

少陽病（症状が体内へ、のどや胃に症状）

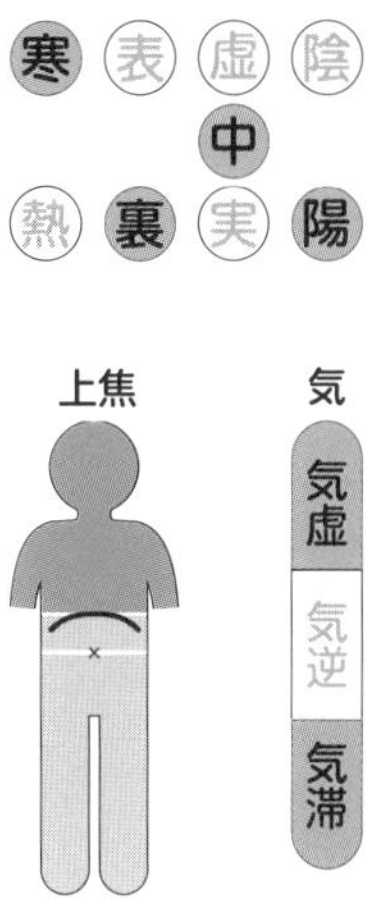

注意

黄芩▼息切れ、咳（せき）
甘草▼浮腫、血圧上昇
蘇葉▼アレルギー

*感冒（風邪、インフルエンザなど）に使う漢方薬の説明は、44ページに記載

半夏厚朴湯（はんげこうぼくとう）

生薬の構成
半夏（はんげ）、茯苓（ぶくりょう）、生姜（しょうきょう）、厚朴（こうぼく）、蘇葉（そよう）

「小半夏加茯苓湯」に厚朴、蘇葉が加わった薬です。厚朴の薬理作用は、筋弛緩、鎮静、抗痙攣、中枢神経抑制、鎮吐、抗菌などです。漢方医学では、気を下げ、消化管に停滞しているガスを排出し、呼吸器に停滞している痰などを排出する作用があります。

蘇葉の薬理作用は、鎮静、免疫活性化、抗アレルギー、抗菌などです。漢方医学では、気を調節して、発汗、解熱、鎮咳、健胃などの作用があります。

「半夏厚朴湯」を選択するヒントは、のどの症状を見つけることです。頭痛、発熱、悪寒、咳、咽頭・喉頭・扁桃の違和感（咽喉頭違和感症、ヒステリー球〈のどの奥がつかえている感覚〉、梅核気、咽中炙臠（いんちゅうしゃれん））、嗄声、悪心、嘔吐、つわり、食欲低下、胸苦しさ、動悸、逆流性食道炎、神経性胃炎、機能性ディスペプシア（消化不良）、不安神経症、うつ病、不眠症、気管支喘息、舌痛症、魚介類中毒などに使います。

出典：後漢時代（3世紀初め）の『金匱要略』

症状

①ウイルス、細菌による風邪をはじめとした感染症で、咳、のどの症状が起こる場合
②動悸、不眠、神経症などの精神疾患
③上部消化管疾患

体の状態

少陽病（症状が体内へ、のどや胃に症状）

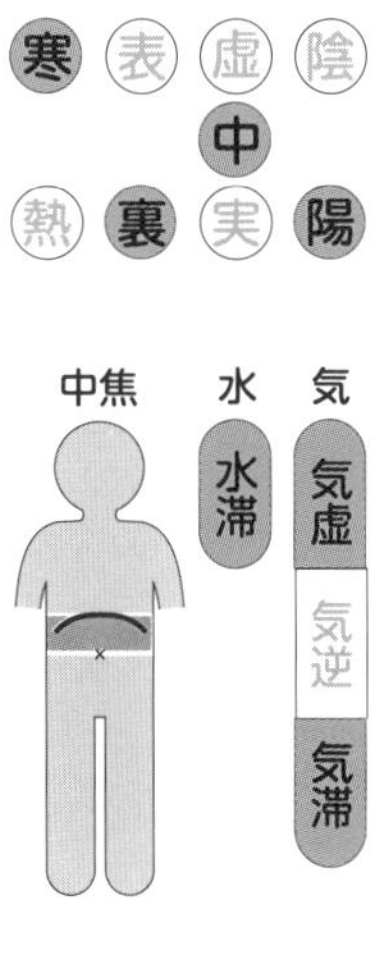

注意

蘇葉▼アレルギー

＊感冒（風邪、インフルエンザなど）に使う漢方薬の説明は、44ページに記載

半夏瀉心湯（はんげしゃしんとう）

生薬の構成

半夏（はんげ）、黄芩（おうごん）、人参（にんじん）、甘草（かんぞう）、大棗（たいそう）、生姜（しょうきょう）または乾姜（かんきょう）、黄連（おうれん）

「半夏瀉心湯」を選択するヒントは、消化管粘膜の状態です。口腔粘膜にできる口内炎、食道粘膜にできる逆流性食道炎、胃粘膜にできる胃炎、小腸粘膜にできる小腸炎やクローン病、大腸粘膜にできる腸炎や潰瘍性大腸炎などに使います。

がん化学療法の副作用軽減でも使います。また、二日酔い、口内炎、食欲不振、悪心・嘔吐、げっぷ、胸やけ、胃弱、消化不良、下痢、腹中雷鳴、不安・不眠などの精神神経症状なども適応症状です。

急・慢性胃腸カタル、胃下垂、神経性胃炎、機能性ディスペプシア（消化不良）、胃・十二指腸潰瘍、逆流性食道炎、醗酵性下痢、術後消化管障害、クローン病、潰瘍性大腸炎、過敏性腸症候群、慢性膵炎、心身症、神経症などに使います。

口内炎の治療は、半夏瀉心湯を20ccのお湯（80℃以上）で溶かし、ペーストにして塗ります。

出典：後漢時代（3世紀初め）の『傷寒論』『金匱要略』

症状

①慢性胃炎など
②下痢など
③口内炎

体の状態

少陽病（症状が体内へ、のどや胃に症状）
心（循環器系の障害、血流の異常）
脾（消化器系の異常）

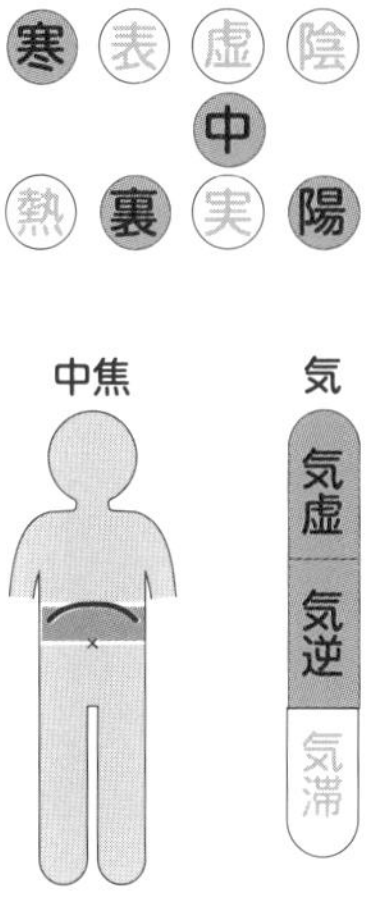

注意

黄芩▼息切れ、咳（せき）
甘草▼浮腫、血圧上昇

茯苓飲合半夏厚朴湯（ぶくりょういんごうはんげこうぼくとう）

生薬の構成

半夏（はんげ）、茯苓（ぶくりょう）、蒼朮（そうじゅつ）、厚朴（こうぼく）、陳皮（ちんぴ）、人参（にんじん）、蘇葉（そよう）、枳実（きじつ）、生姜（しょうきょう）

「茯苓飲」と「半夏厚朴湯」を合わせると「茯苓飲合半夏厚朴湯」になります。

「茯苓飲合半夏厚朴湯」を選択するヒントは、食道～胃～小腸までの症状に使います。

「半夏厚朴湯」よりも胃の症状が多くあることがポイントです。咽頭・喉頭・扁桃の違和感（咽喉頭違和感症、ヒステリー球〈のどの奥がつかえている感覚〉、梅核気、咽中炙臠（いんちゅうしゃれん））、嗄声、呑酸、嘔気、嘔吐、つわり、胸やけ、上腹部膨満感、食欲不振、動悸、めまい、易疲労などの症状があるときに使います。

逆流性食道炎、胃炎、機能性ディスペプシア（消化不良）、不安神経症などに使います。

出典：日本近世の処方（本朝経験方）

症状

①逆流性食道炎、胃炎、機能性ディスペプシア（消化不良）など

②不安神経症など

体の状態

少陽病（症状が体内へ、のどや胃に症状）

脾（消化器系の異常）

陰　陽
虚　中　実
表　裏
寒　熱

気：気虚　気逆　気滞
水：水滞
中焦

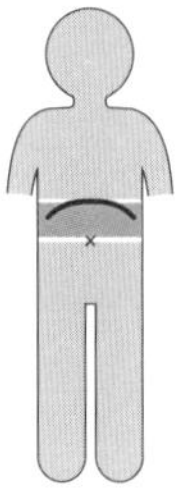

注意

蘇葉▼アレルギー

茯苓飲（ぶくりょういん）

「人参湯」から甘草を除き、茯苓、陳皮、枳実を加えた薬です。「四君子湯」から甘草、大棗を除き、陳皮、枳実を加えた薬です。

茯苓の薬理作用は、利尿、制吐、抗腫瘍などです。漢方医学では、余分な水を除き、脾（胃、膵臓、脾臓）の作用を高め、精神を安定させる、とされています。胃がもたれる、胃に水分がたまっている、消化力低下など、胃の働きが低下しているのを改善します。

陳皮と枳実は、漢方医学では、気を巡らす、とされています。飲み込んだ空気やゲップをだしてくれます。

「茯苓飲」を選択するヒントは、胃の膨満感です。嘔気、胸やけ、上腹部がつかえて苦しい、腹部膨満感、食欲不振、疲れやすい、元気がないなどの症状があるときに使います。胃炎、逆流性食道炎、機能性ディスペプシア（消化不良）、上部消化管術後の愁訴などに使います。

出典：後漢時代（3世紀初め）の『金匱要略』

生薬の構成

茯苓（ぶくりょう）、白朮（びゃくじゅつ）または蒼朮（そうじゅつ）、陳皮（ちんぴ）、人参（にんじん）、枳実（きじつ）、生姜（しょうきょう）

症状

①胃炎など
②機能性ディスペプシア（消化不良）など
③逆流性食道炎など

体の状態

少陽病（症状が体内へ、のどや胃に症状）
脾（消化器系の異常）

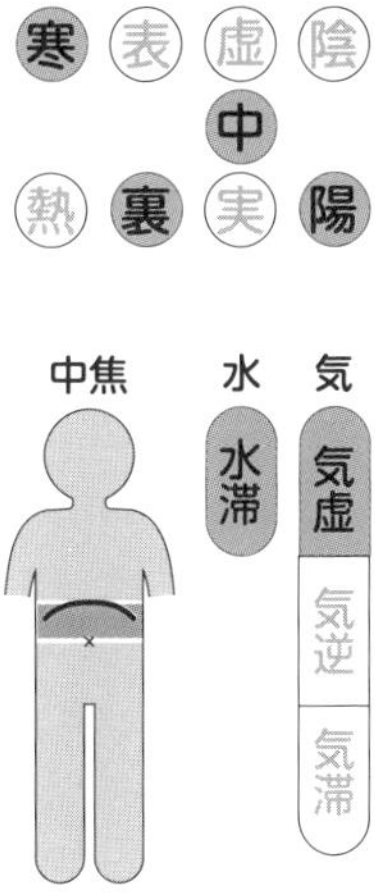

注意

なし

平胃散（へいいさん）

生薬の構成
白朮（びゃくじゅつ）または蒼朮（そうじゅつ）、厚朴（こうぼく）、陳皮（ちんぴ）、大棗（たいそう）、甘草（かんぞう）、生姜（しょうきょう）

平胃とは、胃を平らに（やわらかく）するという意味で、胃の状態を安定させることです。半夏瀉心湯に似ていますが、厚朴がふくまれています。厚朴は、モクレン科ホオノキの樹皮です。成分は、マグノロール、マグノクラリンなどのアルカロイド、リグナンなどです。薬理作用は、筋弛緩、鎮痛、鎮痙、胃液分泌促進、抗ストレス潰瘍、胃粘膜出血抑制などです。漢方医学では、鎮咳、去痰、健胃などの作用があります。厚朴、白朮または蒼朮を組み合わせると、胃腸の水滞を改善します。

「平胃散」を選択するヒントは、胃の不調です。適応症状は、食欲不振、消化不良、胃もたれ、上腹部膨満、悪心、嘔吐、口がねばる、味がない、下痢、冷えなどです。

急・慢性胃炎、機能性ディスペプシア（消化不良）、急性腸炎、口内炎、急・慢性腸炎などに使います。

出典：宋時代の12世紀半ばに著された『太平恵民和剤局方』

症状

①胃の症状
②口内炎、腸炎など

体の状態

少陽病（症状が体内へ、のどや胃に症状）
脾（消化器系の異常）

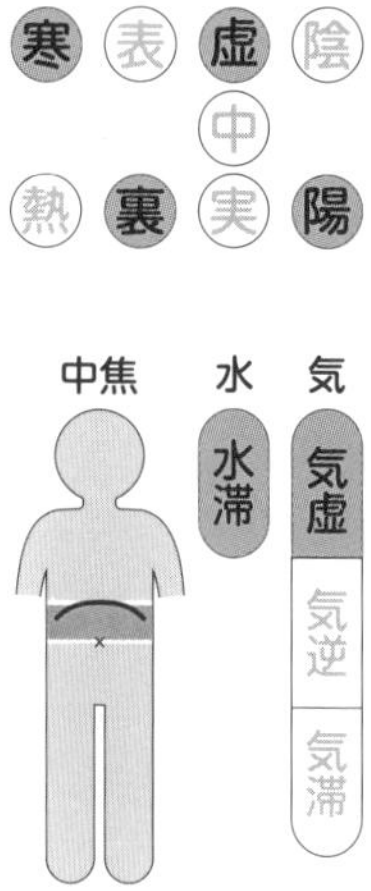

注意

甘草▼浮腫、血圧上昇

胃苓湯（いれいとう）

生薬の構成
厚朴（こうぼく）、白朮（びゃくじゅつ）または蒼朮（そうじゅつ）、沢瀉（たくしゃ）、猪苓（ちょれい）、陳皮（ちんぴ）、白朮（びゃくじゅつ）、茯苓（ぶくりょう）、桂皮（けいひ）、生姜（しょうきょう）、大棗（たいそう）、甘草（かんぞう）

「五苓散」と「平胃散」をあわせると「胃苓湯」になります。

胃と腸の不調に使います。下痢に使われますが、特に夏の胃腸障害に使います。下痢、口渇、微熱などの症状が適応となります。

「胃苓湯」を選択するヒントは、水分バランスです。適応症状は、口渇、嘔吐、胃もたれ、水瀉性の下痢、冷え腹、腹痛、尿量減少、暑気あたり、浮腫などです。

胃炎、機能性ディスペプシア（消化不良）、慢性腎炎、ネフローゼ症候群などに使います。

出典：江戸時代もっともよく読まれた医学書、龔廷賢著『万病回春』

症状
①胃腸障害
②下痢など

体の状態
少陽病（症状が体内へ、のどや胃に症状）
脾（消化器系の異常）

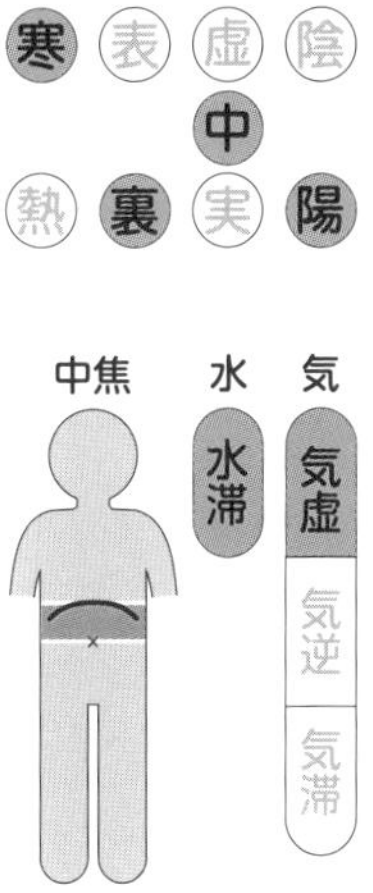

注意
桂皮▼アレルギー
甘草▼浮腫、血圧上昇

啓脾湯（けいひとう）

生薬の構成
白朮（びゃくじゅつ）または蒼朮（そうじゅつ）、茯苓（ぶくりょう）、山薬（さんやく）、人参（にんじん）、沢瀉（たくしゃ）、陳皮（ちんぴ）、甘草（かんぞう）、蓮肉（れんにく）、山査子（さんざし）

「脾を啓（ひら）く」とは、脾は消化機能の意味で、消化管を開通させて停滞している内容物を排出させるという意味です。「四君子湯」に陳皮（蜜柑）、山薬（山芋）、蓮肉（蓮根）、山査子、沢瀉を加えた漢方薬です。

慢性の下痢で、虚弱な痩せ型の人に使います。「真武湯」でよくならない場合や附子が使えないときに、選択します。

「啓脾湯」を選択するヒントは、胃腸虚弱と下痢です。やせ、顔色が悪い、食欲不振、胃もたれ、下痢などの症状が適応です。急・慢性胃腸炎、過敏性腸症候群、潰瘍性大腸炎、クローン病などに使います。

出典：江戸時代もっともよく読まれた医学書、龔廷賢著『万病回春』

症状
①胃炎など
②腸炎など

体の状態
太陰病（冷え、下痢など消化機能が低下）
脾（消化器系の異常）

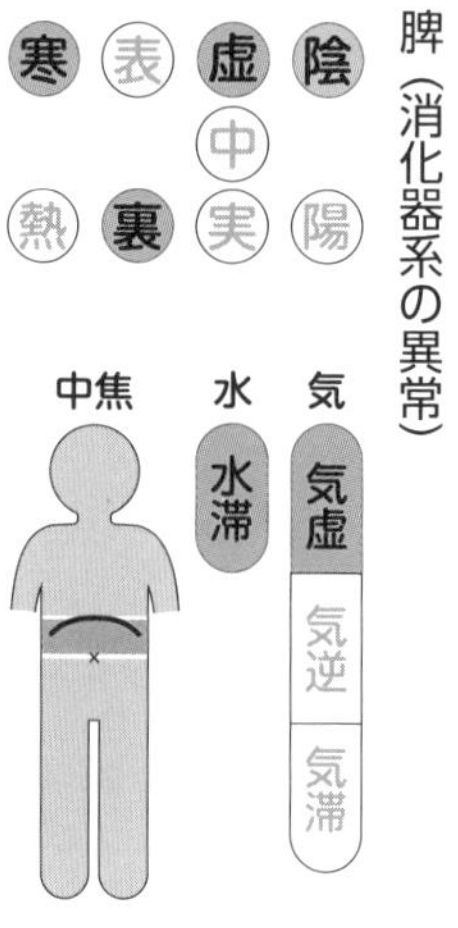

注意
甘草▼浮腫、血圧上昇

四君子湯（しくんしとう）

生薬の構成

白朮（びゃくじゅつ）または蒼朮（そうじゅつ）、人参（にんじん）、茯苓（ぶくりょう）、甘草（かんぞう）、生姜（しょうきょう）、大棗（たいそう）

「四君子湯」を選択するヒントは、胃の症状を見つけることです。適応症状は、元気がない、気力がない、易疲労、全身の無力感、声に力がない、息切れ、口数が少ない、顔色が白い、食欲不振、少食、味がない、胃のもたれ、嘔吐などです。

症状

①胃炎など
②機能性ディスペプシア（消化不良）など

体の状態

太陰病（冷え、下痢など消化機能が低下）
脾（消化器系の異常）

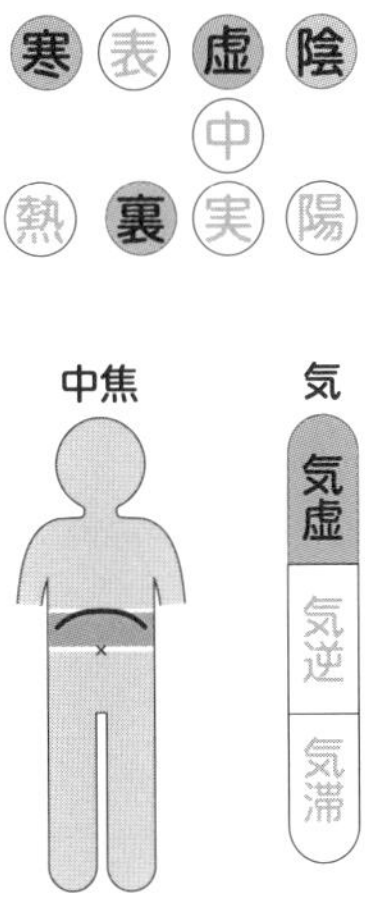

注意

甘草▼浮腫、血圧上昇

急・慢性胃炎、機能性ディスペプシア（消化不良）、胃・十二指腸潰瘍、慢性胃腸炎、過敏性腸症候群、慢性膵炎、消化不良、逆流性食道炎などを治します。

「人参湯」に茯苓、大棗を加えると「四君子湯」になります。「茯苓飲」から陳皮、枳実を除き、甘草、大棗を加えると「四君子湯」になります。

・「四君子湯」に陳皮、半夏を加えると「六君子湯」
・「四君子湯」に「四物湯」を加えると「八珍湯」
・「四君子湯」に「四物湯」、桂皮、黄耆を加えると「十全大補湯」

出典：宋時代の12世紀半ばに著された『太平恵民和剤局方』

六君子湯（りっくんしとう）

生薬の構成

人参（にんじん）、白朮（びゃくじゅつ）または蒼朮（そうじゅつ）、茯苓（ぶくりょう）、半夏（はんげ）、陳皮（ちんぴ）、大棗（たいそう）、甘草（かんぞう）、生姜（しょうきょう）

「六君子湯」は「人参湯」と「二陳湯」をふくみます。「気血水」の気虚には「人参湯」を使い、「二陳湯」は「気血水」の水滞に使います。水滞の症状は、めまい、動悸、頭痛、耳鳴り、悪心、口渇、立ちくらみ、車酔い、朝のこわばり、体の重い感じなどです。

「六君子湯」を選択するヒントは、精神的要因を見つけることです。「六君子湯」は、胃と脳に作用して食欲を増してくれます。適応症状は、食欲不振、胃部膨満感、悪心、嘔気、全身倦怠感、朝起きるのがつらい、食後の眠気、めまい、肩こり、四肢の冷え、体重減少、不安・不眠などの精神神経症状、抑うつ状態などです。

急・慢性胃炎、機能性ディスペプシア（消化不良）、嘔吐症、胃・十二指腸潰瘍、慢性胃腸炎、慢性消耗性疾患・術後の消化管障害、過敏性腸症候群、慢性膵炎、消化不良、逆流性食道炎などを治します。

出典：江戸時代もっともよく読まれた医学書、龔廷賢著『万病回春』

症状

①機能性ディスペプシア（消化不良）
②慢性消耗性疾患・術後の消化管障害

体の状態

少陽病（症状が体内へ、のどや胃に症状）
脾（消化器系の異常）

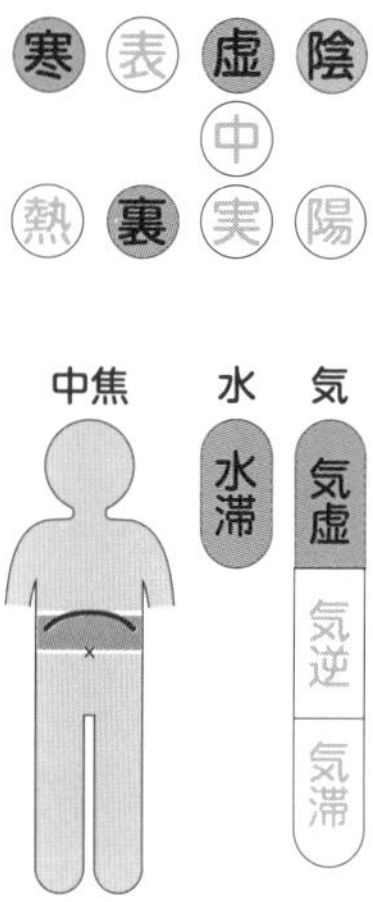

注意

甘草▼浮腫、血圧上昇

小半夏加茯苓湯（しょうはんげかぶくりょうとう）

生薬の構成
半夏（はんげ）、茯苓（ぶくりょう）、生姜（しょうきょう）

　半夏の薬理作用は、制吐、唾液分泌、鎮咳、胃潰瘍抑制、抗炎症、抗アレルギーなどです。漢方医学では、嘔吐、咳、咽頭痛を治します。茯苓の薬理作用は、利尿、制吐、抗腫瘍などです。漢方医学では、余分な水を除き脾（胃、膵臓、脾臓）の作用を高め、精神を安定させる、とされていて、胃がもたれる、胃に水分がたまっている、消化力低下など胃の働きが低下しているのを改善します。生姜の薬理作用には、中枢神経抑制、鎮痛、鎮痙、抗腫瘍、制吐などがあります。漢方医学では、悪心、嘔吐、下痢、咳などを治します。

「小半夏加茯苓湯」を選択するヒントは、嘔吐です。
適応症状は、悪心、嘔吐、吃逆（しゃっくり）、上腹部のつかえ、めまい、動悸、咳、喀痰、尿量減少、心窩部のつかえ感、めまい、動悸などです。妊娠嘔吐（つわり）、慢性胃炎、機能性ディスペプシア（消化不良）、慢性副鼻腔炎、乗物酔いなどを治します。

出典：後漢時代（3世紀初め）の『金匱要略』

症状

①つわり、嘔気、悪心、吃逆（しゃっくり）、上腹部のつかえなど
②めまい、動悸など

体の状態

少陽病（症状が体内へ、のどや胃に症状）
脾（消化器系の異常）

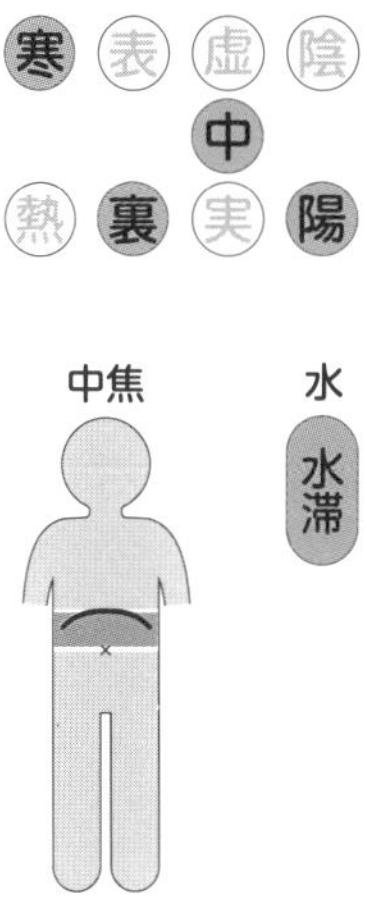

注意

なし

五苓散（ごれいさん）

生薬の構成

沢瀉（たくしゃ）、白朮（びゃくじゅつ）または蒼朮（そうじゅつ）、茯苓（ぶくりょう）、猪苓（ちょれい）、桂皮（けいひ）

「五苓散」は、頭痛、頭重、めまい、耳鳴り、口渇、悪心・嘔吐、腹痛、下痢、浮腫、乏尿、頻尿、二日酔いなどの症状に使います。

「五苓散」を選択するヒントは、口渇と尿の異常です。「五苓散」は、水滞に使います。水滞とは、体にふくまれる「水」がうまく働かず、脱水になったり、浮腫になったり、「水」の働きが悪い状態です。

「五苓散」は体内にある水分のバランスをとります。体の浮腫、めまい、頭痛などに使います。

メニエール病、三叉神経痛、唾液分泌過多症、胃腸型感冒、水痘、急性胃腸炎、下痢症、暑気あたり、糖尿病、ネフローゼ症候群、腎炎・糸球体腎炎、膀胱炎、帯状疱疹、仮性近視、乗物酔い、つわりなどに使います。

・「五苓散」に茵蔯蒿を加えると「茵蔯五苓散」

・「五苓散」に「小柴胡湯」を加えると「柴苓湯」

出典：後漢時代（3世紀初め）の『傷寒論』『金匱要略』

症状

①口渇と尿量減少を認める急性疾患

②浮腫を認める疾患

体の状態

少陽病（症状が体内へ、のどや胃に症状）

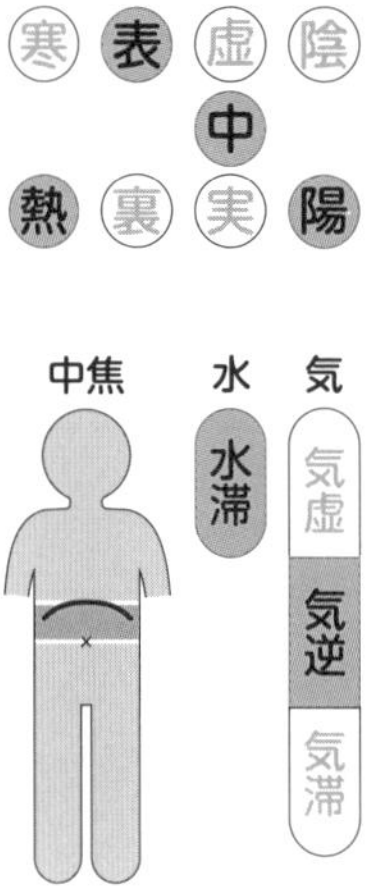

注意

桂皮▼アレルギー

*感冒（風邪、インフルエンザなど）に使う漢方薬の説明は、44ページに記載

四苓湯（しれいとう）

生薬の構成

茯苓（ぶくりょう）、沢瀉（たくしゃ）、猪苓（ちょれい）、白朮（びゃくじゅつ）または蒼朮（そうじゅつ）

「五苓散」から桂皮を除いた薬です。

茯苓はサルノコシカケ科マツホドの菌核です。薬理作用は、利尿、抗胃潰瘍、抗腫瘍などです。漢方医学では、利水、健胃、精神安定などの作用があります。

沢瀉はオモダカ科サジオモダカの塊茎で、薬理作用は、肝脂肪蓄積抑制などです。漢方医学では、除湿、利水、水滞改善などの作用があります。

猪苓はサルノコシカケ科チョレイマイタケの菌核で、薬理作用は、利尿などです。

白朮はキク科オケラ、オオバナオケラ、蒼朮はホソバオケラの根茎です。薬理作用は、血糖低下、抗潰瘍、胆汁分泌促進などです。漢方医学では、利水、止汗、鎮痛、健胃などです。

「四苓湯」を選択するヒントは、口渇と尿の異常です。口渇、尿量が少ない、吐き気、嘔吐、腹痛、浮腫などの症状に使います。

出典：明代（1642年）の呉有性著『温疫論』

症状

①口渇と尿量減少を認める急性疾患
②浮腫を認める疾患

体の状態

少陽病（症状が体内へ、のどや胃に症状）

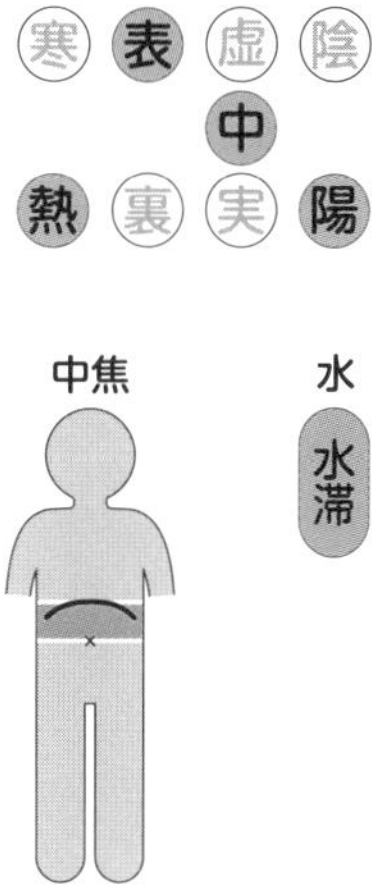

注意

なし

苓桂朮甘湯（りょうけいじゅつかんとう）

生薬の構成

茯苓（ぶくりょう）、桂皮（けいひ）、蒼朮（そうじゅつ）、甘草（かんぞう）

「五苓散」から沢瀉、猪苓、桂皮を除き、甘草を加えた薬です。

「苓桂朮甘湯」を選択するヒントは、めまいと冷えです。適応症状は、めまい、身体動揺感、たちくらみ、ふらつき、動悸、耳鳴り、頭痛、息切れ、神経質、尿量減少などです。

メニエール病、不安神経症、不定愁訴症候群、不眠症、頭痛、自律神経失調症、低血圧症、高血圧、心臓神経症、機能性ディスペプシア（消化不良）、急・慢性腎炎、急・慢性腎盂腎炎、各種疾患に伴う浮腫、目の充血、仮性近視などに使います。

出典：後漢時代（3世紀初め）の『傷寒論』『金匱要略』

症状

①めまい
②メニエール病など

体の状態

少陽病（症状が体内へ、のどや胃に症状）
脾（消化器系の異常）

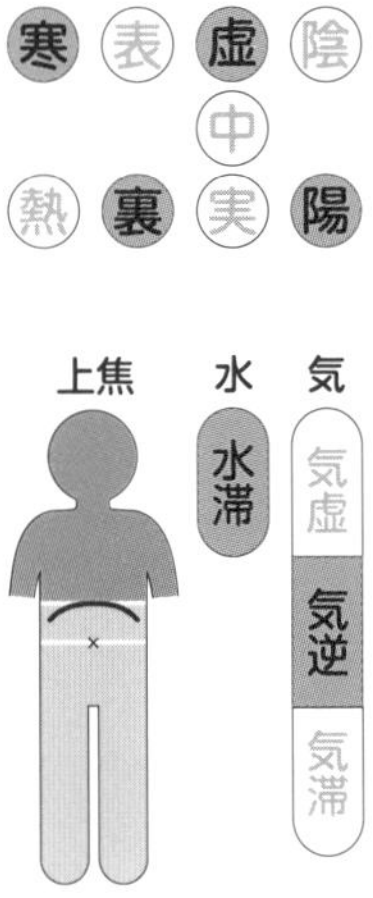

注意

桂皮▼アレルギー
甘草▼浮腫、血圧上昇

苓姜朮甘湯（りょうきょうじゅつかんとう）

生薬の構成

茯苓（ぶくりょう）、白朮（びゃくじゅつ）、甘草（かんぞう）、乾姜（かんきょう）

「五苓散」から沢瀉、猪苓、桂皮を除き、乾姜を加えた薬です。**「苓姜朮甘湯」を選択するヒント**は、腰の冷えです。冷えのために腰や下肢に疼痛を訴える、頻尿などの症状が起こる場合です。腰痛、腰部の冷え、坐骨神経痛、夜尿症、神経因性膀胱、頻尿、残尿、帯下（たいげ）（おりもの）などに使います。

腰の冷えや痛みに使う漢方薬は、①骨盤内の冷えが強い場合は、駆瘀血薬として、「当帰芍薬散」「温経湯」「桃核承気湯」「通導散」「当帰建中湯」など。②皮膚や末端の冷えが強い場合は、生姜または乾姜をふくむ薬として、「苓姜朮甘湯」「当帰四逆加呉茱萸生姜湯」「大防風湯」など。③下半身の冷えが強い場合は、補腎剤として、「六味地黄丸」「八味地黄丸」「牛車腎気丸」など。④体全体の冷えが強い場合は、麻黄剤として、「越婢加朮湯」「麻黄湯」「五積散」など。⑤その他として、「疎経活血湯」などがあります。

出典：後漢時代（3世紀初め）の『金匱要略』

症状

①腰の冷え
②腰痛など
③神経因性膀胱など

体の状態

太陰病（冷え、下痢など消化機能が低下）

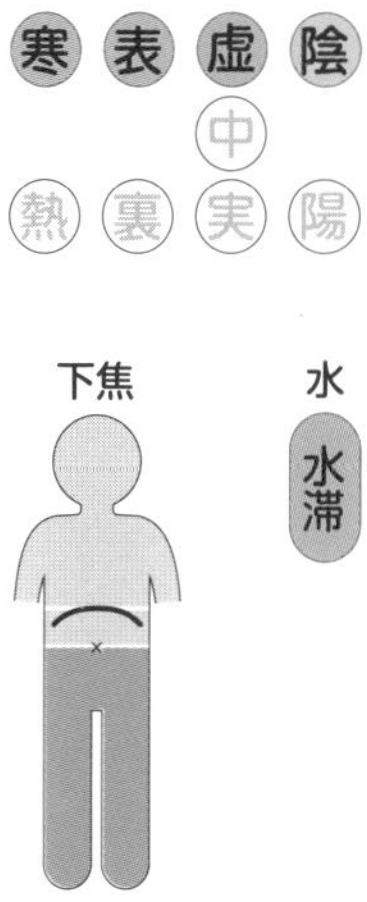

注意

甘草▼浮腫、血圧上昇

二陳湯（にちんとう）

生薬の構成

半夏（はんげ）、茯苓（ぶくりょう）、陳皮（ちんぴ）、甘草（かんぞう）、生姜（しょうきょう）

「二陳湯」は「気血水」の水滞に使います。「小半夏加茯苓湯」に陳皮、甘草を加えた薬です。

「二陳湯」を選択するヒントは、水滞です。水滞は、体にふくまれる「水」がうまく働かず、脱水になったり、浮腫になることです。

適応症状は、めまい、動悸、頭痛、耳鳴り、悪心、口渇、立ちくらみ、車酔い、朝のこわばり、体の重い感じなどです。急・慢性胃炎、機能性ディスペプシア（消化不良）、つわり、めまい、動悸、自律神経失調などを治します。

「五苓散」も水滞の治療に使います。「五苓散」は、体にある水分のバランスをとり、体の浮腫、めまい、頭痛などに使います。「二陳湯」は、消化管の機能を中心とした水分のバランスをとります。悪心、つわり、胃の不調などに使います。

出典：宋時代の12世紀初めに編纂された『和剤局方』

症状

①嘔気、嘔吐
②胃炎など

体の状態

少陽病（症状が体内へ、のどや胃に症状）
脾（消化器系の異常）

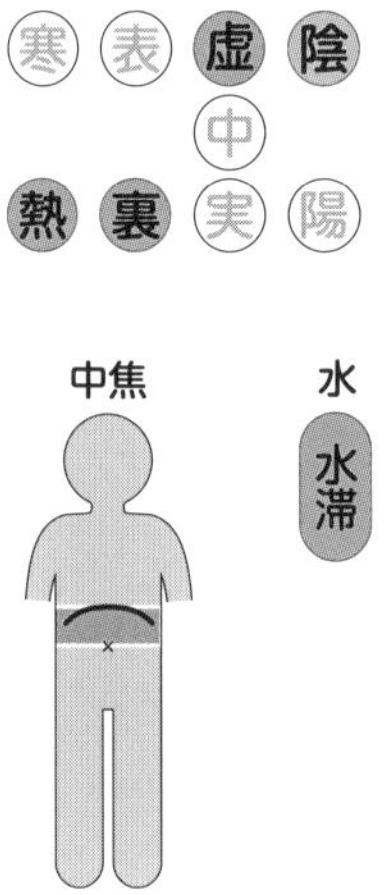

注意

甘草▼浮腫、血圧上昇

安中散（あんちゅうさん）

生薬の構成

桂皮（けいひ）、延胡索（えんごさく）、牡蛎（ぼれい）、茴香（ういきょう）、甘草（かんぞう）、縮砂（しゅくしゃ）、良姜（りょうきょう）

症状

①腹痛
②月経痛

体の状態

少陽病（症状が体内へ、のどや胃に症状）
脾（消化器系の異常）

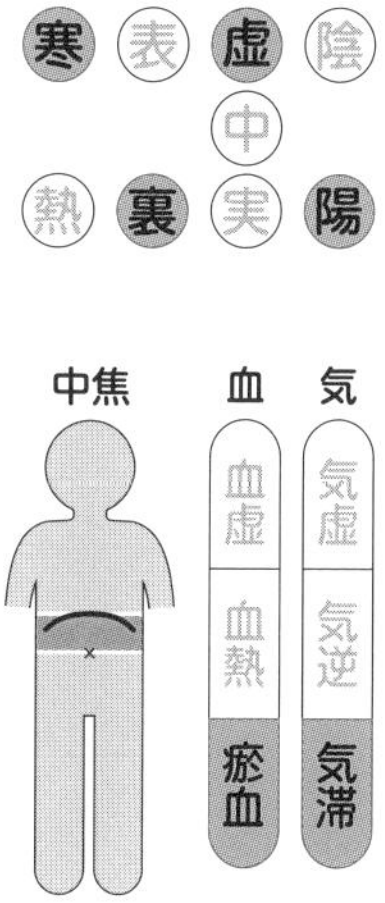

注意

桂皮▼アレルギー
牡蛎▼腹痛、下痢
甘草▼浮腫、血圧上昇

延胡索はエンゴサクの塊茎で鎮静、鎮痙などの作用があり、漢方医学では、駆瘀血作用があります。牡蛎はカキの貝殻で制酸などの作用があり、漢方医学では、鎮静、鎮痛などの作用があります。茴香の薬理作用は、腸管運動促進などがあり、漢方医学では、健胃、去痰などの作用があります。縮砂はショウガ科の種子の塊で、健胃などの作用があり、漢方医学では、健胃、整腸などの作用があります。甘草は制酸、健胃、鎮痙などの作用があり、漢方医学では、急性症状を改善します。良姜はショウガ科の根茎で、漢方医学では、健胃、鎮痛、鎮吐などの作用があります。

「安中散」を選択するヒントは、腹痛です。適応症状は、胃弱、胃痛、胸焼け、ゲップ、悪心、嘔吐、食欲不振、月経痛などです。急・慢性胃炎、胃・十二指腸潰瘍、機能性ディスペプシア（消化不良）、子宮内膜症などを治します。

出典：宋時代の12世紀半ばに著された『太平恵民和剤局方』

茵蔯五苓散（いんちんごれいさん）

生薬の構成
沢瀉（たくしゃ）、蒼朮（そうじゅつ）、猪苓（ちょれい）、茯苓（ぶくりょう）、茵陳蒿（いんちんこう）、桂皮（けいひ）

「茵蔯五苓散」は「五苓散」に茵蔯蒿を加えた薬です。「五苓散」は、頭痛、頭重、めまい、耳鳴り、口渇、悪心・嘔吐、腹痛、下痢、浮腫、乏尿、頻尿、二日酔いなどの症状に使います。茵蔯蒿は、キク科のカワラヨモギの頭花で、胆汁分泌促進作用があります。漢方医学では、利胆、消炎、解熱、利尿などの作用があります。

「茵蔯五苓散」を選択するヒントは、口渇と浮腫です。適応症状は、口渇、尿量減少、浮腫、めまい、頭痛、**黄疸**などです。

急・慢性肝炎、胆嚢炎、胆石症、肝硬変、急性胃炎、下痢、ネフローゼ症候群、腎炎、じんま疹、口内炎、二日酔いなどに使います。

出典：後漢時代（3世紀初め）の『傷寒論』『金匱要略』

症状

①黄疸など肝胆道系疾患
②浮腫、めまい、頭痛など

体の状態

少陽病（症状が体内へ、のどや胃に症状）
脾（消化器系の異常）

陰 **陽**
虚 **中** 実
表 **裏**
寒 **熱**

水
水滞

中焦

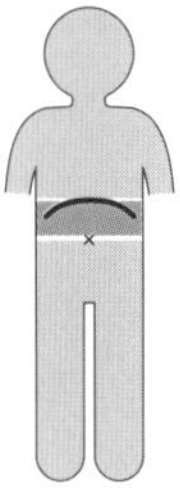

注意

山梔子▼腸間膜動脈硬化症

茵蔯蒿湯（いんちんこうとう）

茵蔯蒿はカワラヨモギの頭花で、胆汁分泌促進作用があり、漢方医学では、利胆、消炎、解熱、利尿などの作用があります。山梔子はクチナシの果実で、胆汁分泌促進、緩下、胃液分泌抑制などの作用があり、漢方医学では、消炎、止血、利胆、解熱、鎮痛などの作用があります。大黄はダイオウの根茎で、瀉下、抗菌、抗真菌、抗炎症、鎮痛などの作用があり、漢方医学では、緩下、健胃、駆瘀血、減黄（黄疸の減少）、鎮痛、向精神などの作用があります。

「茵蔯蒿湯」を選択するヒントは、黄疸です。皮膚のかゆみに使うときは、口渇を見つけます。適応症状は、悪心、便秘、肝機能障害、口渇、尿量減少、皮膚瘙痒感、便秘などです。肝硬変、急・慢性肝炎、胆嚢炎、胆石症、肝胆道系疾患の術後、じんま疹、口内炎、皮膚搔痒症（そうよう）、ネフローゼ、口内炎、自律神経失調症などに使います。

出典：後漢時代（3世紀初め）の『傷寒論』『金匱要略』

生薬の構成

茵蔯蒿（いんちんこう）、山梔子（さんしし）、大黄（だいおう）

症状

①黄疸、肝機能障害など肝胆道系疾患
②皮膚搔痒症、じんま疹など皮膚疾患
③口内炎

体の状態

陽明病（高熱、便秘など胃腸に症状）

陰　虚　表　寒
　　中
陽　実　裏　熱

中焦

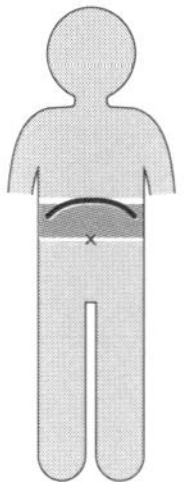

注意

山梔子▼腸間膜動脈硬化症
大黄▼腹痛、下痢

黄芩湯（おうごんとう）

黄芩は解熱、解毒、胆汁分泌促進、胃酸分泌抑制、抗炎症、抗アレルギー、抗菌、脂質代謝改善、血栓形成抑制などの作用があります。

芍薬は抗炎症、血圧効果、鎮静、胃潰瘍抑制、抗痙攣、抗菌などの作用があります。甘草は潰瘍抑制、鎮痛、鎮咳、副腎皮質ホルモン様の作用、抗炎症、抗アレルギーなどの作用があります。大棗は潰瘍抑制、抗アレルギーなどの作用があります。

「黄芩湯」を選択するヒントは、腹痛と下痢です。「芍薬甘草湯」をふくんでいるので、速効性があります。口内炎、急性腸炎、下痢症、食中毒、感冒などに使います。

出典：後漢時代（3世紀初め）の『傷寒論』

生薬の構成

黄芩（おうごん）、芍薬（しゃくやく）、甘草（かんぞう）、大棗（たいそう）

症状

①腹痛
②下痢
③口内炎

体の状態

少陽病（症状が体内へ、のどや胃に症状）
脾（消化器系の異常）

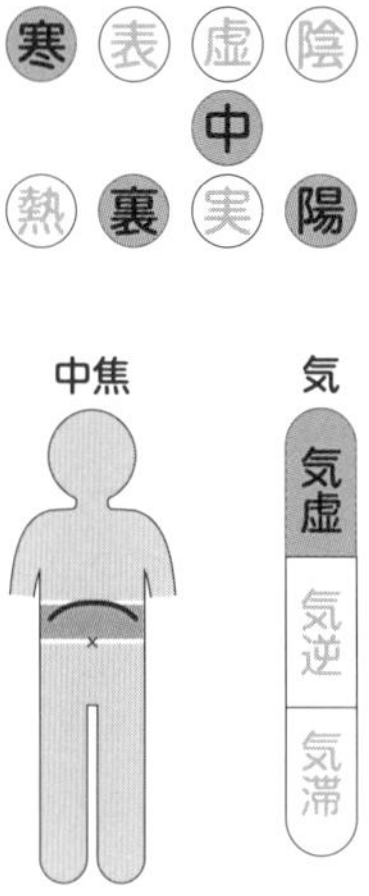

注意

黄芩▼息切れ、咳（せき）
甘草▼浮腫、血圧上昇

三物黄芩湯（さんもつおうごんとう）

「三物黄芩湯」は、産褥熱に使われた漢方薬です。

地黄は血糖降下、強心、血圧上昇、利尿、瀉下などの作用があり、漢方医学では、涼血（血の熱を冷ます）、補血、強壮、清熱、止血などの作用があります。黄芩は解熱、解毒、胆汁分泌促進、胃酸分泌抑制、抗炎症、抗アレルギー、抗菌、脂質代謝改善、血栓形成抑制などの作用があります。苦参は潰瘍抑制、血圧上昇、血管収縮などの作用があり、漢方医学では、健胃、利胆、消炎、止瀉などの作用があります。

「三物黄芩湯」を選択するヒントは、手掌足底の熱感です。夏になると手掌足底に熱感がある、冷たいところに触れたがる、布団から手足を出したがるなどが適応症状です。ほかには湿疹、水虫、進行性手掌角化症、掌蹠膿疱症、しもやけ、口渇と頭痛、不眠などの症状があります。自律神経失調症、神経症、不眠症、口内炎、血の道症などに使います。

出典：後漢時代（3世紀初め）の『金匱要略』

生薬の構成

地黄（じおう）、黄芩（おうごん）、苦参（くじん）

症状

①手掌足底の熱感
②口渇と頭痛
③皮膚疾患

体の状態

少陽病（症状が体内へ、のどや胃に症状）
肝（精神活動の安定、自律神経失調）

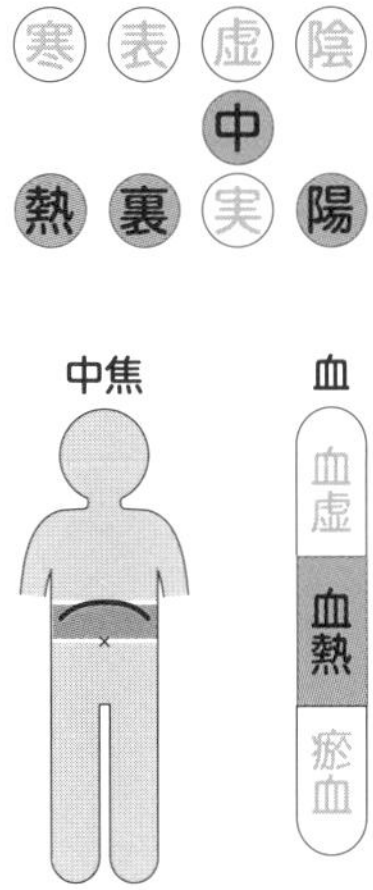

注意

地黄▼胃腸障害、下痢
黄芩▼息切れ、咳（せき）

黄連湯（おうれんとう）

生薬の構成

半夏（はんげ）、黄連（おうれん）、甘草（かんぞう）、桂皮（けいひ）、大棗（たいそう）、人参（にんじん）、生姜（しょうきょう）または乾姜（かんきょう）

「黄連湯」は「半夏瀉心湯」の黄芩を除き、桂皮を加えた薬です。

黄連は、抗菌、止瀉などの作用があり、漢方医学では、健胃、鎮静、止瀉などの作用があります。

「黄連湯」を選択するヒントは、口から胃の症状です。舌を診ると、舌の奥にいくにしたがい、厚い黄色の苔があります。適応症状は、口内炎、口角炎、口臭、悪心、嘔吐、心窩部停滞感や重圧感、上腹部痛、食欲不振などです。

急・慢性胃腸炎、機能性ディスペプシア（消化不良）、胃・十二指腸潰瘍、逆流性食道炎、口腔心身症、慢性膵炎、ベーチェット病、二日酔いなどに使います。

出典：後漢時代（3世紀初め）の『金匱要略』『金匱玉函経』

症状

①胃炎、機能性ディスペプシア（消化不良）、胃・十二指腸潰瘍、逆流性食道炎など
②口内炎
③二日酔い

体の状態

少陽病（症状が体内へ、のどや胃に症状）
脾（消化器系の異常）

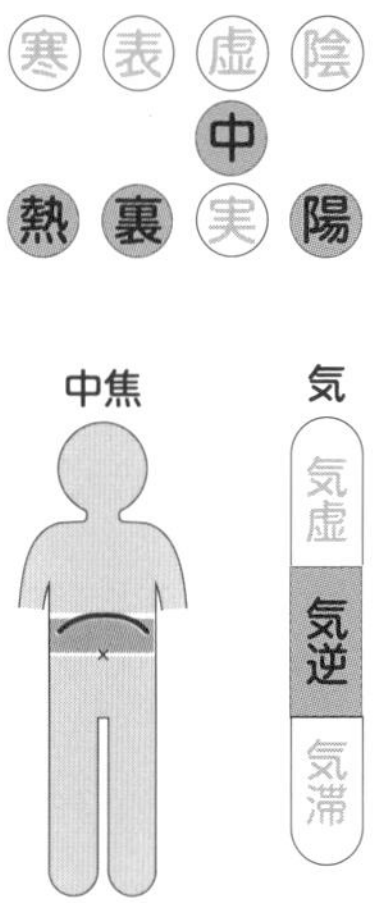

注意

甘草▼浮腫、血圧上昇
桂皮▼アレルギー

体力、気力の回復と免疫力強化に

参耆剤（じんぎざい）

参耆剤は、消化吸収機能を回復して、免疫機能を回復させます。

参耆剤には、「十全大補湯」「人参養栄湯」「補中益気湯」「清暑益気湯」「帰脾湯」「加味帰脾湯」「大防風湯」「半夏白朮天麻湯」「清心蓮子飲」「当帰湯」があります。

「人参」と「黄耆」を主薬とする処方群であり、健康な体に必要な気力やエネルギーを補う**補剤**として重要です。人参湯類と同様に疲労と倦怠を主目標として、胃腸機能が低下し、心身ともに衰えた慢性疾患の患者が訴える諸症状の改善に用いられます。

参耆剤は、総合的に生命活動の根源的エネルギーである気が不足した状態に対する治療薬です。

代表的な補剤の「補中益気湯」は、虚弱で疲れやすく胃腸の働きが衰え、四肢倦怠感が著しく食欲不振などの症状が持続する慢性疾患に用いられます。

「十全大補湯」は病後・術後の体力回復や増強、消化機能改善に用いられ、特に皮膚の枯燥や血虚の兆候が鑑別のポイントとなります。

また、免疫系が関与した疾患の体質改善に頻用されます。

「人参養栄湯」の適応は上記の2処方と類似していますが、特に咳などの呼吸器症状や健忘などの中枢症状が鑑別のポイントとなります。

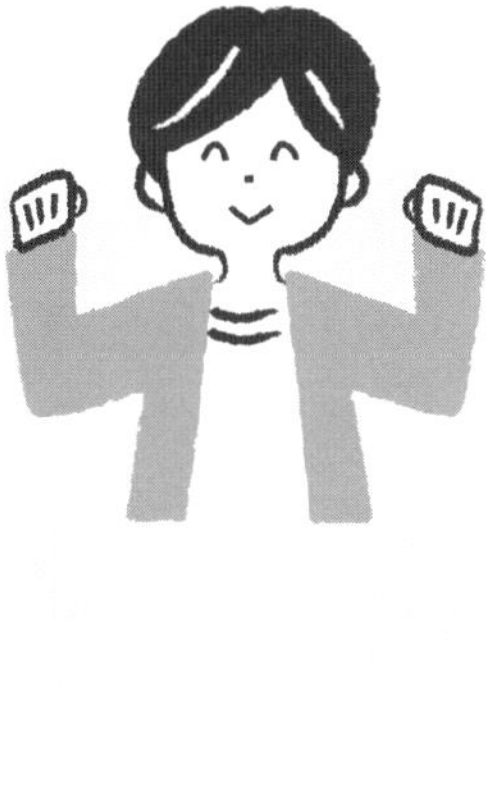

十全大補湯（じゅうぜんだいほとう）

生薬の構成

黄耆（おうぎ）、桂皮（けいひ）、地黄（じおう）・熟地黄（じゅくじおう）、芍薬（しゃくやく）、川芎（せんきゅう）、白朮（びゃくじゅつ）または蒼朮（そうじゅつ）、当帰（とうき）、人参（にんじん）、茯苓（ぶくりょう）、甘草（かんぞう）

「十全大補湯」は、参耆剤の一つです。気と血が虚のときに使います。

「気虚」の症状は、体がだるい、気力がない、疲れやすい、食欲不振などです。

「血虚」の症状は、顔色が悪い、皮膚につやがない、目が疲れる、しびれ感、筋肉の引きつり、頭がボーッとするなどです。

「十全大補湯」を選択するヒントは、手足の冷えと疲労感を見つけることです。T細胞やマクロファージを活性化してがんの肝転移を抑制します。

癌化学療法・放射線療法時の副作用軽減、術後の体力低下、貧血、低血圧症、四肢冷感、食欲不振、上部消化管機能障害、寝汗、神経衰弱、痔瘻、脱肛、陰部潰瘍、慢性化膿性皮膚疾患、アトピー性皮膚炎、皮膚粘膜乾燥萎縮、毛髪脱落、褥瘡、口内炎、膠原病などに使います。

出典：宋時代の12世紀半ばに著された『太平恵民和剤局方』

症状

①病後、術後などの体力低下
②がん治療による消化器症状、呼吸器症状など副作用軽減
③皮膚粘膜乾燥萎縮を伴う病気

体の状態

太陰病（冷え、下痢など消化機能が低下）

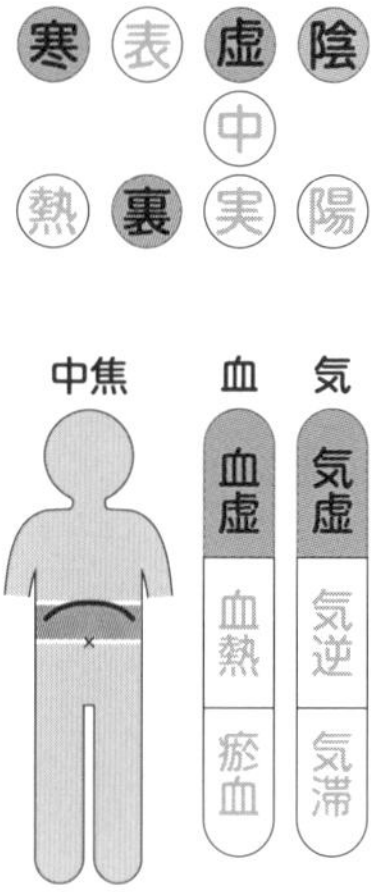

注意

地黄▼胃腸障害、下痢
当帰▼胃腸障害、腹痛
川芎▼胃腸障害、腹痛
甘草▼浮腫、血圧上昇

補中益気湯（ほちゅうえっきとう）

人参（にんじん）、白朮（びゃくじゅつ）または蒼朮（そうじゅつ）、黄耆（おうぎ）、当帰（とうき）、陳皮（ちんぴ）、大棗（たいそう）、柴胡（さいこ）、甘草（かんぞう）、生姜（しょうきょう）・乾姜（かんきょう）、升麻（しょうま）

症状

①ウイルス、細菌などの感染症による消化器症状
②がん治療による消化器症状、呼吸器症状など副作用軽減
③うつ病、神経症など精神疾患
④脱肛、子宮脱など

体の状態

少陽病（症状が体内へ、のどや胃に症状）
脾（消化器系の異常）

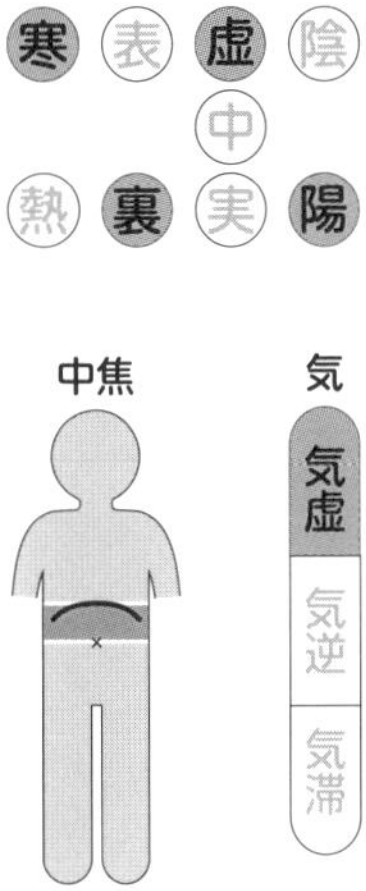

注意

当帰▼胃腸障害、腹痛
甘草▼浮腫、血圧上昇

「補中益気湯」は、参耆剤の一つです。江戸時代の医家、津田玄仙は「補中益気湯」を使う八つの目標を示しました。①手足のだるさ、②言葉の発声が弱い、③眼に勢いがない、④口の中に白い泡、⑤味覚が鈍い、⑥温かいものを好む、⑦臍周辺に動悸を触れる、⑧脈が散大で力がない、です。さまざまな原因による消化機能の衰え、倦怠感などに使います。

「補中益気湯」を選択するヒントは、胃腸障害と疲労感を見つけることです。NK細胞を活性化して、がんの肝転移を抑制します。癌化学療法・放射線療法時の副作用軽減、慢性気管支炎、慢性中耳炎、慢性副鼻腔炎、気管支喘息、肺炎、気管支拡張症、肺気腫、慢性胃炎、急・慢性肝炎、肝硬変、低血圧症、脳血管障害後遺症、アトピー性皮膚炎、貧血症、寝汗、多汗症、慢性腎炎、慢性化膿性の諸疾患、内痔核、脱肛、子宮脱、陰萎、男性不妊、半身不随などに使います。

出典：明清時代（1247年）の李東垣著『内外傷弁惑論』

人参養栄湯（にんじんようえいとう）

生薬の構成

地黄（じおう）、当帰（とうき）、白朮（びゃくじゅつ）、茯苓（ぶくりょう）、人参（にんじん）、桂皮（けいひ）、遠志（おんじ）、芍薬（しゃくやく）、陳皮（ちんぴ）、黄耆（おうぎ）、甘草（かんぞう）、五味子（ごみし）

「人参養栄湯」は、「十全大補湯」から川芎を除き、五味子、陳皮、遠志を加えた薬です。

五味子は、抗疲労、鎮咳、抗アレルギーなどの作用があります。陳皮は、腸管運動促進、胆汁分泌促進、抗アレルギー、気管支拡張などの作用があります。遠志は、精神安定、抗浮腫、利尿、気道分泌促進などの作用があります。

遠志はヒメハギ科イトヒメハギの根です。成分は、トリテリウペノイドサポニン、キトサン類、ケイヒ酸誘導体などです。薬理作用は、精神安定、抗浮腫、利尿、気道分泌促進、抗ストレス潰瘍などがあります。遠志をふくむ漢方薬は、「人参養栄湯」「帰脾湯」「加味帰脾湯」です。漢方医学では、驚きやすく、動悸がする、物忘れ、不眠などを治します。精神を安らかにして、頭脳を明晰にし、うっ滞した気を改善し、去痰作用があります。

「人参養栄湯」には、「生脈散」（人参、五味子、麦門冬）

症状

①病後、術後などの体力低下
②がん治療による消化器症状、呼吸器症状など副作用軽減
③入眠障害、中途覚醒、早朝覚醒など睡眠障害
④皮膚粘膜乾燥萎縮を伴う病気

体の状態

太陰病（冷え、下痢など消化機能が低下）
肺（呼吸器系の障害）
脾（消化器系の異常）

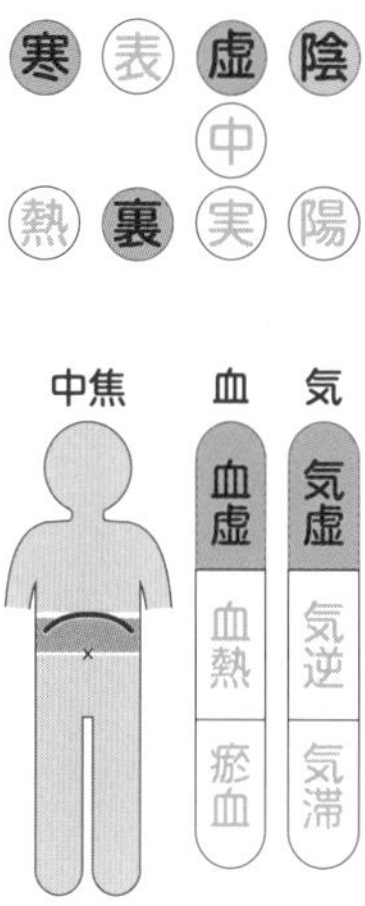

注意

桂皮▼アレルギー
地黄▼胃腸障害、下痢
当帰▼胃腸障害、腹痛
甘草▼浮腫、血圧上昇

と「二陳湯」（茯苓、甘草、生姜、半夏、陳皮）の一部がふくまれています。「生脈散」は、暑さによって気力、体力が悪くなるのを改善します。「二陳湯」は、「気血水」の水滞に使います。水滞は、体にふくまれる「水」がうまく働かず、脱水になったり、浮腫になることです。「十全大補湯」「生脈散」「二陳湯」が適応となる症状と病気に使います。

体がだるい、気力がない、疲れやすい、食欲不振、顔色が悪い、皮膚につやがない、目が疲れる、しびれ感、筋肉の引きつり、頭がボーッとする、などに使います。

「人参養栄湯」を選択するヒントは、精神の疲労感を見つけることです。NK細胞を活発化して、がんの肺転移を抑制します。

「人参養栄湯」は、参耆剤の一つです。

がん化学療法・放射線療法時の副作用軽減、術後の体力低下、貧血、低血圧症、四肢冷感、咳、呼吸困難、慢性気管支炎、食欲不振、上部消化管機能障害、心悸亢進、寝汗、眠りが浅い、不眠、神経衰弱、健忘、皮膚粘膜乾燥萎縮、毛髪脱落などに使います。

「補中益気湯」「十全大補湯」「人参養栄湯」は、参耆剤を代表する漢方薬です。

「補中益気湯」は、柴胡をふくむこと、人参と黄耆の含有量が多いことが特徴です。柴胡は、セリ科ミシマサイコの根です。成分は、トリレルペノイドサポニン、ステロール類などです。薬理作用は、中枢抑制、鎮痛、解熱、抗炎症、抗アレルギー、抗ストレス性潰瘍、胃液分泌抑制、腸内容輸送促進などです。小柴胡湯など柴胡をふくむ漢方薬は、気の異常を治す主役です。気の異常を認めた場合は、「補中益気湯」を使います。

「十全大補湯」は、「四物湯」の地黄、川芎、当帰、芍薬をふくむことが特徴です。「四物湯」は、気血水の血を治す主役です。血の異常を認めた場合は、「十全大補湯」を使います。

「人参養栄湯」は、遠志と五味子をふくむことが特徴です。五味子と黄耆を組み合わせると、気虚がさらに悪化した状態を改善します。五味子と人参を組み合わせると、気虚による呼吸器症状を改善します。

「人参養栄湯」は、「補中益気湯」「十全大補湯」よりも悪化した状態に使います。

出典：宋時代の12世紀初めに編纂された『和剤局方』

大防風湯（だいぼうふうとう）

「大防風湯」は「鶴膝風」に使います。「鶴膝風」は慢性に経過した関節の障害で痛みと浮腫があります。慢性膝関節炎、慢性関節リウマチ、痛風などに使います。「大防風湯」は、参耆剤の一つです。

「大防風湯」を選択するヒントは、慢性的な関節の痛みと浮腫です。疲れやすい、元気がない、食欲不振、顔色が悪い、頭がふらつく、皮膚につやがない、腰や膝に力がない、関節が腫れて痛み、麻痺、強直して屈伸できないなどの症状に使います。

変形性関節症、変形性脊椎症、肩関節周囲炎（五十肩）、脊髄炎、慢性関節リウマチ、痛風、神経炎、脳血管障害後遺症などの病気に使います。

出典：宋時代の12世紀半ばに著された『太平恵民和剤局方』

生薬の構成

黄耆（おうぎ）、地黄（じおう）、芍薬（しゃくやく）、蒼朮（そうじゅつ）、当帰（とうき）、杜仲（とちゅう）、防風（ぼうふう）または浜防風（はまぼうふう）、川芎（せんきゅう）、甘草（かんぞう）、羌活（きょうかつ）、牛膝（ごしつ）、大棗（たいそう）、人参（にんじん）、生姜（しょうきょう）または乾姜（かんきょう）、附子（ぶし）

症状

①慢性に経過した関節症状、閉経性関節症、変形性脊椎症など
②肩関節周囲炎、五十肩など
③慢性関節リウマチ、痛風、脳血管障害後遺症など

体の状態

太陰病（冷え、下痢など消化機能が低下）
肝（精神活動の安定、自律神経失調）
腎（泌尿器系の障害、生殖機能の異常）

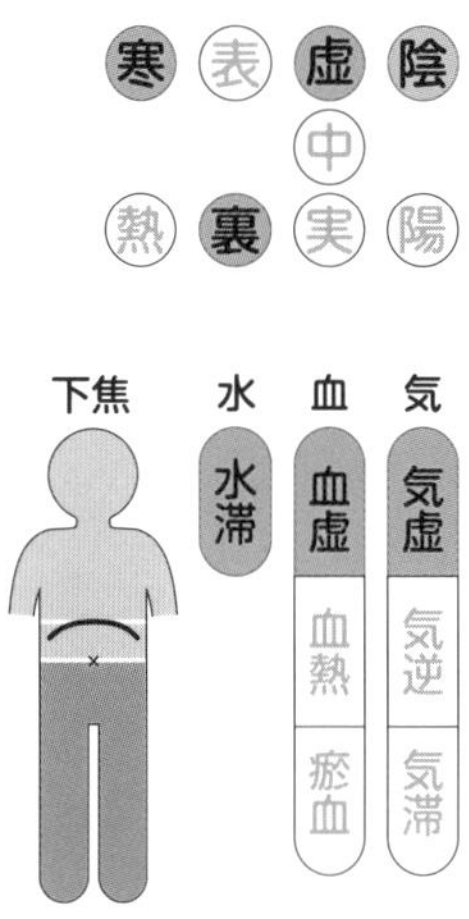

注意

地黄▼胃腸障害、下痢
当帰▼胃腸障害、腹痛
川芎▼胃腸障害、腹痛
甘草▼浮腫、血圧上昇
附子▼動悸、のぼせ、頭痛、悪心、舌のしびれ

薏苡仁湯

生薬の構成

薏苡仁、白朮または蒼朮、当帰、麻黄、桂皮、芍薬、甘草

「薏苡仁湯」は「鶴膝風」に使います。「鶴膝風」は、慢性に経過した関節の障害で痛みと浮腫があります。慢性膝関節炎、慢性関節リウマチ、痛風などに使います。麻黄と薏苡仁の組み合わせで、関節痛、筋肉痛に効果があります。

「薏苡仁湯」を選択するヒントは、関節の痛みです。「薏苡仁湯」は急性期から慢性期で浮腫がないときに使います。附子が使えないとき（口渇なし）は「薏苡仁湯」、附子が使えるとき（口渇あり）は「桂芍知母湯」を選択します。

関節や筋肉の疼痛、関節の腫脹、しびれ、関節や筋肉のこわばり、関節の運動軽度障害などに使います。これらは湿気や寒冷によって悪化します。関節痛、変形性関節症、腱鞘炎、筋肉痛、さまざまな原因による関節痛、関節リウマチ、筋炎などに使います。

出典：明代（1622年）の皇甫中著『明医指掌』

症状

①関節痛、関節炎、変形性関節炎、関節リウマチなど
②腱鞘炎、筋肉痛など

体の状態

少陽病（症状が体内へ、のどや胃に症状）

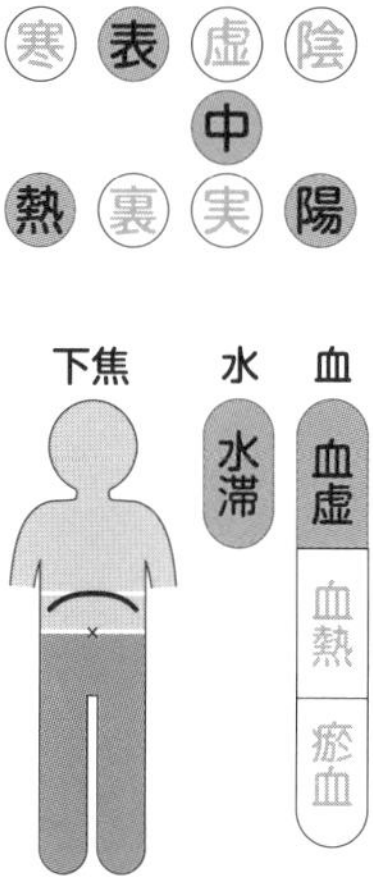

注意

当帰▼胃腸障害、腹痛
麻黄▼胃腸障害、のぼせ、発汗過多、興奮、不眠、動悸、頻尿、排尿障害、血圧上昇
桂皮▼アレルギー
甘草▼浮腫、血圧上昇

麻杏薏甘湯（まきょうよくかんとう）

生薬の構成
薏苡仁（よくいにん）、麻黄（まおう）、杏仁（きょうにん）、甘草（かんぞう）

「麻杏薏甘湯」は「麻黄湯」から桂枝を除き、薏苡仁を加えた薬です。「麻杏甘石湯」から石膏を除き、薏苡仁を加えた薬です。薏苡仁は、抗腫瘍、抗酸化、抗アレルギー、抗炎症などの作用があります。

漢方医学では、浮腫、関節痛、筋肉痛などに使います。麻黄と杏仁の組み合わせで、鎮咳作用があります。麻黄と薏苡仁の組み合わせで、関節痛、筋肉痛に効果があります。

「麻杏薏甘湯」を選択するヒントは、冷えを見つけることです。

筋肉痛、関節痛、変形性関節炎、関節リウマチ、イボ（疣贅（ゆうぜい））、脂漏性皮膚炎、進行性指掌角皮症、汗疱状白癬（かんぽうじょうはくせん）、汗疱（汗の出口の炎症）などに使います。

出典：後漢時代（3世紀初め）の『金匱要略』

症状

①関節痛、関節炎、変形性関節炎、関節リウマチなど整形外科疾患
②イボ、脂漏性皮膚炎、進行性指掌角皮症、汗疱状白癬、汗疱など皮膚疾患

体の状態

少陽病（症状が体内へ、のどや胃に症状）

陰　陽
虚　中　実
表　裏
寒　熱

水：水毒

下焦

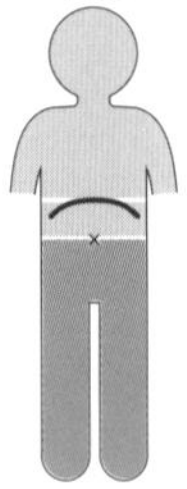

注意

麻黄▼胃腸障害、のぼせ、発汗過多、興奮、不眠、動悸、頻尿、排尿障害、血圧上昇
甘草▼浮腫、血圧上昇

半夏白朮天麻湯（はんげびゃくじゅつてんまとう）

「半夏白朮天麻湯」は参耆剤の一つです。天麻の薬理作用は抗痙攣などです。漢方医学では、鎮暈、鎮痙、止痒作用があり、めまい、頭痛、痙攣、てんかん、手足の拘縮、痒みなどに使います。

「半夏白朮天麻湯」を選択するヒントは、胃腸虚弱を見つけることです。適応症状は、食欲不振、元気がない、易疲労、胸腹部が張って苦しい、泥状から水様便、四肢の冷え、めまい、低血圧症の頭痛、胃腸虚弱者の高血圧で頭痛、頭がふらつく、頭が重くはる、頭冒感、目がくらむ、回転性のめまい発作で立っていられない、悪心、嘔吐、食後疲れて眠くなるなどです。

常習性頭痛・めまい、メニエール病、片頭痛、筋緊張性頭痛、頸肩腕症候群、自律神経失調症、胃炎、機能性ディスペプシア、慢性腸炎、過敏性腸症候群、慢性副鼻腔炎、慢性鼻炎、上顎洞化膿症、心身症、神経症、更年期障害、特発性浮腫、肩こり症などに使います。

出典：明清時代（1249年）の李東垣著『脾胃論』

症状

①めまい
②頭痛
③胃腸虚弱
④冷え症

体の状態

少陽病（症状が体内へ、のどや胃に症状）
脾（消化器系の異常）

陰	虚	表	寒
	中		
陽	実	裏	熱

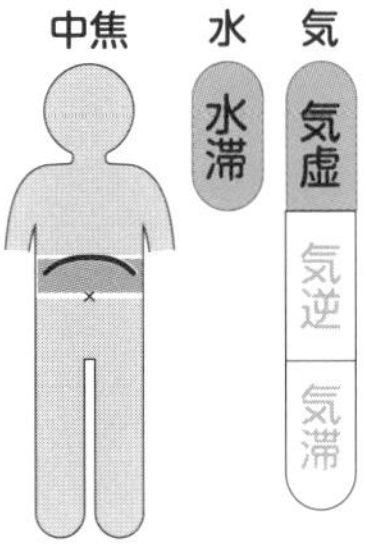

注意

なし

生薬の構成

陳皮（ちんぴ）、半夏（はんげ）、白朮（びゃくじゅつ）、蒼朮（そうじゅつ）、茯苓（ぶくりょう）、黄耆（おうぎ）、沢瀉（たくしゃ）、人参（にんじん）、黄柏（おうばく）、生姜（しょうきょう）、天麻（てんま）、麦芽（ばくが）、生姜（しょうきょう）または乾姜（かんきょう）、神菊（しんきく）

当帰湯（とうきとう）

生薬の構成

当帰（とうき）、半夏（はんげ）、桂皮（けいひ）、厚朴（こうぼく）、芍薬（しゃくやく）、人参（にんじん）、黄耆（おうぎ）、山椒（さんしょう）、甘草（かんぞう）、乾姜（かんきょう）

「当帰湯」には、「大建中湯」の人参、山椒、乾姜がふくまれています。さらに「当帰建中湯」の当帰、桂皮、芍薬、甘草がふくまれています。

「当帰湯」は、参耆剤の一つです。

「当帰湯」を選択するヒントは、冷えです。適応症状は、背中の寒冷、四肢の冷え、腹部膨満感、冷えると強くなる腹痛、心窩部痛、易疲労、元気がない、食欲不振、皮膚につやがない、四肢のしびれなどです。

胃潰瘍、狭心症、肋間神経痛、過敏性腸症候群、亜急性・慢性膵炎、慢性胃腸炎、胃・十二指腸潰瘍、胆石症、腸閉塞、イレウス、産前・産後の腹痛などに使います。

出典：唐の時代（652年）の孫思邈著『千金方』

症状

①腹痛
②冷え

体の状態

太陰病（冷え、下痢など消化機能が低下）
脾（消化器系の異常）

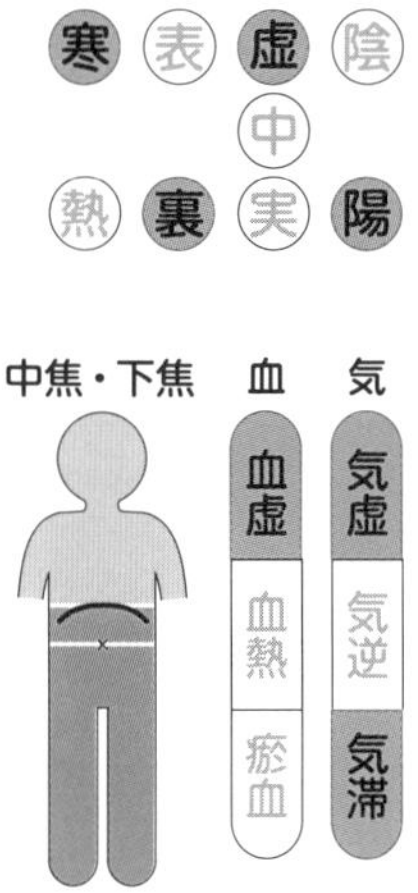

注意

当帰▼胃腸障害、腹痛
桂皮▼アレルギー
甘草▼浮腫、血圧上昇

加味帰脾湯（かみきひとう）

生薬の構成

黄耆（おうぎ）、柴胡（さいこ）、酸棗仁（さんそうにん）、白朮（びゃくじゅつ）または蒼朮（そうじゅつ）、人参（にんじん）、茯苓（ぶくりょう）、遠志（おんじ）、山梔子（さんしし）、大棗（たいそう）、当帰（とうき）、甘草（かんぞう）、生姜（しょうきょう）、木香（もっこう）、竜眼肉（りゅうがんにく）、牡丹皮（ぼたんぴ）

「帰脾」は、造血、精神不安、消化吸収を司る脾の機能を元に帰す、を意味します。

「帰脾湯」に柴胡、山梔子を加えた薬です。漢方医学では、柴胡は気を巡らせ、山梔子は熱を除く作用があります。精神的な不安定さや熱感を治します。

「加味帰脾湯」は、参耆剤の一つです。

「加味帰脾湯」を選択するヒントは、貧血と精神不安です。適応症状は、虚弱体質、顔色が悪い、貧血、易疲労、倦怠無力感、元気がない、息切れ、食欲不振、腹が張る、軟便・水様便、健忘、頭がふらつく、ボーッとする、めまい、動悸、中途覚醒、多夢、イライラ、のぼせ、ほてり、胸苦しいなどです。

腸出血、子宮出血、血尿、健忘症、不眠症、月経不順、血の道症、再生不良性貧血、白血病、特発性血小板減少性紫斑病、不眠症、健忘症、うつ状態、不安神経症、肝炎、肝硬変、胃・十二指腸潰瘍などに使います。

出典：明の時代の龔廷賢著『済生全書』

症状

①貧血による衰弱
②不眠症、健忘症、神経症など
③胃腸障害

体の状態

少陽病（症状が体内へ、のどや胃に症状）
脾（消化器系の異常）

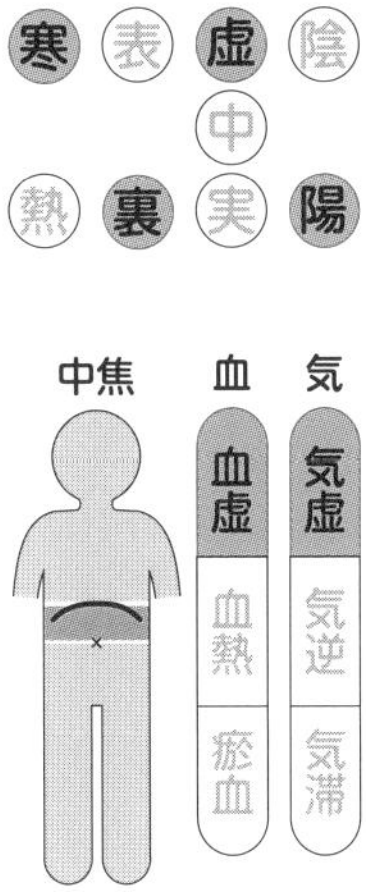

注意

当帰▼胃腸障害、腹痛
甘草▼浮腫、血圧上昇

帰脾湯（きひとう）

「帰脾」は、造血、精神不安、消化吸収を司る脾の機能を元に帰す、を意味します。

「帰脾湯」は参耆剤の一つです。

「帰脾湯」を選択するヒントは、貧血と冷えです。適応症状は、虚弱体質、血色が悪い、疲れやすい、倦怠無力感、元気がない、息切れ、食欲不振、腹が張る、軟便や水様便、健忘、頭がふらつく、ボーッとする、めまい感、動悸、眠りが浅い、多夢などです。

貧血、皮下出血、腸出血、子宮出血、不正性器出血、吐血、肛門出血、血尿、白血病、再生不良性貧血、特発性血小板減少性紫斑病などの出血による貧血と衰弱に使います。

不眠症、健忘症、神経衰弱、うつ状態、不安神経症などの脳神経の機能低下に使います。

月経不順、慢性胃炎、機能性ディスペプシア（消化不良）、胃下垂、胃潰瘍、肝炎、肝硬変などに使います。

出典：南宋の時代（1253年）の厳用和著『済生方』

生薬の構成

黄耆（おうぎ）、酸棗仁（さんそうにん）、人参（にんじん）、蒼朮（そうじゅつ）、茯苓（ぶくりょう）、遠志（おんじ）、大棗（たいそう）、当帰（とうき）、甘草（かんぞう）、生姜（しょうきょう）、木香（もっこう）、竜眼肉（りゅうがんにく）

症状

①貧血による衰弱
②不眠症、健忘症、神経症など
③胃腸障害

体の状態

太陰病（冷え、下痢など消化機能が低下）
脾（消化器系の異常）

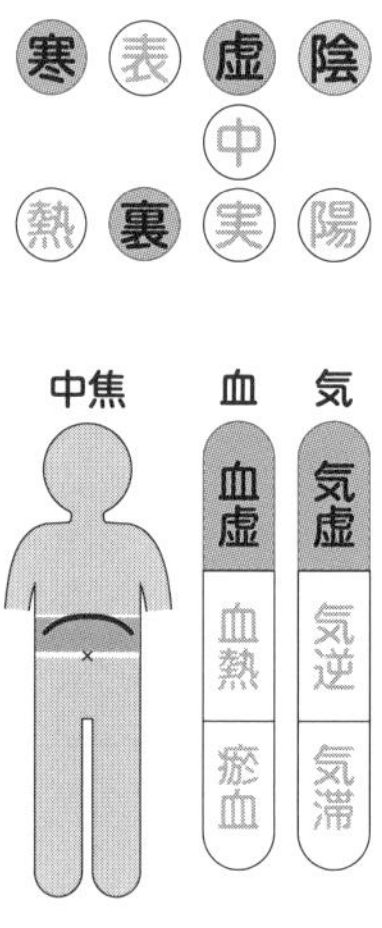

注意

当帰▼胃腸障害、腹痛
甘草▼浮腫、血圧上昇

清心蓮子飲（せいしんれんしいん）

生薬の構成
麦門冬（ばくもんどう）、茯苓（ぶくりょう）、黄芩（おうごん）、車前子（しゃぜんし）、人参（にんじん）、黄耆（おうぎ）、甘草（かんぞう）、蓮肉（れんにく）、地骨皮（じこっぴ）

「清心」とは心の熱を冷ます働きのことで、発熱による煩躁、脱水による顔面紅潮、イライラ、不眠、胸の暑苦しさ、口渇などの症状を改善するということです。蓮子はハスの子（種子）を意味します。

「清心蓮子飲」は、参耆剤の一つです。

「清心蓮子飲」を選択するヒントは、泌尿器疾患です。適応症状は、残尿感、頻尿、排尿痛、尿量減少、濃縮尿などです。

全身倦怠感、口渇、のどの渇き、イライラ、焦燥感、不眠、多夢、口内炎、胸苦しさ、動悸、手足のほてり、元気がない、易疲労、気力がない、食欲不振、不正性器出血などに使います。慢性尿道炎、膀胱炎、神経因性膀胱、慢性前立腺炎、前立腺肥大症、尿道狭窄症、尿路結石、慢性腎炎、ネフローゼ症候群、特発性腎出血、糖尿病などに使います。

「清心蓮子飲」は、長引く膀胱炎に使います。

出典：宋時代の12世紀半ばに著された『太平恵民和剤局方』

症状
①残尿感、頻尿、排尿痛、尿量減少、濃縮尿など
②口内炎、口渇など

体の状態
少陽病（症状が体内へ、のどや胃に症状）

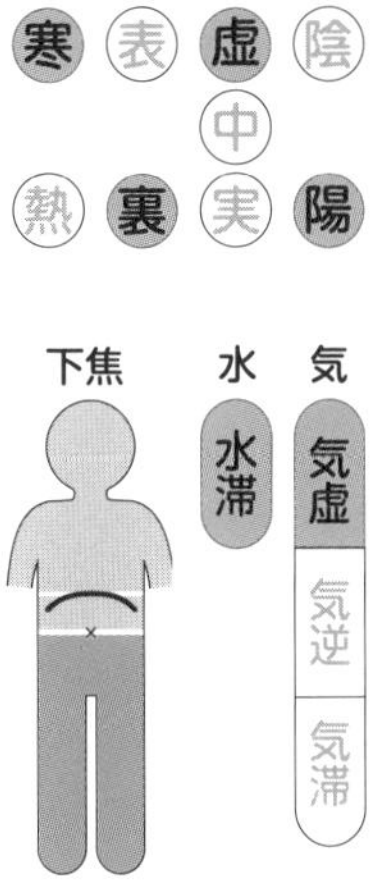

注意
黄芩▼息切れ、咳（せき）
甘草▼浮腫、血圧上昇

清暑益気湯（せいしょえっきとう）

「清暑益気湯」は参耆剤の一つです。

「清暑益気湯」を選択するヒントは、疲労感です。

夏バテに使われる漢方薬は、

①「四苓散」「五苓散」「胃苓湯」「柴苓湯」など水分のバランスを整えるもの。

②「補中益気湯」「清暑益気湯」など胃腸の調子を整えるもの。

「清暑益気湯」の適応症状は、暑気あたり、暑さによる食欲不振、下痢、全身倦怠、夏やせ、疲労感、無力感、息切れ、口渇、のどの渇き、尿量減少、発熱、腹痛などです。不定愁訴症候群、神経症、急・慢性肝炎、急・慢性胃腸炎などに使います。

出典：明の時代（1644年）の張三錫（さんしゃく）著『医学六要』

生薬の構成

蒼朮（そうじゅつ）、人参（にんじん）、麦門冬（ばくもんどう）、黄耆（おうぎ）、陳皮（ちんぴ）、当帰（とうき）、黄柏（おうばく）、甘草（かんぞう）、五味子（ごみし）

症状

①夏バテ

②胃炎、腸炎など

体の状態

少陽病（症状が体内へ、のどや胃に症状）

津液（しんえき）（体液のすべて）の不足

脾（消化器系の異常）

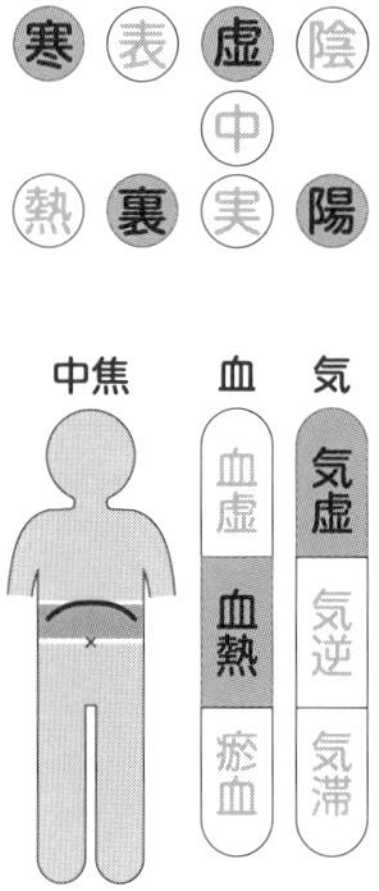

注意

当帰▼胃腸障害、腹痛

甘草▼浮腫、血圧上昇

釣藤散（ちょうとうさん）

生薬の構成

釣藤鈎（ちょうとうこう）、陳皮（ちんぴ）、半夏（はんげ）、麦門冬（ばくもんどう）、茯苓（ぶくりょう）、人参（にんじん）、菊花（きくか）、防風（ぼうふう）、石膏（せっこう）、甘草（かんぞう）、生姜（しょうきょう）

釣藤鈎は、抗痙攣、抗ウイルス、血管拡張、抗不整脈、鎮静などの作用があります。釣藤鈎をふくむ漢方薬は、「釣藤散」「七物降下湯」「抑肝散」「抑肝散加陳皮半夏」です。

「釣藤散」を選択するヒントは、朝の頭痛です。適応症状は、頭痛、頭重、のぼせ、怒りやすい、耳鳴り、肩こり、めまい、便秘、不眠、夜間尿、動悸、食欲不振などです。

高血圧の随伴症状（頭痛、耳鳴り、肩こりなど）、脳動脈硬化症、筋緊張性頭痛、片頭痛、脳血管障害後遺症、自律神経失調症、肩こり症、不眠症、神経症、うつ状態、めまい、メニエール病、更年期障害などに使います。

出典：12世紀の宋時代、許叔微著の『本事方』

症状

①頭痛
②高血圧の随伴症状（頭痛、耳鳴り、肩こりなど）

体の状態

少陽病（症状が体内へ、のどや胃に症状）
肝（精神活動の安定、自律神経失調）
脾（消化器系の異常）

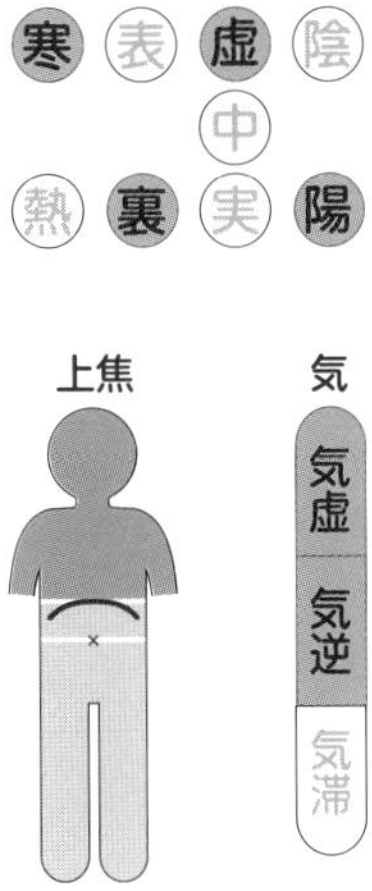

注意

石膏▼利尿作用過多
甘草▼浮腫、血圧上昇

七物降下湯（しちもつこうかとう）

生薬の構成
芍薬（しゃくやく）、当帰（とうき）、黄耆（おうぎ）、地黄（じおう）、川芎（せんきゅう）、釣藤鈎（ちょうとうこう）、黄柏（おうばく）

「七物降下湯」は、「四物湯」に釣藤鈎、黄耆、黄柏を加えた薬です。

「四物湯」は止血の目的で使用します。釣藤鈎は脳血管痙攣予防、黄耆は毛細血管拡張作用、黄柏は「四物湯」の地黄が胃にもたれるのを予防するためです。

「七物降下湯」を選択するヒントは、体質虚弱、胃腸の働きの弱い人です。適応症状は、のぼせ、肩こり、耳鳴り、頭重、筋緊張性頭痛などです。

高血圧症、脳動脈硬化症、片頭痛、自律神経失調症、肩こり症、慢性腎炎、神経症などに使います。

出典：大塚敬節医師（1900～1980年）自身が52歳のとき、高血圧症で眼底出血を発症した際に考えた日本の処方（本朝経験方）

症状
①高血圧
②腎機能障害

体の状態
少陽病（症状が体内へ、のどや胃に症状）

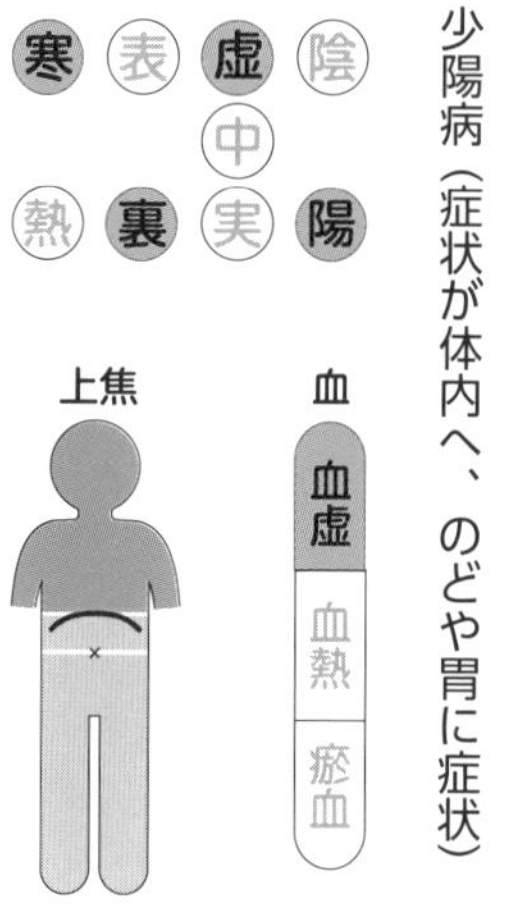

注意
当帰▼胃腸障害、腹痛
地黄▼胃腸障害、下痢
川芎▼胃腸障害、腹痛

抑肝散（よくかんさん）

生薬の構成
白朮（びゃくじゅつ）または蒼朮（そうじゅつ）、茯苓（ぶくりょう）、川芎（せんきゅう）、釣藤鈎（ちょうとうこう）、当帰（とうき）、柴胡（さいこ）、甘草（かんぞう）

「抑肝散」を選択するヒントは、精神症状です。適応症状は、体力がやや衰えた人、神経過敏、興奮しやすい、イライラ、怒りやすい、不眠、落ち着きがない、眼瞼や顔面の痙攣、手足の震え、夜の歯ぎしりなどです。

ひきつけ、神経症、癇癪（かんしゃく）、不眠症、小児の夜なき、小児疳（かん）症、神経症、うつ病、てんかん、脳血管障害後遺症、チック症、月経前症候群、更年期障害、術後せん妄、認知症の周辺症状などに使います。

不眠症に「抑肝散」「抑肝散加陳皮半夏」「酸棗仁湯」などを使います。「抑肝散」「抑肝散加陳皮半夏」は、神経伝達物質のセロトニン、グルタミン酸を調節して睡眠の質を改善します。「酸棗仁湯」は、神経伝達物質のGABAを増やして睡眠の質を改善します。

出典：明代（1550年）の薛己（せっき）著の『保嬰金鏡録』

症状
①不眠症
②精神症状

体の状態
少陽病（症状が体内へ、のどや胃に症状）
肝（精神活動の安定、自律神経失調）

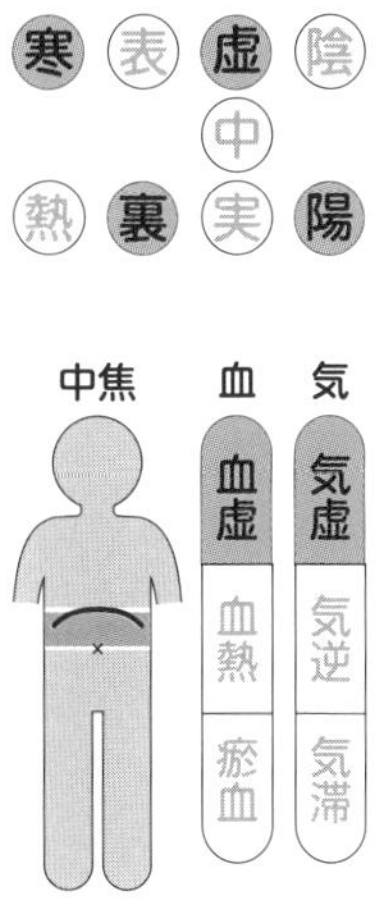

注意
当帰▼胃腸障害、腹痛
甘草▼浮腫、血圧上昇

抑肝散加陳皮半夏（よくかんさんかちんぴはんげ）

「抑肝散加陳皮半夏」は、「抑肝散」に陳皮、半夏を加えた薬です。「抑肝散」より体力が衰え、症状が慢性化していたり、甘草による副作用がある場合に使います。

「抑肝散加陳皮半夏」を選択するヒントは、精神症状です。体力がやや衰えた人、神経過敏、興奮しやすい、イライラ、怒りやすい、不眠、落ち着きがない、眼瞼や顔面の痙攣、手足の震え、夜の歯ぎしりなどの症状に使います。

ひきつけ、神経症、癇癪、不眠症、小児の夜なき、小児疳（かん）症、神経症、うつ病、てんかん、脳血管障害後遺症、チック症、月経前症候群、更年期障害、術後せん妄、認知症の周辺症状などに使います。

「抑肝散」「抑肝散加陳皮半夏」は神経伝達物質のセロトニン、グルタミン酸を調節し、「酸棗仁湯」は、GABAを増やして睡眠の質を改善します。

出典：江戸時代の北山友松子による日本近世の処方（本朝経験方）

生薬の構成

白朮（びゃくじゅつ）または蒼朮（そうじゅつ）、茯苓（ぶくりょう）、川芎（せんきゅう）、釣藤鈎（ちょうとうこう）、当帰（とうき）、柴胡（さいこ）、甘草（かんぞう）、陳皮（ちんぴ）、半夏（はんげ）

症状

①不眠症
②精神症状

体の状態

少陽病（症状が体内へ、のどや胃に症状）
肝（精神活動の安定、自律神経失調）

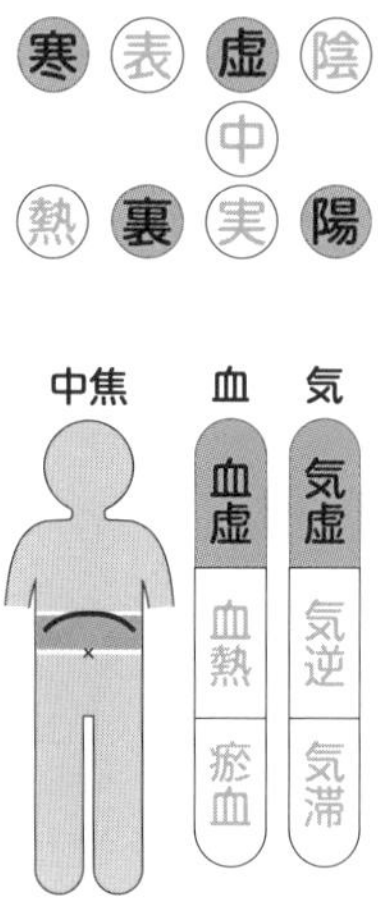

注意

当帰▼胃腸障害、腹痛
甘草▼浮腫、血圧上昇

酸棗仁湯（さんそうにんとう）

生薬の構成
酸棗仁（さんそうにん）、茯苓（ぶくりょう）、川芎（せんきゅう）、知母（ちも）、甘草（かんぞう）

酸棗仁は、クロウメモドキ科サネブトナツメの種子です。鎮静、鎮痛、血圧上昇などの作用があります。漢方医学では、神経強壮、鎮静、催眠などの作用があります。

「酸棗仁湯」を選択するヒントは、慢性疲労です。疲れていても眠れない、不眠症、中途覚醒、多夢、嗜眠、神経衰弱、健忘症、驚きやすい、めまい、神経症、精神不安、神経過敏、自律神経失調症などに使います。

不眠症には「酸棗仁湯」「抑肝散」「抑肝散加陳皮半夏」などを使います。

「酸棗仁湯」は、神経伝達物質のGABAを増やして睡眠の質を改善します。「抑肝散」「抑肝散加陳皮半夏」は、同じく神経伝達物質のセロトニン、グルタミン酸を調節して睡眠の質を改善します。

出典：後漢時代（3世紀初め）の『金匱要略』

症状
①不眠症
②疲労

体の状態
太陰病（冷え、下痢など消化機能が低下）
心（循環器系の障害、血流の異常）

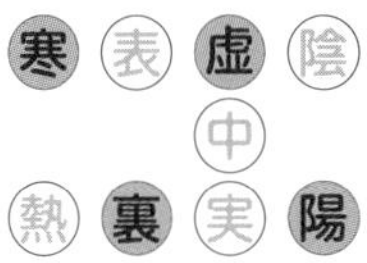

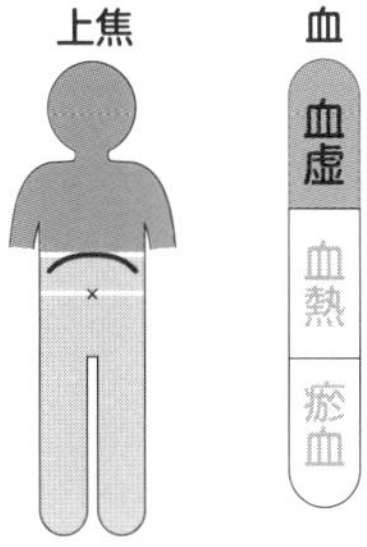

注意
川芎▼胃腸障害、腹痛
甘草▼浮腫、血圧上昇

甘麦大棗湯（かんばくたいそうとう）

生薬の構成

大棗（たいそう）、甘草（かんぞう）、小麦（しょうばく）

　甘みのある生薬には、大棗、甘草、小麦、膠飴などがあります。甘みの生薬は、急に起こる症状を緩和する作用があります。

　大棗は、鎮静、抗潰瘍、抗アレルギーなどの作用があります。大棗は、六病位の太陽病，少陽病の病態（急性期から亜急性期）に使われ、のぼせ（気血水の血が逆流する状態）を改善する作用があります。甘草は、中枢神経抑制、抗潰瘍、抗アレルギー、副腎皮質ホルモン様作用、肝障害改善などの作用があります。

　「甘麦大棗湯」を選択するヒントは、精神的負担があるときに使います。神経過敏、驚きやすい、不安感、悲哀感、うつ状態、夜泣き、ひきつけ、意識喪失、中途覚醒、頭がボーッとする、食が細い、あくびがよくでるなどに使います。

出典：後漢時代（3世紀初め）の『金匱要略』

症状

①不安神経症、パニック発作、うつ病、てんかんなど
②不眠症

体の状態

少陽病（症状が体内へ、のどや胃に症状）
心（循環器系の障害、血流の異常）
脾（消化器系の異常）

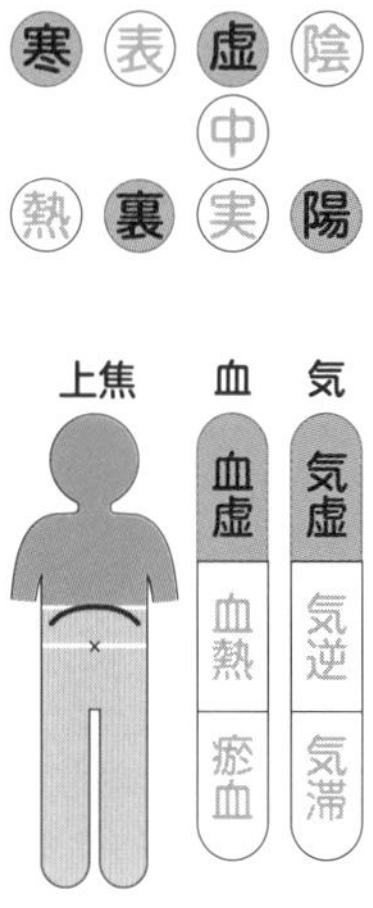

注意

甘草▼浮腫、血圧上昇

炙甘草湯（しゃかんぞうとう）

生薬の構成

地黄（じおう）、麦門冬（ばくもんどう）、桂皮（けいひ）、大棗（たいそう）、人参（にんじん）、麻子仁（ましにん）、生姜（しょうきょう）、炙甘草（しゃかんぞう）、阿膠（あきょう）

「炙甘草湯」を選択するヒントは、動悸です。舌が赤色で、表面がつるつるに乾燥しています。

適応症状は、息切れ、口乾、皮膚の乾燥、易疲労感、手足のほてり（春夏に悪化）、咳、便秘、体力低下、易疲労などです。

発作性頻拍、心臓神経症（検査で異常がないのに胸痛、動悸などの症状がある）、不整脈、肺気腫、気管支喘息、慢性気管支炎、気管支拡張症、甲状腺機能亢進症などに使います。

不整脈の治療に使う漢方薬は、「炙甘草湯」「木防已湯」などです。

出典：江戸時代末期の医師で世界で初めて全身麻酔で乳がんの手術をした華岡清州の日本近世の処方（本朝経験方）

症状

①不整脈など
②易疲労など

体の状態

少陽病（症状が体内へ、のどや胃に症状）
心（循環器系の障害、血流の異常）

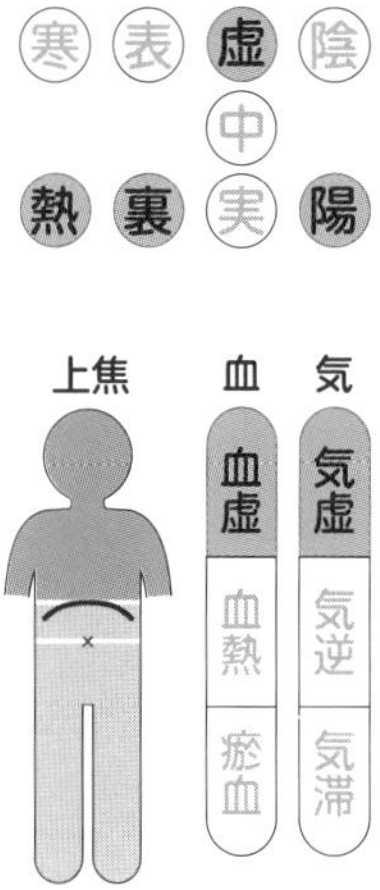

注意

地黄▼胃腸障害、下痢
桂皮▼アレルギー
炙甘草▼浮腫、血圧上昇

三黄瀉心湯（さんおうしゃしんとう）

「三黄瀉心湯」は「黄連解毒湯」の黄柏、山梔子を除き、大黄を加えた薬です。黄芩、黄連をふくむので、瀉心湯類です。瀉心湯類は、みぞおちが詰まっているような症状を改善するときに使います。

大黄の薬理作用は、瀉下、抗菌、向精神、抗炎症などです。漢方医学では、通便、清熱、駆瘀血などの作用があります。

「三黄瀉心湯」を選択するヒントは、のぼせと便秘です。適応症状は、赤ら顔、興奮しやすい、驚きやすい、焦燥感、イライラ、不安、不眠、めまい、耳鳴り、肩こり、頭重、頭痛などです。

高血圧症、吐血、喀血、歯齦出血、鼻血、耳出血、結膜出血、眼底出血、脳底出血、子宮出血、月経代償性出血、皮下出血、痔出血、外傷性出血、腸出血、血尿、胃潰瘍、胃炎、更年期障害、じんま疹、皮膚掻痒（そうよう）症、熱傷（やけど）などに使います。

出典：後漢時代（3世紀初め）の『金匱要略』

生薬の構成

黄芩（おうごん）、黄連（おうれん）、大黄（だいおう）

症状

①高血圧
②出血
③便秘症

体の状態

少陽病（症状が体内へ、のどや胃に症状）
肝（精神活動の安定、自律神経失調）
脾（消化器系の異常）

陰 **陽**
虚 中 **実**
表 **裏**
寒 **熱**

気：気虚 **気逆** 気滞
血：血虚 **血熱** 瘀血

中焦
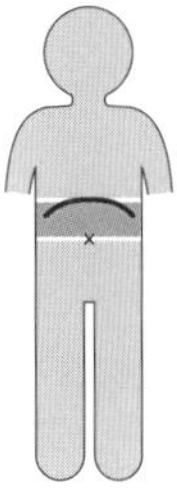

注意

黄芩▼息切れ、咳（せき）
大黄▼腹痛、下痢

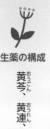

当帰芍薬散（とうきしゃくやくさん）

生薬の構成
芍薬（しゃくやく）、白朮（びゃくじゅつ）または蒼朮（そうじゅつ）、沢瀉（たくしゃ）、茯苓（ぶくりょう）、川芎（せんきゅう）、当帰（とうき）

「当帰芍薬散」は、婦人科領域で使われる三大処方の一つです。「四物湯」の川芎、当帰、「五苓散」の白朮または蒼朮、沢瀉、茯苓がふくまれています。「四物湯」は血の異常に使います。「五苓散」は水の異常に使います。

「当帰芍薬散」を選択するヒントは、冷えと浮腫です。寒冷刺激で悪化する頭重、頭痛、頭がボーッとする、めまい、肩こり、貧血、倦怠感、動悸、耳鳴り、下腹部痛、腰痛、むくみ、腰の冷え、四肢の冷え、皮膚につやがないなどの症状に使います。

便通は下痢傾向です。月経不順、月経困難、月経痛、月経前症候群、不妊症、更年期障害、慢性腎炎、妊娠中の諸病（浮腫、習慣性流産、痔疾患、腹痛）、半身不随、心臓弁膜症、下痢、嗅覚障害、認知症などに使います。

出典：後漢時代（3世紀初め）の『金匱要略』

症状

①女性ホルモンに関係する疾患
②冷え症
③嗅覚障害

体の状態

太陰病（冷え、下痢など消化機能が低下）
脾（消化器系の異常）

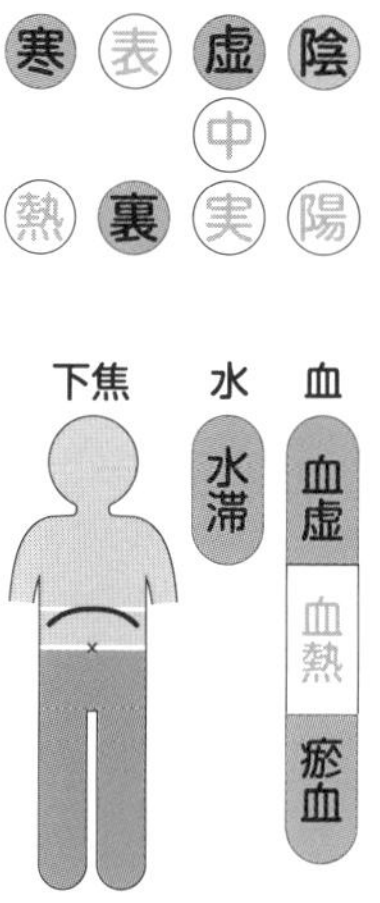

注意

当帰▼胃腸障害、腹痛
川芎▼胃腸障害、腹痛

当帰芍薬散加附子

生薬の構成
芍薬、白朮または蒼朮、沢瀉、茯苓、川芎、当帰、附子

「当帰芍薬散加附子」は、「当帰芍薬散」に附子を加えた薬です。

附子は、鎮痛、鎮静、抗炎症、体温上昇、血管弛緩などの作用があります。「当帰芍薬散」が適応となる症状と病気に使います。

「当帰芍薬散加附子」を選択するヒントは、冷えです。「当帰芍薬散」を使う症状で冷えが強く、下痢傾向に使います。冷えが強い場合は、附子を増量して使います。

出典：14代将軍徳川家茂の侍医であった尾台榕堂が著した『類聚方広義』

症状

①女性ホルモンに関係する疾患
②冷え症
③嗅覚障害

体の状態

太陰病（冷え、下痢など消化機能が低下）
脾（消化器系の異常）

陰　陽
虚　中　実
表　裏
寒　熱

血：血虚　血熱　瘀血
水：水滞
下焦

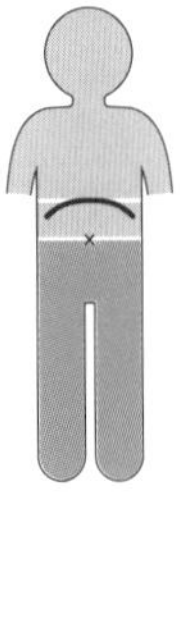

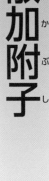

注意

当帰▼胃腸障害、腹痛
川芎▼胃腸障害、腹痛
附子▼動悸、のぼせ、頭痛、悪心、舌のしびれ

加味逍遙散（かみしょうようさん）

「加味逍遥散」は、婦人科領域で使われる三大処方の一つです。「逍遥散」に牡丹皮、山梔子を加えた薬です。

「加味逍遙散」を選択するヒントは、肩こり、疲労、精神神経症状などです。「加味逍遥散」と「女神散」は、女性の精神神経症状に使います。「加味逍遥散」は怒り、イライラなど気が立っている場合、「女神散」は精神的に弱く鬱々としている場合に使います。

　頭痛、憂うつ感、イライラ、怒りっぽい、頭がふらつく、頭がボーッとする、のぼせ感、目の疲れ、四肢のしびれ、皮膚につやがない、動悸、眠りが浅い、多夢、食欲がない、疲れやすい、倦怠感、浮腫、腹痛、冷え症、虚弱などの症状に使います。便通は、便秘傾向で、下痢と便秘を繰り返すこともあります。月経不順、月経困難、月経前症候群、更年期障害、不妊症などに使います。

出典：宋時代の12世紀初めに編纂された『和剤局方』

生薬の構成

柴胡（さいこ）、芍薬（しゃくやく）、白朮（びゃくじゅつ）または蒼朮（そうじゅつ）、当帰（とうき）、茯苓（ぶくりょう）、山梔子（さんしし）、牡丹皮（ぼたんぴ）、甘草（かんぞう）、生姜（しょうきょう）、薄荷（はっか）

症状

①女性ホルモンに関係する疾患
②冷え症
③精神神経症状

体の状態

少陽病（症状が体内へ、のどや胃に症状）
肝（精神活動の安定、自律神経失調）
脾（消化器系の異常）

陰　陽
虚　中　実
表　裏
寒　熱

気：気虚　気逆　気滞
血：血虚　血熱　瘀血
水：水滞

下焦

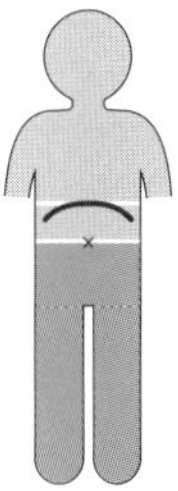

注意

当帰▼胃腸障害、腹痛
山梔子▼腸間膜動脈硬化症

女神散（にょしんさん）

生薬の構成

当帰、川芎、蒼朮、香附子、人参、桂皮、黄芩、檳榔子、黄連、木香、丁子、甘草

症状

① 女性ホルモンに関係する疾患
② 精神神経症状

体の状態

少陽病（症状が体内へ、のどや胃に症状）
心（循環器系の障害、血流の異常）

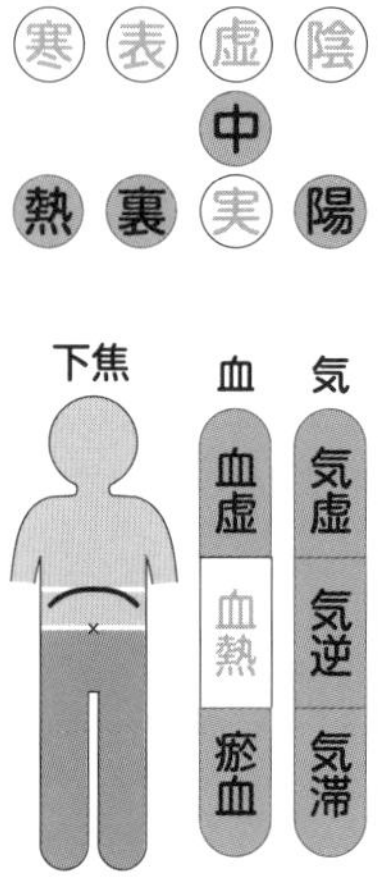

注意

当帰▼胃腸障害、腹痛
川芎▼胃腸障害、腹痛
桂皮▼アレルギー
黄芩▼息切れ、咳（せき）
甘草▼浮腫、血圧上昇

「女神散」は、黄芩、黄連をふくむので「黄連解毒湯」「三黄瀉心湯」に似ています。のぼせ、興奮、不眠、出血など血熱を治します。当帰、川芎をふくむので、「四物湯」「当帰芍薬散」に似ています。瘀血を治します。

「女神散」を選択するヒントは、のぼせとめまいです。不安、動悸、不眠、頭痛、耳鳴、肩こりなどの症状に使います。

「女神散」と「加味逍遙散」は、女性の精神神経症状に使います。「女神散」は、精神的に弱く鬱々としているときに使います。「加味逍遙散」は、怒り、イライラなど気が立っているときに使います。

また、産前産後の神経症、月経不順、更年期障害、卵巣機能不全、卵巣切除後症候群、心身症、自律神経失調症などにも使います。

出典：幕末・明治期の漢方医・浅田宗伯の日本近世の処方（本朝経験方）

九味檳榔湯（くみびんろうとう）

生薬の構成

檳榔子（びんろうじ）、厚朴（こうぼく）、桂皮（けいひ）、橘皮（きっぴ）、蘇葉（そよう）、甘草（かんぞう）、大黄（だいおう）、木香（もっこう）、生姜（しょうきょう）

「九味檳榔湯」を選択するヒントは、疲労と浮腫を見つけることです。檳榔子の薬理作用は、副交感神経興奮、中枢興奮、平滑筋収縮、唾液分泌促進、条虫駆除などがあり、漢方医学では、健胃剤として腹部膨満感、腹痛などに使います。

檳榔子をふくむ漢方薬は、「九味檳榔湯」「女神散」です。「九味檳榔湯」は、速脈、動悸、息切れ、筋肉のこわばり、肩こり、筋肉痛、易疲労、腓腹筋の握痛、筋痙攣、疲労倦怠感、浮腫、四肢の冷え、皮膚知覚異常、頭痛、不眠、便秘傾向などの症状に使います。更年期障害、胃腸炎、関節炎などにも使います。

出典：浅田宗伯が1878年に著した『勿誤薬室方函口訣』

症状

①疲労倦怠
②更年期障害
③下半身の浮腫

体の状態

太陰病（冷え、下痢など消化機能が低下）

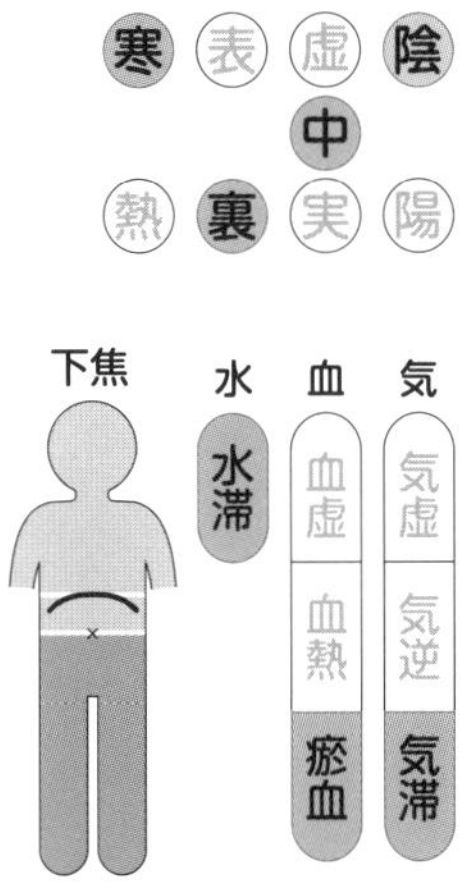

注意

甘草▼浮腫、血圧上昇
大黄▼腹痛、下痢
蘇葉▼アレルギー

桂枝茯苓丸（けいしぶくりょうがん）

生薬の構成
桂皮（けいひ）、芍薬（しゃくやく）、桃仁（とうにん）、茯苓（ぶくりょう）、牡丹皮（ぼたんぴ）

婦人科領域で使われる三大処方の一つです。「桃核承気湯」の桃仁、牡丹皮に桂皮、芍薬、茯苓を加えた薬です。

「桂枝茯苓丸」を選択するヒントは、しっかりした体格、赤ら顔、腹部充実などです。

下腹部（とくに左側に圧痛がある）、のぼせて足冷え、めまい、頭重、肩こりなどの症状に使います。

便通は、便秘傾向です。月経不順、月経困難、月経痛、月経前症候群、更年期障害、不妊症、子宮内膜炎、子宮付属器炎、性器出血、睾丸炎、痔疾患、下肢静脈瘤、打撲、皮下出血、外科手術後などに使います。

出典：後漢時代（3世紀初め）の『金匱要略』

症状

①女性ホルモンに関係する疾患
②冷え症
③打撲傷
④肛門疾患

体の状態

少陽病（症状が体内へ、のどや胃に症状）

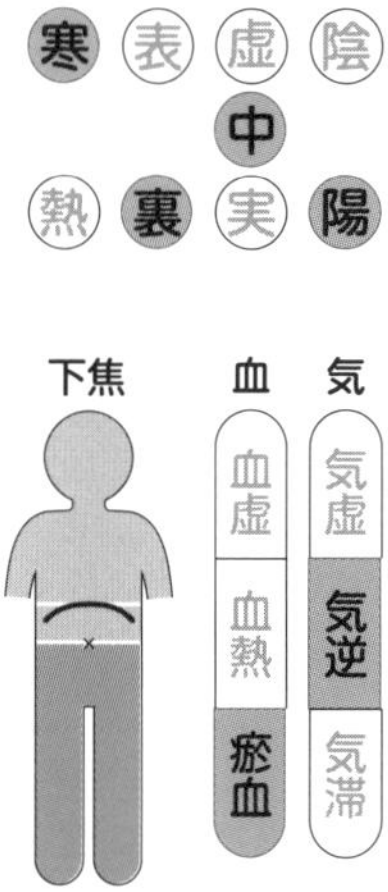

注意

桂皮▼アレルギー

桂枝茯苓丸加薏苡仁（けいしぶくりょうがんかよくいにん）

生薬の構成

薏苡仁（よくいにん）、桂皮（けいひ）、芍薬（しゃくやく）、桃仁（とうにん）、茯苓（ぶくりょう）、牡丹皮（ぼたんぴ）

「桂枝茯苓丸加薏苡仁」は、「桂枝茯苓丸」に薏苡仁を加えた薬です。「桂枝茯苓丸」よりも桂皮、芍薬、桃仁、茯苓、牡丹皮の量が多くふくまれています。

薏苡仁は、皮膚科領域では、イボ（ウイルス性疣贅（ゆうぜい））、肝斑、にきび、化膿症、肌荒れなどに使います。婦人科領域では、子宮筋腫、卵巣嚢腫などに使います。薏苡仁は、抗腫瘍、抗酸化、抗アレルギー、抗炎症、利尿、抗糖尿病、抗肥満、高脂血症抑制、筋弛緩、排卵促進、骨粗鬆症抑制などの作用があります。漢方医学では、浮腫、関節痛、筋肉痛などに使います。

「桂枝茯苓丸加薏苡仁」を選択するヒントは、女性ホルモンに関連する症状と皮膚症状です。にきび、しみ、イボ（疣贅）、肝斑、肌荒れ、月経不順、月経困難、月経痛、月経前症候群、更年期障害、不妊症、子宮筋腫、子宮内膜炎、子宮付属器炎、性器出血、睾丸炎、肛門疾患、下肢静脈瘤などに使います。

出典：日本近世の処方（本朝経験方）

症状

①女性ホルモンに関係する疾患
②冷え症
③皮膚疾患

体の状態

少陽病（症状が体内へ、のどや胃に症状）

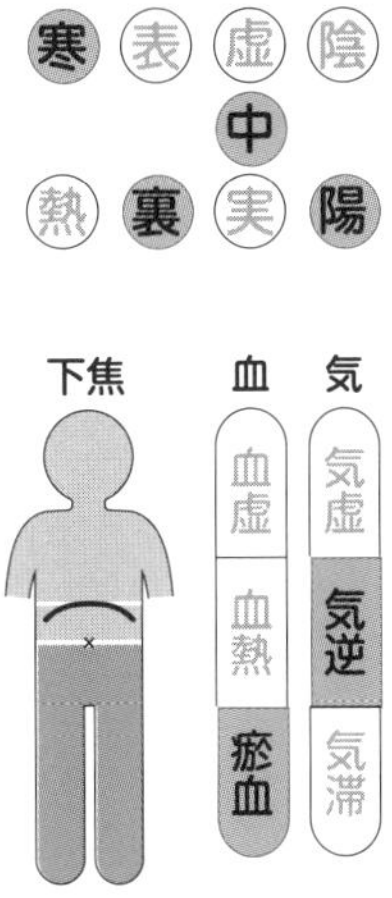

注意

桂皮▼アレルギー

皮膚・婦人科疾患に有効、抗腫瘍効果も

薏苡仁（よくいにん）

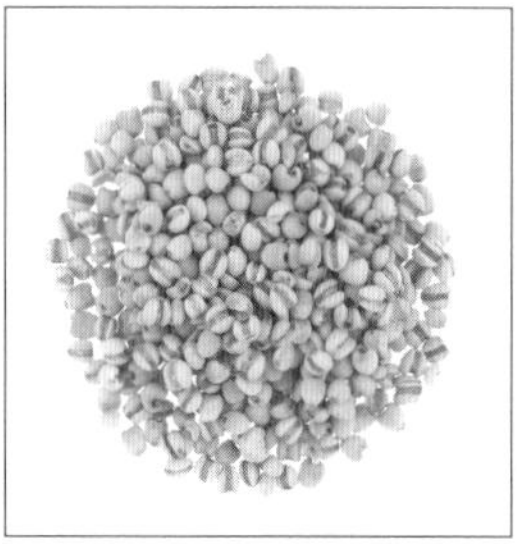

薏苡仁の原料となるハトムギの種子

「薏苡仁」は、イネ科ジュズダマ属の一年生草本ハトムギの種を精白したものです。

薏苡仁には、抗腫瘍、抗酸化、抗アレルギー、抗炎症、利尿、抗糖尿病、抗肥満、高脂血症抑制、筋弛緩、排卵促進、骨粗鬆症抑制などの作用があります。

薏苡仁をふくむ漢方薬には、「薏苡仁湯」「麻杏薏甘湯」「桂枝茯苓丸加薏苡仁」があります。

漢方医学では、浮腫、関節痛、筋肉痛などに使います。→「薏苡仁湯」「麻杏薏甘湯」

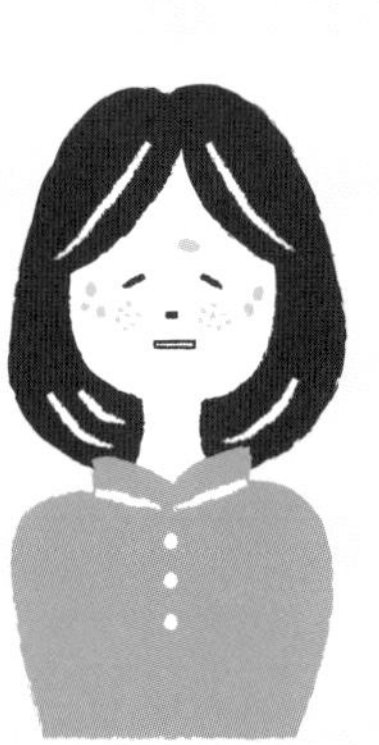

イボやしみなどの皮膚疾患の改善に効果的

皮膚科領域では、イボ（ウイルス性疣贅）、肝斑（両頬にできる薄茶色のシミ）、にきび、化膿症、イボ取り、肌荒れなどに使います。→「桂枝茯苓丸加薏苡仁」「麻杏薏甘湯」

婦人科領域では、女性ホルモンに関係する疾患（月経不順、更年期障害、不妊症など）のほか、子宮筋腫、卵巣嚢腫などに使います。→「桂枝茯苓丸加薏苡仁」

皮膚疾患や婦人科疾患だけでなく、抗腫瘍作用により腫瘍性病変にも使われます。

温経湯（うんけいとう）

生薬の構成
麦門冬、半夏、当帰、甘草、桂皮、芍薬、川芎、人参、牡丹皮、呉茱萸、生姜、阿膠

「温経」とは、血管を温めて血の巡りをよくすることです。「荊芥連翹湯」から地黄、艾葉を除き、麦門冬、半夏、桂皮、人参、牡丹皮、呉茱萸、生姜、阿膠を加えた薬です。

「温経湯」を選択するヒントは、手掌・足の裏のほてり、唇の乾燥、下腹部痛です。冷え症、足腰の冷え、しもやけなどの症状に使います。

月経不順、月経困難、帯下（おりもの）、卵巣機能不全、性器出血、習慣性流産・早産、不妊症、更年期障害、子宮内膜症、不眠、神経症、湿疹、進行性指掌角皮症、湿疹、皮膚掻痒症、アトピー性皮膚炎、口唇炎、不眠症、腰痛、レイノー病、冷え症などに使います。

出典：後漢時代（3世紀初め）の『金匱要略』

症状

①女性ホルモンに関係する疾患
②冷え症
③皮膚疾患

体の状態

太陰病（冷え、下痢など消化機能が低下）

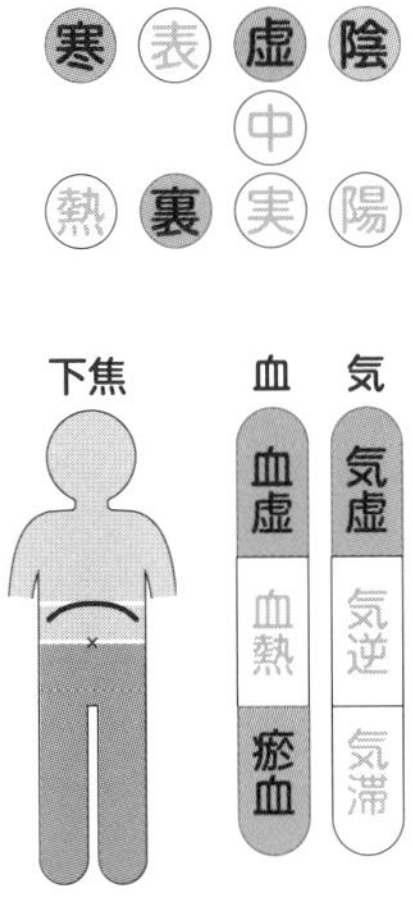

注意

当帰▼胃腸障害、腹痛
甘草▼浮腫、血圧上昇
川芎▼胃腸障害、腹痛

当帰四逆加呉茱萸生姜湯（とうきしぎゃくかごしゅゆしょうきょうとう）

生薬の構成
大棗（たいそう）、桂皮（けいひ）、芍薬（しゃくやく）、当帰（とうき）、木通（もくつう）、甘草（かんぞう）、呉茱萸（ごしゅゆ）、細辛（さいしん）、生姜（しょうきょう）

症状
①冷え症
②慢性の下腹部痛
③腹部・腰部の外科手術後など

体の状態
少陽病（症状が体内へ、のどや胃に症状）

陰　陽
虚　中　実
表　裏
寒　熱

気	血
気虚	**血虚**
気逆	血熱
気滞	瘀血

下焦

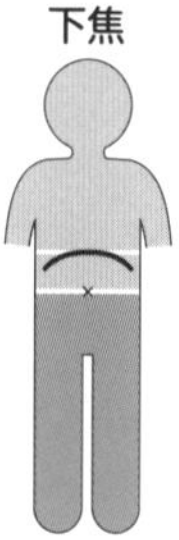

注意
当帰▼胃腸障害、腹痛
甘草▼浮腫、血圧上昇

「四逆」とは、四廻のことで、手足末端を意味します。

「当帰四逆加呉茱萸生姜湯」を選択するヒントは、①手足の冷感、②慢性の下腹部痛、③腹部・腰部の外科手術後、④女性です。

冷えに伴う下痢、頭痛、頻尿、悪心、月経異常、頭痛、下腹部痛、腰痛、下腹部痛、開腹術後の腹痛、坐骨神経痛、帯状疱疹後神経痛、冷え症、レイノー病、バージャー病、下肢静脈瘤、しもやけ、月経困難症、骨盤うっ血症候群、骨盤腹膜炎、前立腺炎、前立腺肥大症などを治します。

手足の冷えに、末梢循環改善のため当帰をふくむ駆瘀血薬として、「当帰四逆加呉茱萸生姜湯」「当帰芍薬散」などが使われます。気のエネルギー不足を改善するため「人参湯」をふくむ「附子理中湯」「十全大補湯」「大建中湯」などが使われます。

出典：後漢時代（3世紀初め）の『傷寒論』

呉茱萸湯（ごしゅゆとう）

生薬の構成

大棗（たいそう）、呉茱萸（ごしゅゆ）、人参（にんじん）、生姜（しょうきょう）

　呉茱萸は、血圧上昇、呼吸促進、血流促進、鎮痛、体温上昇、陣痛促進、止血、アドレナリン様の作用、強心などの作用があります。漢方医学では、健胃、鎮痛、鎮吐、利尿などの作用があります。

「呉茱萸湯」を選択するヒントは、頭痛です。「呉茱萸湯」が適応の頭痛は、口渇がなく、胃液や胆汁など消化液や胃内容物を嘔吐する症状があります。「五苓散」が適応の頭痛は、口渇があり、水分を大量に嘔吐する症状があります。「呉茱萸湯」は、冷え、頭痛、神経痛、腹痛、月経痛、首・肩のこり、しゃっくり、胃痛、悪心、嘔吐、倦怠感、新陳代謝の低下による消化器症状、循環器症状、呼吸器症状などに使います。

　習慣性偏頭痛、習慣性頭痛、片頭痛、筋緊張性頭痛、急・慢性胃腸炎、頸肩腕症候群、肩こり症などに使います。

出典：後漢時代（3世紀初め）の『傷寒論』『金匱要略』

症状

①頭痛
②しゃっくり

体の状態

太陰病（冷え、下痢など消化機能が低下）
脾（消化器系の異常）

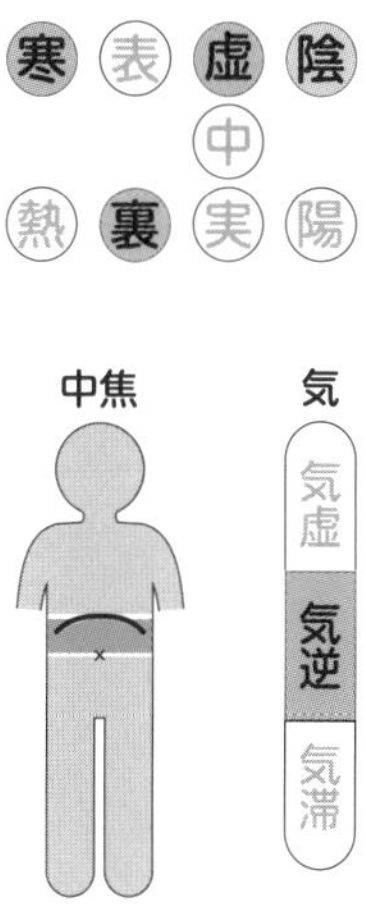

注意

なし

芎帰膠艾湯（きゅうききょうがいとう）

生薬の構成
地黄（じおう）、芍薬（しゃくやく）、川芎（せんきゅう）、当帰（とうき）、甘草（かんぞう）、艾葉（がいよう）、阿膠（あきょう）

「四物湯」に甘草、艾葉（ヨモギ）、阿膠を加えると「芎帰膠艾湯」になります。甘草は、鎮咳、鎮痛、鎮痙、抗炎症などの作用があります。艾葉は、呼吸促進、血圧降下、毛細血管透過性抑制などの作用があります。阿膠は、血液凝固促進作用などがあります。「四物湯」が適応となる症状と病気に使います。

「芎帰膠艾湯」を選択するヒントは、貧血と出血など「血虚」を見つけることです。

「血虚」の症状は、顔色が悪い、皮膚につやがない、目が疲れる、しびれ感、筋肉の引きつり、頭がボーッとするなどです。

婦人科疾患では、性器出血が持続する、流産、早産後の出血、妊娠中の腹痛などに使います。

出典：後漢時代（3世紀初め）の『金匱要略』

症状

①貧血
②痔出血、消化管出血、外傷性内出血、貧血症、性器出血、過多月経、子宮内膜症、流・早産後の出血、腎・尿路出血など
③流産予防、流産後の愁訴など

体の状態

太陰病（冷え、下痢など消化機能が低下）

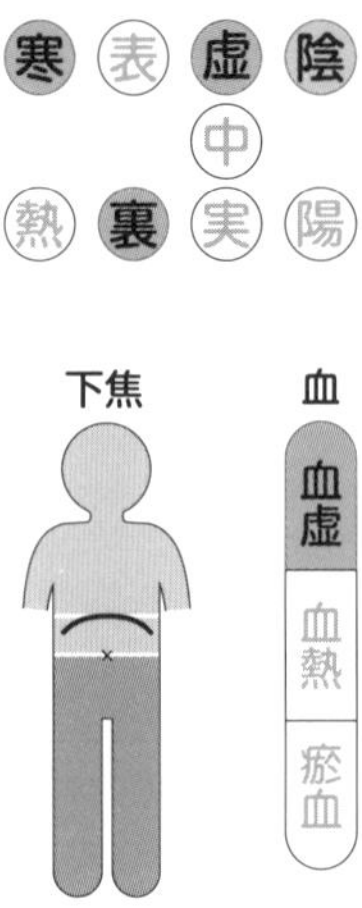

注意

地黄▼胃腸障害、下痢
当帰▼胃腸障害、腹痛
川芎▼胃腸障害、腹痛
甘草▼浮腫、血圧上昇

芎帰調血飲（きゅうきちょうけついん）

生薬の構成

当帰（とうき）、地黄（じおう）、川芎（せんきゅう）、白朮（びゃくじゅつ）または蒼朮（そうじゅつ）、茯苓（ぶくりょう）、陳皮（ちんぴ）、烏薬（うやく）、大棗（たいそう）、香附子（こうぶし）、甘草（かんぞう）、牡丹皮（ぼたんぴ）、益母草（やくもそう）、乾姜（かんきょう）、生姜（しょうきょう）

「芎帰調血飲」は、「四君子湯」と「四物湯」を合わせた「八珍湯」から人参、芍薬を除き、陳皮、烏薬、香附子、乾姜、益母草、牡丹皮を加えた薬です。「八珍湯」は、気と血が虚のときに使います。

「気虚」の症状は、体がだるい、気力がない、疲れやすい、食欲不振、などです。

「血虚」の症状は、顔色が悪い、皮膚につやがない、目が疲れる、しびれ感、筋肉の引きつり、頭がボーッとする、などです。

「芎帰調血飲」を選択するヒントは、産後です。産後・術後の体調不良、貧血、めまい、脱毛、耳鳴り、倦怠感、手のしびれ、神経症、体力低下、不眠、月経不順などに使います。産後の乳汁分泌不良、脱毛などに使います。

出典：明代（1587年）の龔廷賢著『万病回春』

症状

①産後・術後の体調不良
②産後・術後の神経症

体の状態

太陰病（冷え、下痢など消化機能が低下）

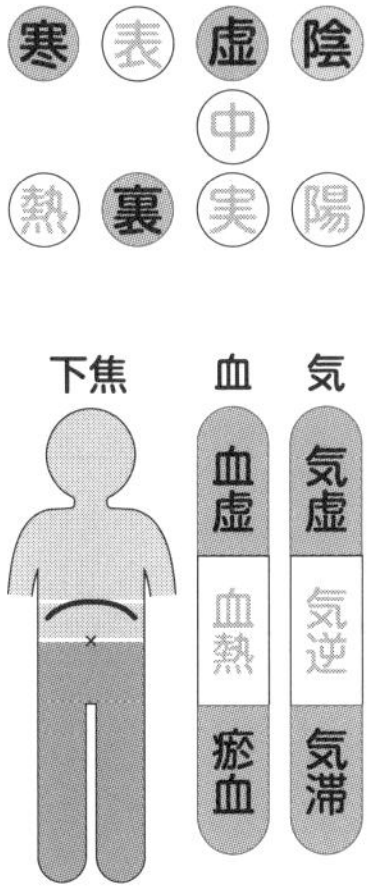

注意

当帰▼胃腸障害、腹痛
地黄▼胃腸障害、下痢
川芎▼胃腸障害、腹痛
甘草▼浮腫、血圧上昇

防風通聖散（ぼうふうつうしょうさん）

生薬の構成

黄芩（おうごん）、甘草（かんぞう）、桔梗（ききょう）、石膏（せっこう）、白朮（びゃくじゅつ）、大黄（だいおう）、荊芥（けいがい）、山梔子（さんしし）、芍薬（しゃくやく）、川芎（せんきゅう）、当帰（とうき）、薄荷（はっか）、防風（ぼうふう）または浜防風（はまぼうふう）、麻黄（まおう）、連翹（れんぎょう）、生姜（しょうきょう）、滑石（かっせき）、芒硝（ぼうしょう）

明治時代に森道伯が作った一貫堂医学では、体質を瘀血証体質、臓毒証体質、解毒証体質の三つに分類しています。「防風通聖散」は、臓毒証体質の治療に使われます。

臓毒とは、風毒、食毒、水毒、梅毒をいいます。風毒は、皮膚疾患、腎疾患です。食毒は、食べ過ぎ、油のとり過ぎなどです。水毒は、動脈硬化、高血圧症、頭痛、めまい、耳鳴り、不眠、動悸、神経痛などです。臓毒証体質は、皮膚の色が白く、体格はたくましく、肥満傾向があります。麻黄と石膏の組み合わせで、止汗、浮腫をとる作用があります。

「防風通聖散」を選択するヒントは、肥満と便秘です。

脳梗塞、脳出血、慢性腎炎、皮膚病、痔疾患、坐骨神経痛、蓄膿症、気管支喘息、糖尿病、脚気、高血圧、肥満、便秘などに使います。

出典：宋の時代（1172年）の劉河間（劉完素）著『黄帝素問宣明論方』

症状

①高血圧の随伴症状（頭痛、頭重、のぼせ、めまい、耳鳴り、肩こり）
②便秘、痔疾患など
③月経不順、更年期障害、不妊症、子宮および附属器の炎症（子宮筋腫、子宮内膜症）など
④鼻炎、副鼻腔炎、蓄膿症、酒渣（しゅさ）（赤鼻）など

体の状態

少陽病（症状が体内へ、のどや胃に症状）

陰　**陽**
虚　中　**実**
表　裏
寒　**熱**

血：血虚　血熱　**瘀血**

三焦（上・中・下）

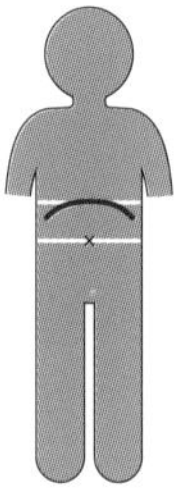

注意

黄芩▼息切れ、咳（せき）
甘草▼浮腫、血圧上昇
石膏▼利尿作用過多
滑石▼利尿作用過多
芒硝▼腹痛、下痢
山梔子▼腸間膜動脈硬化症
麻黄▼胃腸障害、のぼせ、発汗過多、興奮、不眠、動悸、頻尿、排尿障害、血圧上昇
当帰▼胃腸障害、腹痛
川芎▼胃腸障害、腹痛

大黄甘草湯（だいおうかんぞうとう）

大黄は、タデ科ダイオウの根茎で、瀉下、抗菌、抗真菌、抗炎症、鎮痛などの作用があります。漢方医学では、緩下、健胃、駆瘀血、減黄（黄疸の減少）、鎮痛、向精神などの作用があります。西洋薬のセンナの原材料が大黄です。

「大黄甘草湯」を選択するヒントは、便秘です。便秘に伴う頭重、のぼせ、湿疹、皮膚炎、ふきでもの、座瘡、食欲不振、腹部膨満、腸内異常醗酵、肛門疾患などに使います。

出典：後漢時代（3世紀初め）の『金匱要略』

生薬の構成

大黄（だいおう）、甘草（かんぞう）

症状

①便秘
②湿疹、皮膚炎、ふきでもの、座瘡（にきび）などの皮膚疾患
③食欲不振、腹部膨満、腸内異常醗酵などの消化器疾患

体の状態

太陰病（冷え、下痢など消化機能が低下）

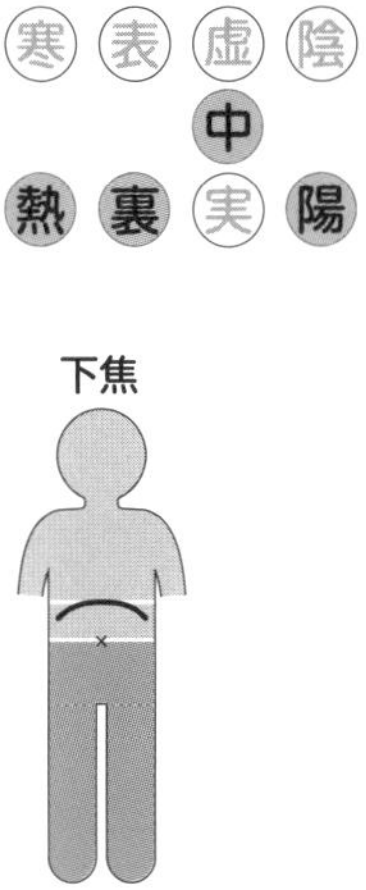

注意

大黄▼腹痛、下痢
甘草▼浮腫、血圧上昇

調胃承気湯（ちょういじょうきとう）

「調胃承気湯」は、「大黄甘草湯」に芒硝を加えた薬です。芒硝は硫酸ナトリウムで、腸蠕動亢進などの作用があります。また、芒硝は酸化マグネシウムと同じ作用があります。漢方医学では、緩下、清熱（体内の熱を除去）などの作用があります。大黄は、西洋薬のセンナの原材料です。

「調胃承気湯」を選択するヒントは、便秘です。便秘、便秘に伴う頭重、のぼせ、湿疹、皮膚炎、ふきでもの、座瘡、食欲不振、腹部膨満、腸内異常醗酵、肛門疾患などに使います。

出典：後漢時代（3世紀初め）の『傷寒論』

生薬の構成

大黄（だいおう）、甘草（かんぞう）、芒硝（ぼうしょう）

症状

①便秘
②湿疹、皮膚炎、ふきでもの、座瘡（にきび）などの皮膚疾患
③食欲不振、腹部膨満、腸内異常醗酵などの消化器疾患

体の状態

陽明病（高熱、便秘など胃腸に症状）
脾（消化器系の異常）

陰	虚	表	寒
	中		
陽	**実**	**裏**	**熱**

気：気虚／**気逆**／気滞

下焦

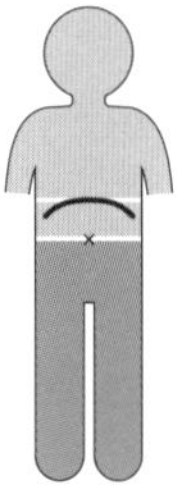

注意

大黄▼腹痛、下痢
甘草▼浮腫、血圧上昇
芒硝▼腹痛、下痢

桃核承気湯（とうかくじょうきとう）

生薬の構成

大黄（だいおう）、甘草（かんぞう）、芒硝（ぼうしょう）、桂皮（けいひ）、桃仁（とうにん）

桃仁は、皮膚温上昇、抗アレルギーなどの作用があり、漢方医学では、駆瘀血、潤腸などの作用があります。芒硝は硫酸ナトリウムで、腸蠕動亢進などの作用があり、酸化マグネシウムと同じ作用があります。漢方医学では、緩下、清熱（体内の熱を除去）などの作用があります。大黄は、西洋薬のセンナの原材料です。

「桃核承気湯」を選択するヒントは、腹部左側の便秘と瘀血です。瘀血とは「血」がうまく働かず、血流が滞って、シミやあざができたり、月経不順になったり、女性ホルモンがうまく働かないことです。

「桃核承気湯」は、月経不順、月経困難症、月経痛、不正性器出血、月経時や産後の精神不安、腰痛、便秘、高血圧の随伴症状（頭痛、めまい、肩こり）、のぼせ、頭痛、肩こり、鼻出血、不眠、動悸、痔疾患、打撲症、下肢の冷えなどに使います。

出典：後漢時代（3世紀初め）の『傷寒論』

症状

①便秘
②女性ホルモンに関係する疾患

体の状態

陽明病（高熱、便秘など胃腸に症状）

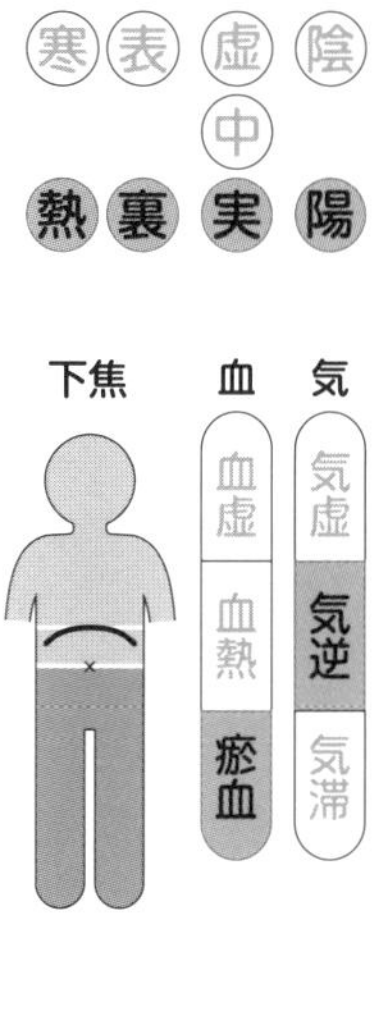

注意

大黄▼腹痛、下痢　甘草▼浮腫、血圧上昇
芒硝▼腹痛、下痢
桂皮▼アレルギー

大承気湯（だいじょうきとう）

生薬の構成
厚朴（こうぼく）、枳実（きじつ）、大黄（だいおう）、芒硝（ぼうしょう）

「大承気湯」は、「小承気湯」（大黄、枳実、厚朴）に芒硝を加えた薬です。

芒硝は、硫酸ナトリウムで、腸蠕動亢進などの作用があり、酸化マグネシウムと同じ作用があります。漢方医学では、緩下、清熱などの作用があります。大黄は、西洋薬のセンナの原材料です。

「大承気湯」は、「痞、満、燥、実」を治します。痞は、何かがつかえていることです。満は、腹部膨満のことです。燥は、乾燥です。実は、虚実の実です。

「大承気湯」を選択するヒントは、便秘です。また、炎症による熱にも使います。高熱、発汗、腹部膨満感、腹痛、圧痛、便秘、口渇、尿が濃い、意識障害、うわごと、興奮状態などの症状に使います。常習便秘、急性便秘、高血圧、神経症、食当たりなどに使います。

出典：後漢時代（3世紀初め）の『傷寒論』『金匱要略』

症状

①便秘
②高血圧症

体の状態

陽明病（高熱、便秘など胃腸に症状）
脾（消化器系の異常）

陰 — **陽**
虚 — 中 — **実**
表 — **裏**
寒 — **熱**

気：気虚 / **気逆** / 気滞

下焦

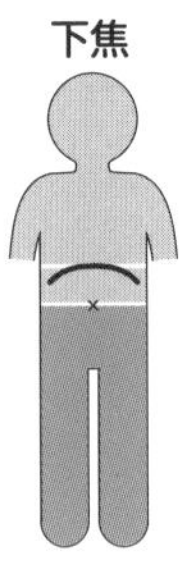

注意

大黄▼腹痛、下痢
芒硝▼腹痛、下痢

麻子仁丸（ましにんがん）

生薬の構成
麻子仁（ましにん）、大黄（だいおう）、枳実（きじつ）、杏仁（きょうにん）、厚朴（こうぼく）、芍薬（しゃくやく）

「麻子仁丸」は、「小承気湯」（大黄、枳実、厚朴）に麻子仁、杏仁、芍薬を加えた薬です。

麻子仁は、緩下、血糖降下などの作用があります。杏仁は、解熱、気管平滑筋弛緩、鎮咳、抗炎症、駆虫、殺菌などの作用があり、漢方医学では、鎮咳、去痰、便通などに使います。芍薬は、鎮痙、鎮痛、抗炎症、血管弛緩などの作用があり、漢方医学では、鎮痙などの作用があります。

「麻子仁丸」を選択するヒントは、**コロコロ便**です。高齢者、体力低下などの便秘に使います。

弛緩性便秘、常習性便秘、急性便秘、病後の便秘、便秘に伴う痔核、人工透析時の便秘などに使います。

出典：後漢時代（3世紀初め）の『傷寒論』『金匱要略』

症状

①便秘

体の状態

少陽病（症状が体内へ、のどや胃に症状）
脾（消化器系の異常）

陰　虚　表　寒
中
陽　実　裏　熱

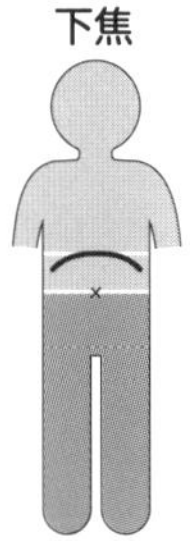

注意

大黄▼腹痛、下痢

大黄牡丹皮湯（だいおうぼたんぴとう）

生薬の構成

桃仁（とうにん）、牡丹皮（ぼたんぴ）、大黄（だいおう）、冬瓜子（とうがし）、芒硝（ぼうしょう）

大黄は瀉下、抗菌、抗真菌、抗炎症、鎮痛などの作用があり、漢方医学では緩下、健胃、駆瘀血、減黄（黄疸の減少）、鎮痛、向精神などの作用があります。芒硝は硫酸ナトリウムで、腸蠕動亢進などの作用があり、漢方医学では緩下、清熱などの作用があります。牡丹皮は抗炎症、鎮痛、抗菌などの作用があり、漢方医学では消炎、鎮静、鎮痛、駆瘀血などの作用があります。

「大黄牡丹皮湯」を選択するヒントは、腹部右側の便秘と瘀血です。瘀血は血流が滞った状態です。便秘、月経不順、月経困難、卵巣機能不全、更年期障害、子宮筋腫、子宮内膜症、骨盤腹膜炎、骨盤内うっ血症候群、下肢静脈瘤、血栓性静脈炎、高脂血症、直腸炎、急性虫垂炎、痔疾患、肛門周囲炎、尿道炎、前立腺炎、前立腺肥大症、膀胱炎、湿疹、じんま疹、にきび（尋常性痤瘡）、膿皮症などの症状に使います。皮下脂肪よりも深い化膿に「大黄牡丹皮湯」を使います。

出典：後漢時代（3世紀初め）の『金匱要略』

症状

①便秘
②女性ホルモンに関係する疾患
③腹腔内膿瘍

体の状態

陽明病（高熱、便秘など胃腸に症状）

陰 ― **陽**
虚 ― 中 ― **実**
表 ― **裏**
寒 ― **熱**

血：血虚／血熱／**瘀血**

下焦

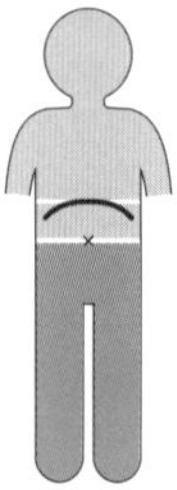

注意

大黄▼腹痛、下痢
芒硝▼腹痛、下痢

通導散（つうどうさん）

生薬の構成

枳実（きじつ）、大黄（だいおう）、当帰（とうき）、甘草（かんぞう）、紅花（こうか）、厚朴（こうぼく）、陳皮（ちんぴ）、木通（もくつう）、蘇木（そぼく）、芒硝（ぼうしょう）

症状

①瘀血
②女性ホルモンに関係する疾患
③打撲などの外傷

体の状態

少陽病（症状が体内へ、のどや胃に症状）

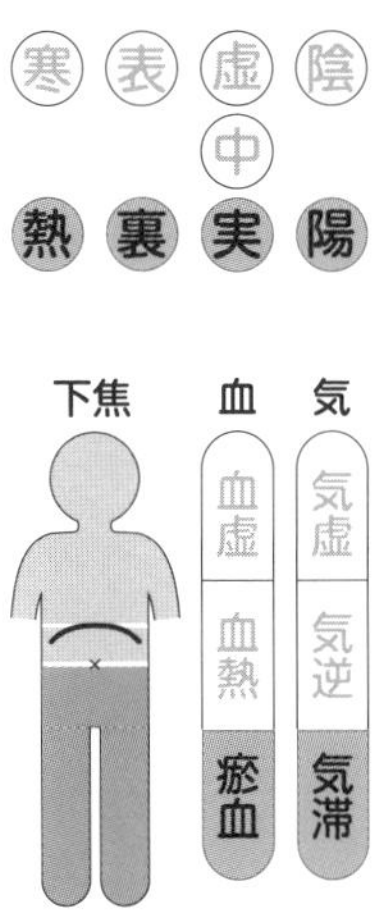

注意

当帰▶胃腸障害、腹痛
甘草▶浮腫、血圧上昇
芒硝▶腹痛、下痢

明治時代に森道伯が作った一貫堂医学では、体質を瘀血証体質、臓毒証体質、解毒証体質の三つに分類しています。瘀血証体質は通導散証といい、肥満、赤ら顔、イチゴ色から暗赤色の爪をしています。

「通導散」を選択するヒントは、瘀血です。瘀血とは「血」がうまく働かず、血流が滞っていて、シミやあざができたり、月経不順になったり、女性ホルモンがうまく働きません。「通導散」の適応症状は、頭痛、頭重、めまい、のぼせ、耳鳴り、肩こり、動悸、便秘などです。月経不順、月経痛、更年期障害、卵巣機能不全、月経困難症、更年期障害、不妊症、子宮附属器症、子宮筋腫、子宮内膜症、骨盤内うっ血症候群、腰痛、打ち身、高血圧の随伴症状（頭痛、めまい、肩こり）、打撲傷、むちうち症、肩こり症、神経症、尋常性乾癬、アトピー性皮膚炎、自律神経失調症、便秘症、痔疾患などに使います。

出典：江戸時代よく読まれた医学書、龔廷賢著『万病回春』

潤腸湯（じゅんちょうとう）

生薬の構成

地黄、当帰、黄芩、枳実、杏仁、厚朴、大黄、桃仁、麻子仁、甘草

「潤腸湯」は、「麻子仁丸」から芍薬を除き、地黄、当帰、黄芩、桃仁、甘草を加えた薬です。大黄は、タデ科ダイオウの根茎で、瀉下、抗菌、抗真菌、抗炎症、鎮痛などの作用があります。大黄は、西洋薬のセンナの原材料です。

「潤腸湯」を選択するヒントは、乾燥です。口渇、のどの乾燥、午後の熱感、手掌・足の裏のほてり、盗汗、体重減少などの症状が適応になります。

常習性便秘、急性便秘、弛緩性便秘、痙攣性便秘、兎糞状便などに使います。

出典：江戸時代もっともよく読まれた医学書、龔廷賢著『万病回春』

症状

①便秘（コロコロ便）
②口渇、喉の渇き、皮膚の乾燥など

体の状態

太陰病（冷え、下痢など消化機能が低下）
津液（体液のすべて）の不足

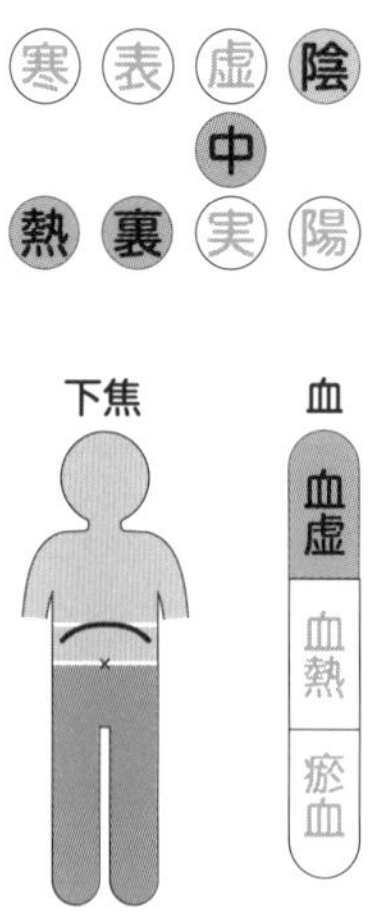

注意

地黄▼胃腸障害、下痢　当帰▼胃腸障害、腹痛
黄芩▼息切れ、咳（せき）
大黄▼腹痛、下痢
甘草▼浮腫、血圧上昇

腸癰湯（ちょうようとう）

生薬の構成
薏苡仁（よくいにん）、冬瓜子（とうがし）、桃仁（とうにん）、牡丹皮（ぼたんぴ）

薏苡仁は、ハトムギの種子で、呼吸作用（少量で亢進、多量で麻痺）、肺血管拡張などの作用があります。冬瓜子は、トウガンの種子で、鎮咳、去痰、排膿、利尿などの作用があります。桃仁は、モモの種子で、皮膚温上昇、抗アレルギーなどの作用があります。牡丹皮は、抗炎症、鎮痛、抗菌、胃液分泌抑制などの作用があります。

「腸癰湯」を選択するヒントは、お腹の化膿です。腹痛、虫垂炎、月経困難症、子宮内膜症、月経痛などに使います。

化膿に使う漢方薬は、「排膿散及湯」「十味敗毒湯」「大黄牡丹皮湯」などです。皮膚の表面に近い化膿は、「十味敗毒湯」などを使います。皮膚から皮下脂肪までの深さの化膿は、「排膿散及湯」などを使います。皮下脂肪よりも深い化膿は、「大黄牡丹皮湯」「腸癰湯」などを使います。

出典：唐代（682年）孫思邈著の『千金方』

症状
①腹痛
②腹腔内膿瘍など

体の状態
少陽病（症状が体内へ、のどや胃に症状）
陽明病（高熱、便秘など胃腸に症状）

陰　陽
虚　**中**　実
表　**裏**
寒　**熱**

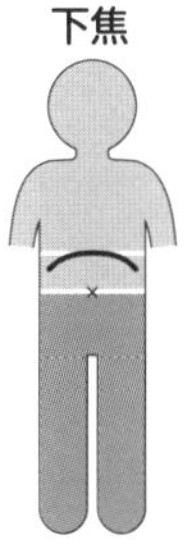

注意
なし

乙字湯（おつじとう）

生薬の構成

当帰（とうき）、柴胡（さいこ）、黄芩（おうごん）、甘草（かんぞう）、升麻（しょうま）、大黄（だいおう）

「乙字湯」は日本のオリジナル処方です。肛門疾患で虚証には「補中益気湯」「十全大補湯」「黄耆建中湯」「当帰建中湯」「桂枝加芍薬湯」「当帰芍薬散」など、実証には大黄をふくむ「乙字湯」などを使います。

痔出血などには、「芎帰膠艾湯」「温清飲」「黄連解毒湯」「桂枝茯苓丸」「三黄瀉心湯」「桃核承気湯」「防風通聖散」「通導散」「大黄牡丹皮湯」「麻子仁丸」などを使います。痔痛には「麻杏甘石湯」「五虎湯」などを使います。

「乙字湯」を選択するヒントは、肛門疾患です。肛門や陰部の疼痛、軽度の出血、瘙痒、便秘傾向などです。キレ痔、イボ痔、痔核、裂肛、脱肛、肛門周囲炎、便秘症、陰部瘙痒症などに使います。

出典：江戸時代の水戸藩医の原南陽は、甲字湯（瘀血治療薬）、乙字湯（痔疾患の治療薬）、丙字湯（泌尿器感染症の治療薬）、丁字湯（胃拡張、慢性腹痛、食後の腹痛などの治療薬）などを創製

症状

①内痔核（イボ痔、痔核、脱肛など）
②外痔核（イボ痔）
③裂肛（キレ痔）
④痔瘻、肛門周囲膿瘍（肛門周囲炎）

体の状態

少陽病（症状が体内へ、のどや胃に症状）
肺（呼吸器系の障害）

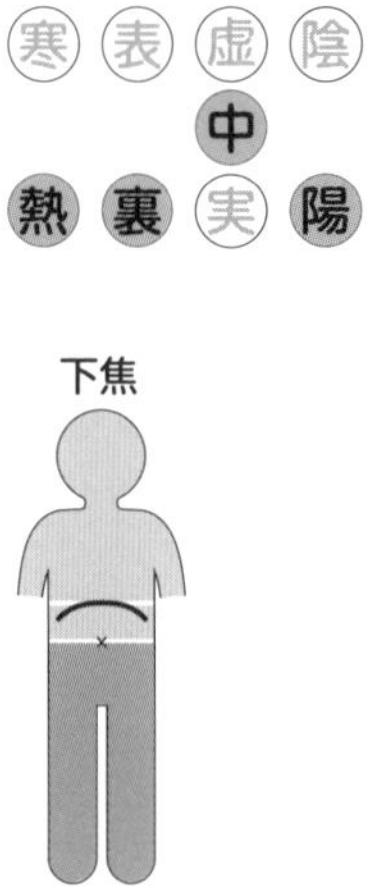

注意

黄芩▼息切れ、咳（せき）
甘草▼浮腫、血圧上昇
大黄▼腹痛、下痢

荊芥連翹湯（けいがいれんぎょうとう）

生薬の構成
黄芩（おうごん）、黄柏（おうばく）、黄連（おうれん）、桔梗（ききょう）、枳実（きじつ）、荊芥（けいがい）、柴胡（さいこ）、山梔子（さんしし）、地黄（じおう）、芍薬（しゃくやく）、川芎（せんきゅう）、当帰（とうき）、薄荷（はっか）、白芷（びゃくし）、防風（ぼうふう）または浜防風（はまぼうふう）、連翹（れんぎょう）、甘草（かんぞう）

症状
①慢性化した鼻炎、副鼻腔炎など
②慢性化した中耳炎など
③慢性化したアトピー性皮膚炎など

体の状態
少陽病（症状が体内へ、のどや胃に症状）
肝（精神活動の安定、自律神経失調）
脾（消化器系の異常）

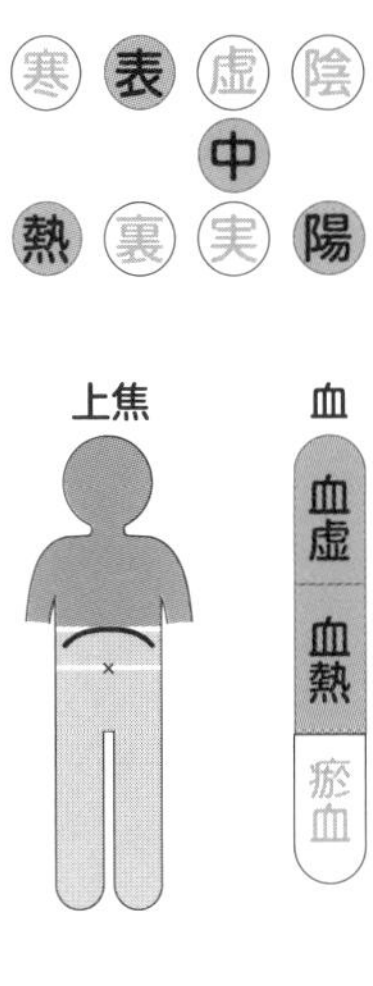

注意
黄芩▼息切れ、咳（せき）　山梔子▼腸間膜動脈硬化症
地黄▼胃腸障害、下痢　川芎▼胃腸障害、腹痛
当帰▼胃腸障害、腹痛　甘草▼浮腫、血圧上昇

「柴胡清肝湯」から括楼根、牛蒡子を除き、枳実、荊芥、白芷、防風、甘草（「荊芥連翹湯」）を合わせた薬で、日本のオリジナル処方です。

一貫堂医学では、体質を瘀血証体質、臓毒証体質、解毒証体質の三つに分類しています。瘀血証体質は通導散証、臓毒証体質は防風通聖散証、解毒証体質は柴胡清肝湯証、荊芥連翹湯証、竜胆瀉肝湯証といいます。「荊芥連翹湯」は、青年期の解毒証体質を改善します。耳、鼻の病気を治します。

「荊芥連翹湯」を選択するヒントは、皮膚症状を見つけることです。皮膚が浅黒い、手掌や足蹠に発汗などの症状に使います。慢性化した副鼻腔、外耳、内耳、扁桃、皮膚などの炎症性疾患、慢性副鼻腔炎、慢性鼻炎、慢性扁桃炎、急・慢性中耳炎、滲出性中耳炎、慢性頸部リンパ節炎、にきび（尋常性痤瘡）、湿疹、アトピー性皮膚炎、尋常性乾癬などに使います。

出典：明治時代に森道伯が作った『一貫堂医学』

竜胆瀉肝湯（りゅうたんしゃかんとう）

生薬の構成
地黄（じおう）、当帰（とうき）、木通（もくつう）、黄芩（おうごん）、車前子（しゃぜんし）、沢瀉（たくしゃ）、甘草（かんぞう）、山梔子（さんしし）、竜胆（りゅうたん）

森道伯が作った一貫堂医学では、体質を瘀血証体質、臓毒証体質、解毒証体質の三つに分類しています。

①瘀血証体質は通導散証、②臓毒証体質は防風通聖散証、③解毒証体質は柴胡清肝湯証、荊芥連翹湯証、竜胆瀉肝湯証です。

「竜胆瀉肝湯」は、解毒証体質の壮年期の体質改善に使います。会陰部の病気を治します。

「竜胆瀉肝湯」を選択するヒントは、泌尿器、生殖器の病気です。適応症状は、排尿痛、残尿感、尿の濁り、帯下（たいげ）（おりもの）、陰部瘙痒感などです。

急・慢性尿道炎、急・慢性膀胱炎、膀胱神経症、急・慢性前立腺炎、前立腺肥大症、睾丸炎、副睾丸炎、バルトリン腺炎、子宮内膜症、トリコモナス膣炎、膣炎、陰部瘙痒症、陰部湿疹、陰部潰瘍、ベーチェット病、鼠径部リンパ節炎などに使います。

出典：明代（1628年）の薛鎧・薛己著『薛氏十六種』

症状

①泌尿器の病気
②生殖器の病気

体の状態

少陽病（症状が体内へ、のどや胃に症状）
肝（精神活動の安定、自律神経失調）

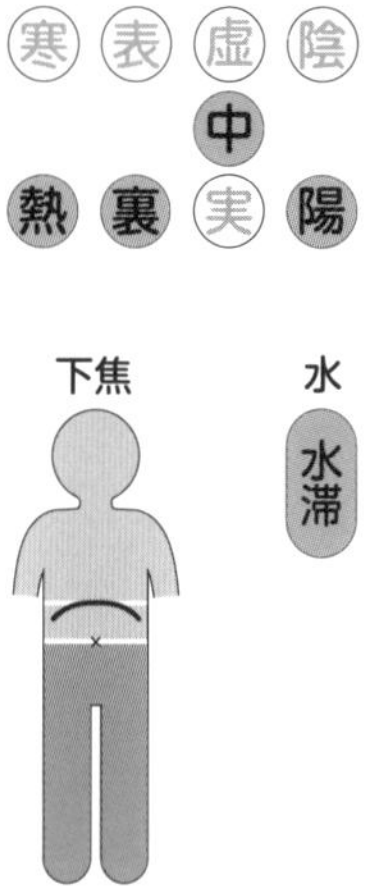

注意

地黄▼胃腸障害、下痢　当帰▼胃腸障害、腹痛
黄芩▼息切れ、咳（せき）
甘草▼浮腫、血圧上昇
山梔子▼腸間膜動脈硬化症

黄連解毒湯（おうれんげどくとう）

生薬の構成

黄連（おうれん）、黄芩（おうごん）、黄柏（おうばく）、山梔子（さんしし）

「黄連解毒湯」は、漢方医学でいうところの「熱」による毒症状を解毒する薬です。「熱」とは、①感染症や外傷など、炎症による発熱、②アトピー性皮膚炎、じんま疹など、免疫反応などによる慢性疾患の発熱、③精神的負担、興奮、イライラ、不眠など精神的負担による熱です。

「黄連解毒湯」を選択するヒントは、熱感を見つけることです。

高血圧症、高血圧の随伴症状、動脈硬化症、脳出血、脳血管障害後遺症、喀血、吐血、鼻血、歯肉出血、下血、血尿、痔出血、子宮出血、性器出血、急・慢性胃炎、口内炎、胃・十二指腸潰瘍、自律神経失調症、神経症、不眠症、過換気症候群心悸亢進、心臓神経症、皮膚掻痒（そうよう）症、皮膚炎、湿疹、アトピー性皮膚炎、にきび（尋常性痤瘡）、じんま疹、色素沈着症、更年期障害、めまい、二日酔いなどに使います。

出典：唐時代（752年）に王燾（おうとう）が編纂した『外台秘要方』

症状

①動悸、不眠、神経症、過換気症候群などの精神疾患
②口内炎、胃炎、胃・十二指腸潰瘍などの消化器疾患
③脳出血、眼出血、喀血、吐血、鼻出血、下血、血尿、痔出血、子宮出血などの出血疾患
④更年期障害による高血圧、のぼせ、顔面紅潮、気分の不安定など
⑤アトピー性皮膚炎、酒渣（しゅさ）、皮膚掻痒（そうよう）症、湿疹、じんま疹、皮膚炎などの皮膚疾患

体の状態

少陽病（症状が体内へ、のどや胃に症状）
心（循環器系の障害、血流の異常）
脾（消化器系の異常）

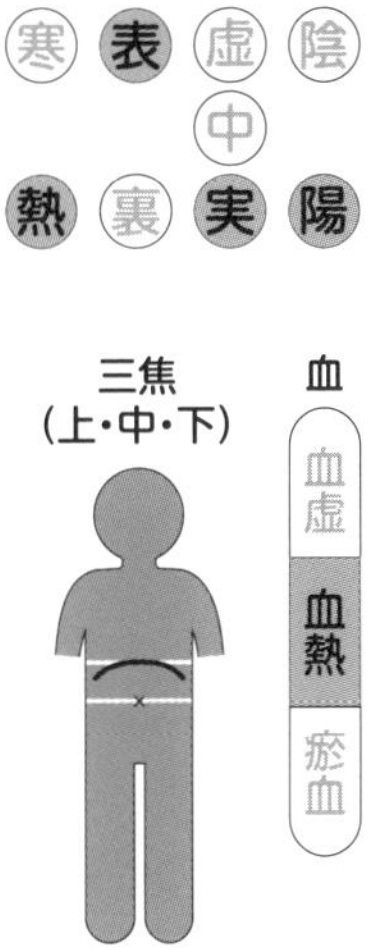

注意

黄芩▼息切れ、咳（せき）
山梔子▼腸間膜動脈硬化症

温清飲（うんせいいん）

生薬の構成

地黄（じおう）、芍薬（しゃくやく）、川芎（せんきゅう）、当帰（とうき）、黄芩（おうごん）、黄柏（おうばく）、黄連（おうれん）、山梔子（さんしし）

「黄連解毒湯」と「四物湯」を合わせると、「温清飲」になります。

「黄連解毒湯」は、血の熱を冷まし、全身の熱を下げる作用があります。清熱剤で、機能障害をよくします。「四物湯」は血を補い、血をうるおす作用があります。温補剤で、機能を増強し、血流量をよくします。

つまり、「温清飲」は、炎症性機能障害を改善する「黄連解毒湯」と非炎症性機能障害を改善する「四物湯」が加わった漢方薬です。

明治時代に森道伯が作った一貫堂医学では、体質を瘀血証体質、臓毒証体質、解毒証体質の三つに分類しています。瘀血証体質とは、血液が生理的に働かない状態を瘀血と考え、当帰、川芎、桃仁、牡丹皮、紅花などの生薬をふくむ駆瘀血剤を使って治療をします。瘀血証体質に使う漢方薬の代表は、「通導散」です。

臓毒証体質とは、新陳代謝が悪化した状態を臓器の障害と考え、風毒、食毒、水毒、梅毒の四毒を治療します。

症状

①動悸、不眠、神経症、過換気症候群などの精神疾患
②口内炎、胃炎、胃・十二指腸潰瘍などの消化器疾患
③脳出血、眼出血、喀血、吐血、鼻出血、下血、血尿、痔出血、子宮出血などの出血疾患
④更年期障害による高血圧、のぼせ、顔面紅潮、気分の不安定など
⑤アトピー性皮膚炎、酒皶（しゅさ）、皮膚搔痒（そうよう）症、湿疹、じんま疹、皮膚炎などの皮膚疾患

体の状態

少陽病（症状が体内へ、のどや胃に症状）
肝（精神活動の安定、自律神経失調）
腎（泌尿器系の障害、生殖機能の異常）

陰　陽
虚　中　実
表　裏
寒　熱

血
血虚
血熱
瘀血

三焦
（上・中・下）

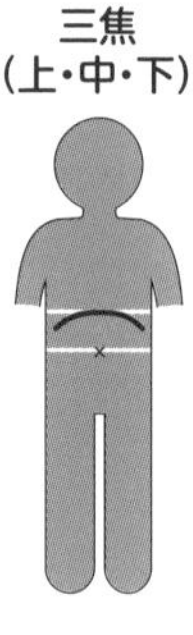

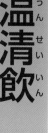

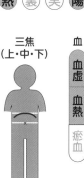

臓毒証体質に「防風通聖散」を使います。

解毒証体質とは、子どもの頃、風邪を引きやすい、ノドが腫れる、鼻炎、中耳炎、神経質などがある場合、解毒証体質と診断します。解毒証体質に「温清飲」「柴胡清肝湯」「荊芥連翹湯」「竜胆瀉肝湯」を使います。解毒証体質は、顔色は浅黒く、痩せ型、筋肉質です。

解毒証体質は、精神の不安定、「血」の異常、アレルギー体質と関連があります。精神的不安定を漢方薬で治療するとき、①苦い味の生薬（柴胡、黄連、黄芩、黄柏、山梔子、竜胆など）と、②甘い味の生薬（甘草、人参、当帰、芍薬、川芎、地黄など）を使い分けます。

「温清飲」を選択するヒントは、血虚、血熱を見つけることです。「温清飲」には、血虚と血熱の両方に効果のある生薬がバランスよく配合されています。血虚は、集中力低下、不眠、睡眠障害、眼精疲労、めまい感、こむら返り、過小月経、月経不順、顔色不良、頭髪が抜けやすい、皮膚の乾燥、アカギレ、爪の異常、知覚異常などの症状があります。血熱は、吐血、鼻出血、喀血、血尿、血便、皮疹、午後の発熱、女子の生理不順などの症状があります。

出典：明の時代（1587年）の龔廷賢著『万病回春』

注意

地黄▼胃腸障害、下痢
当帰▼胃腸障害、腹痛
川芎▼胃腸障害、腹痛
黄芩▼息切れ、咳（せき）
山梔子▼腸間膜動脈硬化症

四物湯（しもつとう）

当帰、川芎、芍薬、地黄という4つの生薬で構成されています。「気血水」の「血」の異常に「四物湯」を中心とした薬を使います。「血」は、女性ホルモンの変化と、血液に関連するものを意味します。

「四物湯」を選択するヒントは、瘀血、血虚を見つけることです。瘀血は、眼瞼部の色素沈着、顔面の色素沈着、皮膚の乾燥、口唇の暗赤色、歯肉に暗赤色、舌の暗赤色、皮下出血、手掌発赤などの症状があります。血虚は、集中力低下、不眠、睡眠障害、眼精疲労、めまい感、こむら返り、過小月経、月経不順、顔色不良、頭髪が抜けやすい、皮膚の乾燥、アカギレ、爪の異常、知覚異常などの症状があります。

貧血、打撲などによる外傷、冷え症、月経不順、産前産後の疲労回復、不妊症など婦人科疾患、皮膚の乾燥、皮膚掻痒（そうよう）症、しもやけ、しみなどに頻用される薬です。

出典：宋時代の12世紀半ばに著された『太平恵民和剤局方』

生薬の構成

当帰（とうき）、川芎（せんきゅう）、芍薬（しゃくやく）、地黄（じおう）・熟地黄（じゅくじおう）

症状

①婦人科疾患
②貧血
③皮膚の乾燥、皮膚掻痒（そうよう）症、しもやけ、しみなど皮膚疾患

体の状態

太陰病（冷え、下痢など消化機能が低下）
肝（精神活動の安定、自律神経失調）
腎（泌尿器系の障害、生殖機能の異常）

陰 陽
虚 中 実
表 **裏**
寒 熱

血：**血虚** 血熱 瘀血

下焦
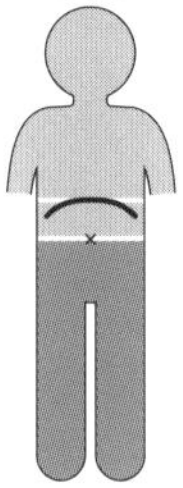

注意

地黄▼胃腸障害、下痢
当帰▼胃腸障害、腹痛
川芎▼胃腸障害、腹痛

治頭瘡一方（ぢずそういっぽう）

生薬の構成

川芎（せんきゅう）、蒼朮（そうじゅつ）、連翹（れんぎょう）、防風（ぼうふう）、甘草（かんぞう）、荊芥（けいがい）、紅花（こうか）、大黄（だいおう）、忍冬（にんどう）

頭瘡とは、頭部の湿疹です。

「治頭瘡一方」を選択するヒントは、分泌物、びらん、痂皮（かひ）（かさぶた）の多い湿疹です。湿疹、くさ（できものなど）、乳幼児の湿疹、湿疹（おもに頭部・顔面）、脂漏性湿疹、膿皮症（よう、せつ）、アトピー性皮膚炎などに使います。

分泌物の多い湿疹は、「治頭瘡一方」を使います。乾燥している湿疹は、「当帰飲子」を使います。赤みが強い湿疹は、「清上防風湯」を使います。汗で悪化する湿疹は、「消風散」を使います。

出典：日本の処方（本朝経験方）

症状

①湿疹

体の状態

少陽病（症状が体内へ、のどや胃に症状）

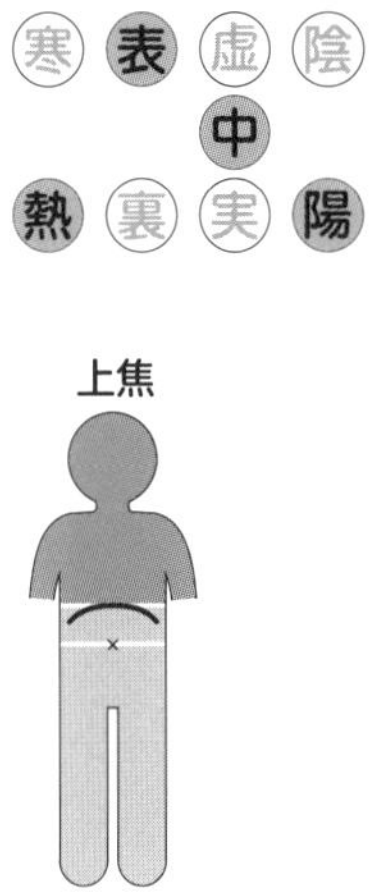

注意

川芎▼胃腸障害、腹痛
甘草▼浮腫、血圧上昇
大黄▼腹痛、下痢

治打撲一方（ぢだぼくいっぽう）

生薬の構成
桂皮（けいひ）、川芎（せんきゅう）、川骨（せんこつ）、甘草（かんぞう）、大黄（だいおう）、丁子（ちょうじ）、樸樕（ぼくそく）

打撲などの外傷に用いる場合、初期は、「通導散」など大黄をふくむ漢方薬を併用します。数日経過したときは「治打撲一方」を単独で使います。皮下出血などがある場合は「桂枝茯苓丸」「黄連解毒湯」などを併用します。痛みが強い場合は、附子を併用します。

「治打撲一方」を選択するヒントは、打撲です。打撲、捻挫、腫脹、疼痛、打撲後遺症、慢性腱鞘炎、筋肉痛、関節痛、脱臼・骨折後遺症などに使います。

打撲傷の治療に使う漢方薬は、駆瘀血薬です。血の治療に使う「四物湯」がふくまれています。「治打撲一方（大黄をふくむ）」「桃核承気湯（大黄をふくむ）」「通導散（大黄をふくむ）」「桂枝茯苓丸（大黄をふくまない）」「猪苓湯合四物湯（大黄をふくまない）」「紫雲膏（外用薬）」などです。

出典：戦国時代の軍医が考案した秘伝で日本の処方（本朝経験方）

症状
①打撲症など
②骨痛、筋肉痛、関節痛など

体の状態
少陽病（症状が体内へ、のどや胃に症状）

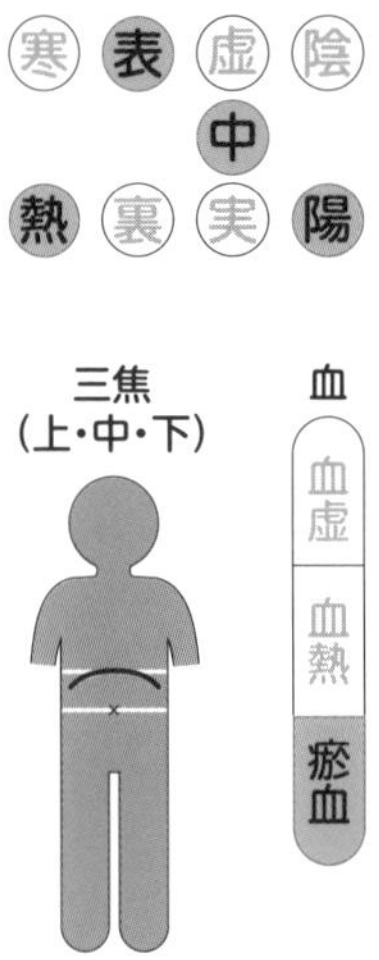

注意
桂皮▼アレルギー　川芎▼胃腸障害、腹痛
甘草▼浮腫、血圧上昇
大黄▼腹痛、下痢

二朮湯

生薬の構成

半夏、白朮、蒼朮、威霊仙、黄芩、香附子、陳皮、茯苓、甘草、生姜、天南星、和羌活

「二陳湯」に、白朮、蒼朮、威霊仙、黄芩、香附子、天南星、和羌活を加えた薬です。

「二朮湯」を選択するヒントは、痛みと浮腫です。

五十肩、肩関節周囲炎、頸肩腕症候群、変形性関節症、肩こり症、関節リウマチ、上腕神経痛などを治します。

関節痛の治療に使う漢方薬は、次のとおりです。

葛根をふくむ薬：「葛根湯」「葛根湯加川芎辛夷」「葛根加朮附湯」「桂枝加葛根湯」など

麻黄をふくむ薬：「葛根湯」「葛根湯加川芎辛夷」「葛根加朮附湯」「麻杏甘石湯」「薏苡仁湯」「越婢加朮湯」「麻黄湯」「五積散」「桂芍知母湯」「麻杏薏甘湯」など

附子をふくむ薬：「葛根加朮附湯」「桂芍知母湯」「桂枝加朮附湯」「桂枝加苓朮附湯」「芍薬甘草附子湯」など

薏苡仁をふくむ薬：「麻杏薏甘湯」「薏苡仁湯」「桂枝茯苓丸加薏苡仁」など

その他：「芍薬甘草湯」「柴胡桂枝湯」「防已黄耆湯」「治打撲一方」など

出典：宋時代の12世紀初めに編纂された『和剤局方』

症状

①五十肩
②関節痛、肩こりなど

体の状態

少陽病（症状が体内へ、のどや胃に症状）

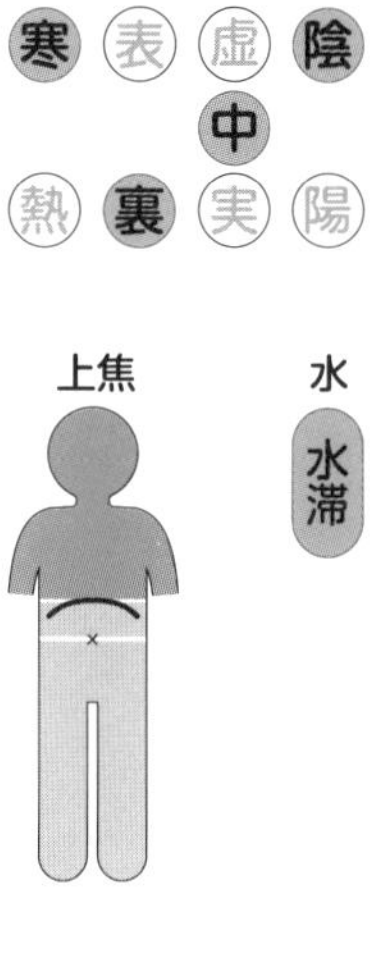

注意

黄芩▼息切れ、咳（せき）
甘草▼浮腫、血圧上昇

小柴胡湯（しょうさいことう）

生薬の構成
柴胡（さいこ）、半夏（はんげ）、黄芩（おうごん）、大棗（たいそう）、人参（にんじん）、甘草（かんぞう）、生姜（しょうきょう）

「小柴胡湯」は、いろいろな症状や病気に使います。
ウイルス・細菌などの感染症や原因不明の発熱など、さまざまな原因で発熱があるときに、「小柴胡湯」を使います。

「小柴胡湯」を選択するヒントは、消化器症状（食欲低下、胃もたれ、嘔気、嘔吐、腹痛・便秘、便通障害）があることです。

感冒、麻疹、原因不明の熱、気管支炎、気管支喘息、気管支拡張症、肺炎、膿胸、肺気腫、肺結核、肋膜炎、肝炎、胆嚢炎、胆石症、黄疸、肝機能障害、膵臓炎、大腸炎、虫垂炎、リンパ腺炎、扁桃腺炎、中耳炎、乳嘴突起炎、耳下腺炎、乳腺炎、腎炎、腎結石症、腎盂炎、尿路結石症、膀胱炎、子宮附属器炎、産褥熱、睾丸炎、副睾丸炎などで発熱し、消化器症状（食欲低下、胃もたれ、嘔気、嘔吐、腹痛、便秘、便通障害）があるときに使います。

胃炎、胃酸過多症、胃酸欠乏症、胃潰瘍、十二指腸

症状
①感冒、気管支炎、中耳炎、腎炎などの熱性疾患
②胃炎、腸炎などの消化器疾患
③脳梗塞後遺症、てんかんなど

体の状態
少陽病（症状が体内へ、のどや胃に症状）
肝（精神活動の安定、自律神経失調）

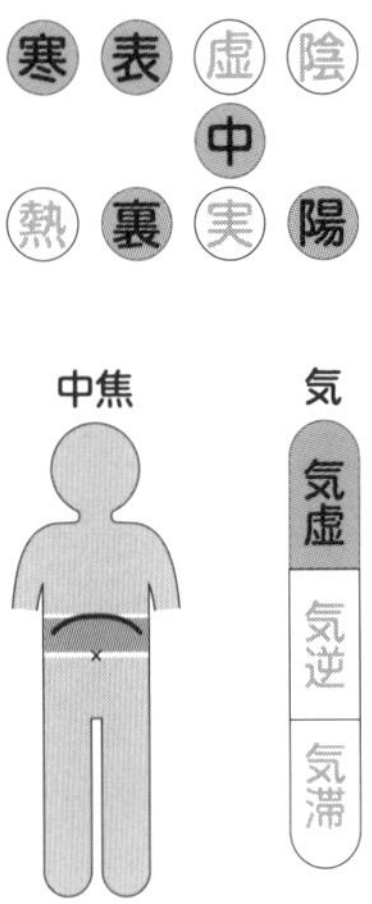

注意
黄芩▼息切れ、咳（せき）
甘草▼浮腫、血圧上昇

＊感冒（風邪、インフルエンザなど）に使う漢方薬の説明は、44ページに記載

潰瘍、胃痛、胃痙攣、吐血、食欲不振、暑気あたり、吃逆、嘔気（車酔いで気持ちが悪いとき）、嘔吐、便秘などに、「小柴胡湯」を使います。

熱がなくても、精神的トラブルに消化器症状があるときに使います。頭痛、脳梗塞後遺症、神経症、心身症、不眠症、てんかん、痙攣発作などに使います。

「小柴胡湯」は、柴胡剤の基本になる漢方薬です。柴胡剤を選択する方法はいろいろとあります。体力の強弱に応じて、「大柴胡湯」、「四逆散」、「小柴胡湯」、「柴胡桂枝湯」、「柴胡加竜骨牡蛎湯」、「柴胡桂枝乾姜湯」の順に選びます。この6つの漢方薬をお腹の診察で選ぶ方法は、胸脇苦満（脇腹か膨満し、圧痛がある）と腹皮拘急（腹直筋が過度に緊張）の強弱です。

「小柴胡湯」は、漢方薬で唯一、併用禁忌（他の薬剤と併用する場合や、特定の病気に使用する場合は注意が必要）があります。詳しくは38ページを参照してください。

また、「小柴胡湯」に次の漢方薬や生薬などを加えることで違う処方となり、幅広い症状に対応できるようになります。

- 「小柴胡湯」に「半夏厚朴湯」を加えると「柴朴湯」→83ページ
- 「小柴胡湯」の柴胡を半夏・黄連に変えると「半夏瀉心湯」→85ページ
- 「小柴胡湯」に「小陥胸湯」を加えると「柴陥湯」→171ページ
- 「小柴胡湯」に「桂枝湯」を加えると「柴胡桂枝湯」→169ページ
- 「小柴胡湯」に桔梗、石膏を加えると「小柴胡湯加桔梗石膏」→162ページ
- 「小柴胡湯」に「五苓散」を加えると「柴苓湯」→173ページ

出典：後漢時代（3世紀初め）の『傷寒論』『金匱要略』

小柴胡湯加桔梗石膏（しょうさいことうかききょうせっこう）

生薬の構成
柴胡（さいこ）、半夏（はんげ）、黄芩（おうごん）、大棗（たいそう）、人参（にんじん）、甘草（かんぞう）、生姜（しょうきょう）、桔梗（ききょう）、石膏（せっこう）

「小柴胡湯」に桔梗と石膏を加えた薬です。

桔梗は、去痰、鎮咳、抗炎症、抗菌、排膿などの作用があります。

石膏は、硫酸カルシウムを主成分とし、止痢、利尿などの作用があります。

「小柴胡湯」が適応となる症状と病気に使います。

「小柴胡湯加桔梗石膏」を選択するヒントは、のどの症状を見つけることです。咽頭炎、喉頭炎、扁桃炎、扁桃周囲炎など、のどの炎症、化膿した痰がでるときや、咳の症状に使います。

出典：『金匱要略』の「小柴胡湯」に、桔梗、石膏を加えた日本近世の処方（本朝経験方）

症状

①感冒、気管支炎、中耳炎などの熱性疾患
②咽頭炎、扁桃炎、扁桃周囲炎など
③胃炎、腸炎などの消化器疾患

体の状態

少陽病（症状が体内へ、のどや胃に症状）
肝（精神活動の安定、自律神経失調）

陰		陽
虚	中	実
表		裏
寒		熱

気：気虚／気逆／気滞

中焦

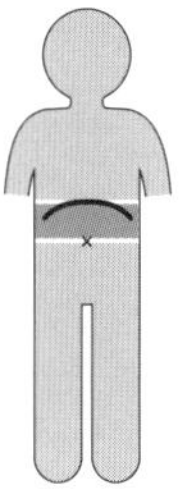

注意

黄芩▼息切れ、咳（せき）
甘草：浮腫、血圧上昇
石膏▼利尿作用過多

＊感冒（風邪、インフルエンザなど）に使う漢方薬の説明は、44ページに記載

桔梗石膏（ききょうせっこう）

生薬の構成
桔梗、石膏

桔梗は、去痰、鎮咳、抗炎症、抗菌、排膿などの作用があります。

石膏は、硫酸カルシウムを主成分とし、止痢、利尿などの作用があります。

「桔梗石膏」を選択するヒントは、のどの症状です。咳、痰、のどの痛み、嗄声、皮膚の化膿症などに使います。

出典：日本近世の処方（本朝経験方）

症状

①咽頭炎、喉頭炎、扁桃炎など
②咳、痰など

体の状態

少陽病（症状が体内へ、のどや胃に症状）

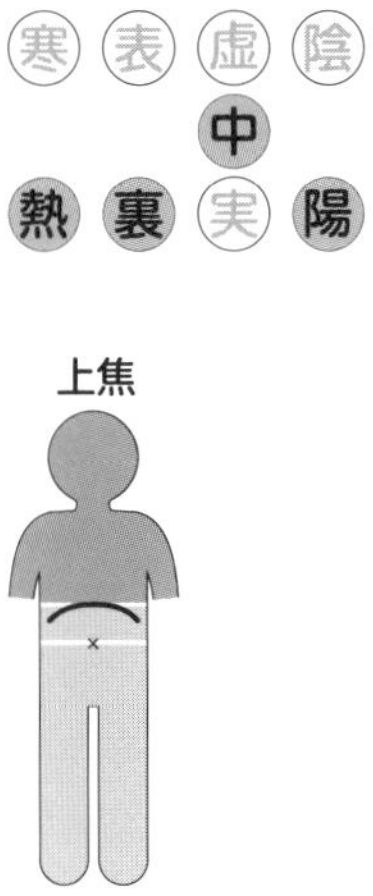

注意

石膏▼利尿作用過多

大柴胡湯（だいさいことう）

柴胡剤の「小柴胡湯」を使う場合よりも、元気がある（陽証）、体力がある（実証）ときに使います。「小柴胡湯」が適応となる症状と病気に使います。

「大柴胡湯」を選択するヒントは、交感神経が優位なところを見つけることです。交感神経と副交感神経は、アクセル（交感神経）とブレーキ（副交感神経）の関係です。

「大柴胡湯」は、アクセルを踏んでいる状態に使います。積極的、元気、陽気などの傾向があります。適応症状は、興奮、怒り、イライラ、頭痛などや、不眠、微熱、動悸、のぼせ、肩こりなどです。

胸脇部が張って苦しい、胃痛、腹痛、食欲不振、便秘、腹満などの症状に使います。

出典：後漢時代（3世紀初め）の『傷寒論』『金匱要略』

生薬の構成

柴胡（さいこ）、半夏（はんげ）、黄芩（おうごん）、芍薬（しゃくやく）、大棗（たいそう）、枳実（きじつ）、生姜（しょうきょう）、大黄（だいおう）

症状

①高血圧症、脳出血、頭痛、のぼせ、頻脈、動悸など
②胃炎、胃酸過多、嘔気、食欲不振、肝炎、肝機能障害、胆嚢炎、黄疸など
③不眠、神経症、不安神経症、てんかん、肩こりなど
④化膿性疾患
⑤便秘

体の状態

少陽病（症状が体内へ、のどや胃に症状）
肝（精神活動の安定、自律神経失調）

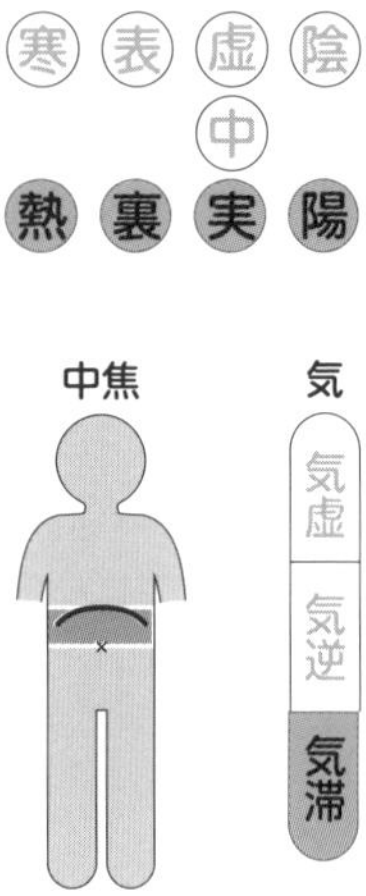

注意

黄芩▼息切れ、咳（せき）
大黄▼腹痛、下痢

大柴胡湯去大黄（だいさいことうきょだいおう）

「大柴胡湯去大黄」は、「大柴胡湯」から大黄を除いた薬です。

「大柴胡湯」が適応となる症状と病気に使います。「大柴胡湯」と「大柴胡湯去大黄」の違いは、大黄の有無です。

「大柴胡湯去大黄」を選択するヒントは、熱や便秘がないのを見つけることです。

積極的、元気、陽気などの傾向があります。適応症状は、興奮、怒り、イライラ、頭痛などや、不眠、微熱、動悸、のぼせ、肩こりなどです。

胸脇部が張って苦しい、胃痛、腹痛、食欲不振、腹満、などの症状に使います。

出典：後漢時代（3世紀初め）の『傷寒論』『金匱要略』

生薬の構成

柴胡（さいこ）、半夏（はんげ）、黄芩（おうごん）、芍薬（しゃくやく）、大棗（たいそう）、枳実（きじつ）、生姜（しょうきょう）

症状

①高血圧症、脳出血、頭痛、のぼせ、頻脈、動悸など
②胃炎、胃酸過多、嘔気、食欲不振、肝炎、肝機能障害、胆嚢炎、黄疸など
③不眠、神経症、不安神経症、てんかん、肩こりなど
④化膿性疾患

体の状態

少陽病（症状が体内へ、のどや胃に症状）

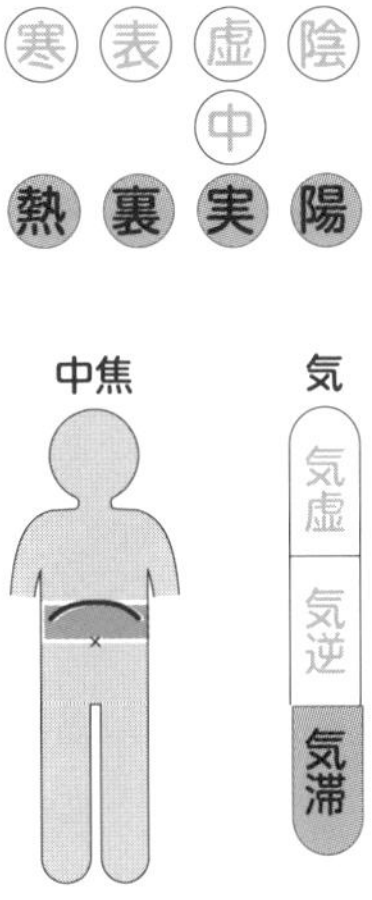

注意

黄芩▼息切れ、咳（せき）

四逆散（しぎゃくさん）

生薬の構成
柴胡（さいこ）、芍薬（しゃくやく）、枳実（きじつ）、甘草（かんぞう）

「四逆散」は、柴胡剤の「小柴胡湯」と「大柴胡湯」の中間の症状に使います。「小柴胡湯」と「大柴胡湯」が適応となる症状と病気に使います。「排膿散」（枳実、芍薬、桔梗）から桔梗を除き、柴胡、甘草を加えた薬です。

「四逆散」を選択するヒントは、精神的ストレスを見つけることです。憂うつ感、情緒不安定、イライラ、ため息、胸苦しさ、胸のつかえ、胸脇部が張って苦しい、腹が張る、腹痛、食欲不振、悪心、便秘と下痢が交互にくる、残便感、軟便、頻尿、月経不純、月経痛、無月経、月経時の乳房の緊満痛、発熱、身体の熱感、口が苦い、軽度の四肢の冷えなどの症状に使います。

出典：後漢時代（3世紀初め）の『傷寒論』

症状

①高血圧症、脳出血、頭痛、のぼせ、頻脈、動悸など
②胃炎、胃酸過多、嘔気、食欲不振、肝炎、肝機能障害、胆嚢炎、黄疸など
③不眠、神経症、不安神経症、てんかん、肩こりなど
④化膿性疾患

体の状態

少陽病（症状が体内へ、のどや胃に症状）
肝（精神活動の安定、自律神経失調）

陰　**陽**
虚　**中**　実
裏熱
表寒

気
気鬱
気逆
気滞

中焦
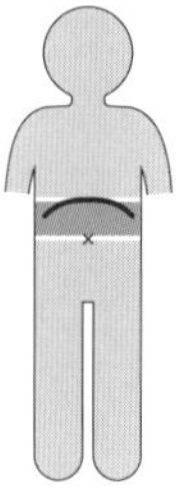

注意

甘草▼浮腫、血圧上昇

柴胡加竜骨牡蛎湯（さいこかりゅうこつぼれいとう）

生薬の構成

柴胡（さいこ）、半夏（はんげ）、桂皮（けいひ）、茯苓（ぶくりょう）、黄芩（おうごん）、大棗（たいそう）、人参（にんじん）、牡蛎（ぼれい）、竜骨（りゅうこつ）、生姜（しょうきょう）、大黄（だいおう）

「柴胡加竜骨牡蛎湯」は、「柴胡桂枝湯」から芍薬、甘草を除き、竜骨、牡蛎を加えた薬です。竜骨は、大型哺乳動物の骨の化石で、炭酸カルシウムなどがふくまれています。竜骨は、中枢神経抑制作用などがあります。牡蛎は、イタボガキ科カキの貝殻で、炭酸カルシウムなどがふくまれています。牡蛎は、鎮静、利尿、制酸などの作用があります。

「柴胡加竜骨牡蛎湯」を選択するヒントは、精神的ストレスを見つけることです。

「桂枝加竜骨牡蛎湯」と比べ、体が強く（実証）、神経過敏、興奮、動悸、息切れ、不眠、イライラ、不眠、多夢、驚きやすい、のぼせ、落ち着かない、胸脇部が張って苦しい、筋肉がびくびく引きつる、疲れやすい、食欲不振、悪心、腹部膨満感、動悸、胸苦しいなどの症状に使います。

出典：後漢時代（3世紀初め）の『傷寒論』

症状

①高血圧症、脳出血、頭痛、のぼせ、頻脈、動悸など
②胃炎、胃酸過多、嘔気、食欲不振、肝炎、肝機能障害、胆嚢炎、黄疸など
③不眠、神経症、不安神経症、てんかん、肩こりなど
④子どもの夜泣き、疳の虫など

体の状態

少陽病（症状が体内へ、のどや胃に症状）
肝（精神活動の安定、自律神経失調）

陰　**陽**
虚　中　**実**
表　**裏**
寒　**熱**

気：気虚　**気逆**　気滞

中焦

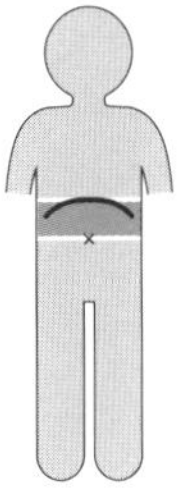

注意

黄芩▶息切れ、咳（せき）
竜骨▶腹痛、下痢
牡蛎▶腹痛、下痢

桂枝加竜骨牡蛎湯（けいしかりゅうこつぼれいとう）

生薬の構成

桂皮（けいひ）、芍薬（しゃくやく）、大棗（たいそう）、牡蛎（ぼれい）、竜骨（りゅうこつ）、甘草（かんぞう）、生姜（しょうきょう）

「桂枝加竜骨牡蛎湯」は、「桂枝湯」に竜骨、牡蛎を加えた薬です。竜骨は大型哺乳動物の骨の化石で、炭酸カルシウムなどがふくまれています。竜骨は、中枢神経抑制作用などがあります。牡蛎は、イタボガキ科カキの貝殻で、炭酸カルシウムなどがふくまれています。牡蛎は、鎮静、利尿、制酸などの作用があります。

「桂枝加竜骨牡蛎湯」を選択するヒントは、精神的ストレスを見つけることです。

「柴胡加竜骨牡蛎湯」と比べ、体が弱く（虚証）、興奮しやすく、疲れやすい、神経症、不眠症、対人赤面症、チック病、陰萎、早漏、無精、性欲減退、性的神経衰弱、遺精、夢精、夢交、陰萎、遺尿症、陰茎強直症などに使います。

出典：後漢時代（3世紀初め）の『金匱要略』

症状

①高血圧症、脳出血、頭痛、のぼせ、頻脈、動悸など
②胃炎、胃酸過多、嘔気、食欲不振、肝炎、肝機能障害、胆嚢炎、黄疸など
③不眠、神経症、不安神経症、てんかん、肩こりなど
④子どもの夜泣き、疳の虫など

体の状態

少陽病（症状が体内へ、のどや胃に症状）

陰　陽
虚　中　実
表　裏
寒　熱

気
気虚
気逆
気滞

下焦

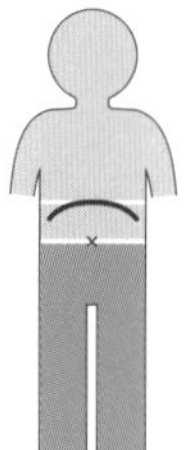

注意

桂枝　甘草▼浮腫、血圧上昇
竜骨▼腹痛、下痢
牡蛎▼腹痛、下痢

柴胡桂枝湯（さいこけいしとう）

生薬の構成
柴胡（さいこ）、半夏（はんげ）、黄芩（おうごん）、甘草（かんぞう）、桂皮（けいひ）、芍薬（しゃくやく）、大棗（たいそう）、人参（にんじん）、生姜（しょうきょう）

「小柴胡湯」に「桂枝湯」を加えると、「柴胡桂枝湯」になります。「小柴胡湯」と「桂枝湯」が適応となる症状と病気に使います。

「柴胡桂枝湯」を選択するヒントは、精神的ストレスや肉体的ストレスなど、さまざまな原因で起こる体の炎症を見つけることです。

感冒、インフルエンザ、気管支炎、肺炎、肺結核などの熱性疾患に使います。

胃痛、胃酸過多症、胃潰瘍、十二指腸潰瘍、急性虫垂炎、急性大腸炎、潰瘍性大腸炎、膵臓炎、胆石症、肝炎、黄疸、肝機能障害などの消化器疾患に使います。

肋間神経痛、頭痛、関節痛、腎炎、腎盂炎など、ノイローゼ、神経衰弱、不眠、癲癇症、脳症など、盗汗、夜尿症、結膜炎、緑内障、皮膚掻痒症などに使います。

出典：後漢時代（3世紀初め）の『傷寒論』『金匱要略』

症状

①感冒、気管支炎、中耳炎、腎炎などの熱性疾患
②胃炎、腸炎などの消化器疾患
③脳梗塞後遺症、てんかんなど

体の状態

少陽病（症状が体内へ、のどや胃に症状）
肝（精神活動の安定、自律神経失調）
津液（しんえき）（体液のすべて）の不足

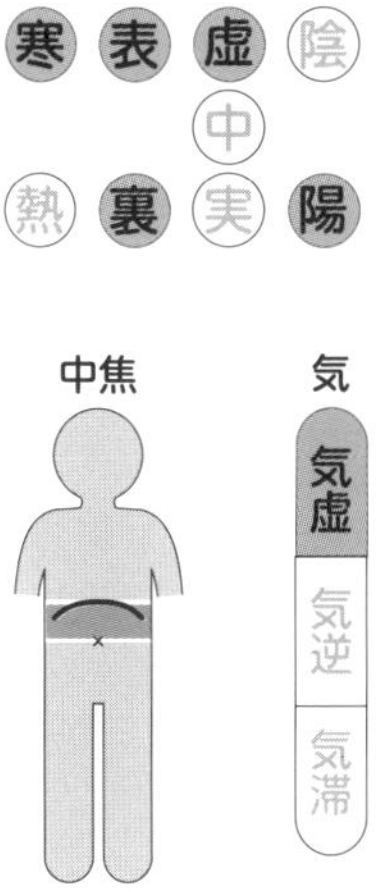

注意

桂皮▼アレルギー
黄芩▼息切れ、咳（せき）
甘草▼浮腫、血圧上昇

＊感冒（風邪、インフルエンザなど）に使う漢方薬の説明は、44ページに記載

柴胡桂枝乾姜湯（さいこけいしかんきょうとう）

生薬の構成
柴胡（さいこ）、黄芩（おうごん）、括楼根（かろこん）、桂皮（けいひ）、牡蛎（ぼれい）、甘草（かんぞう）、乾姜（かんきょう）

キカラスウリの根が括楼根で、でんぷんを豊富にふくみ、「天花粉」といわれ、解熱消炎剤として皮膚病、あせもなどに外用されます。牡蛎は、鎮静、利尿、制酸などの作用があります。桂皮は、鎮静、鎮痛、抗菌、血圧低下、体温降下、呼吸促進、覚醒、胆汁分泌、発汗などの作用があります。乾姜は、中枢神経抑制、鎮痛、鎮痙、抗腫瘍、制吐などの作用があります。

「小柴胡湯」「柴胡桂枝湯」「柴胡加竜骨牡蛎湯」よりも虚弱な場合に使います。**「柴胡桂枝乾姜湯」を選択するヒント**は、肉体的な負荷により精神的負担が増えているところを見つけることです。熱性疾患、蓄膿症、腎盂炎、中耳炎、耳下腺炎、リンパ節炎、肺炎、気管支炎、肺結核、胸膜炎、腹膜炎、腎炎、神経痛、心悸亢進、不眠、寝汗、体重減少、肝炎、黄疸、胆嚢炎、胃炎、胃潰瘍、十二指腸潰瘍、神経衰弱、月経不順、更年期障害、産褥熱、自律神経失調症などに使います。

出典：後漢時代（3世紀初め）の『傷寒論』『金匱要略』

症状

①感冒、気管支炎、中耳炎、腎炎などの熱性疾患
②胃炎、腸炎などの消化器疾患
③不眠、神経症、不安神経症、てんかん、肩こりなど

体の状態

少陽病（症状が体内へ、のどや胃に症状）
肝（精神活動の安定、自律神経失調）

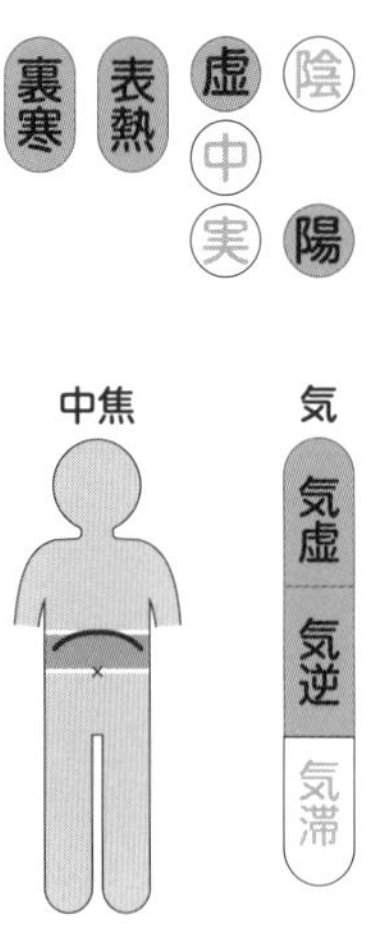

注意

桂皮▼アレルギー
黄芩▼息切れ、咳（せき）
甘草▼浮腫、血圧上昇

柴陥湯（さいかんとう）

生薬の構成

柴胡（さいこ）、半夏（はんげ）、黄芩（おうごん）、大棗（たいそう）、人参（にんじん）、黄連（おうれん）、甘草（かんぞう）、生姜（しょうきょう）、括楼仁（かろにん）

「柴陥湯」は、「小柴胡湯」と「小陥胸湯」が適応となる症状と病気に使います。「小陥胸湯」は、黄連、半夏、括楼仁がふくまれます。

柴胡は解熱、消炎、鎮静などの作用があり、半夏は鎮咳、制吐などの作用があります。植物のキカラスウリの根が括楼根、種子が括楼仁です。括楼仁には、トリコサン酸、トリテルペノイド脂肪酸、トリテルペノイドがふくまれ、抗腫瘍、免疫活性化、アルコール代謝促進などの作用があります。

「小陥胸湯」は、心窩部の痛みに使われます。「柴陥湯」は、肋膜炎に使われてきました。

「柴陥湯」を選択するヒントは、胸の痛みです。心窩部の痛みを呈する呼吸器疾患（咳、気管支炎、肺炎など）、循環器疾患（胸痛、心筋梗塞、狭心症など）などに使います。

出典：『傷寒論』の「小柴胡湯」に、「小陥胸湯」を加えたもので、日本近世の処方（本朝経験方）

症状

①感冒、気管支炎、中耳炎、腎炎などの熱性疾患
②胃炎、腸炎などの消化器疾患
③心筋梗塞、狭心症などの循環器疾患

体の状態

少陽病（症状が体内へ、のどや胃に症状）
肺（呼吸器系の障害）
肝（精神活動の安定、自律神経失調）

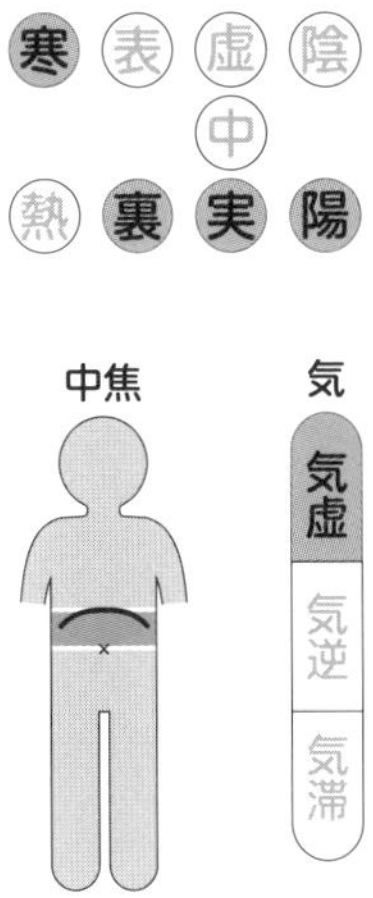

注意

黄芩▼息切れ、咳（せき）
甘草▼浮腫、血圧上昇

*感冒（風邪、インフルエンザなど）に使う漢方薬の説明は、44ページに記載

柴胡清肝湯（さいこせいかんとう）

生薬の構成

柴胡（さいこ）、黄芩（おうごん）、黄柏（おうばく）、黄連（おうれん）、括楼根（かろこん）、甘草（かんぞう）、桔梗（ききょう）、牛蒡子（ごぼうし）、山梔子（さんしし）、地黄（じおう）、芍薬（しゃくやく）、川芎（せんきゅう）、当帰（とうき）、薄荷（はっか）、連翹（れんぎょう）

「柴胡清肝湯」は「黄連解毒湯」と「四物湯」をふくみます。「黄連解毒湯」は、喀血、吐血、下血、脳出血、高血圧、心悸亢進、うつ病、皮膚掻痒（そうよう）症、胃炎などに、「四物湯」は、産後あるいは流産後の疲労回復、月経不順、冷え症、しもやけ、しみ、血の道症などに使う薬です。

明治時代に森道伯が作った一貫堂医学では、体質を瘀血証体質、臓毒証体質、解毒証体質の三つに分類します。「柴胡清肝湯」は、解毒証体質の幼児期の体質改善に使います。耳、のどの病気を治します。

「柴胡清肝湯」を選択するヒントは、神経質な要因を見つけることです。疳の虫、癇癪持ち、神経質、感冒、中耳炎、鼻炎、慢性・再発性扁桃炎、頸部・顎下部リンパ腺炎、咽頭炎、喉頭炎、扁桃炎、口唇炎、口内炎、舌炎、歯肉炎などに使います。

出典：森道伯が『明医雑著』の処方から牡丹皮、升麻を除いたもの、あるいは『外科枢要』の処方から人参を除き処方した日本のオリジナル

症状

①慢性・再発性扁桃炎、頸部・顎下部リンパ腺炎、咽頭炎、喉頭炎、扁桃炎などです。
②口唇炎、口内炎、舌炎、歯肉炎など
③神経症など
④アトピー性皮膚炎、にきび（尋常性痤瘡）、湿疹など皮膚疾患

体の状態

少陽病（症状が体内へ、のどや胃に症状）
肝（精神活動の安定、自律神経失調）

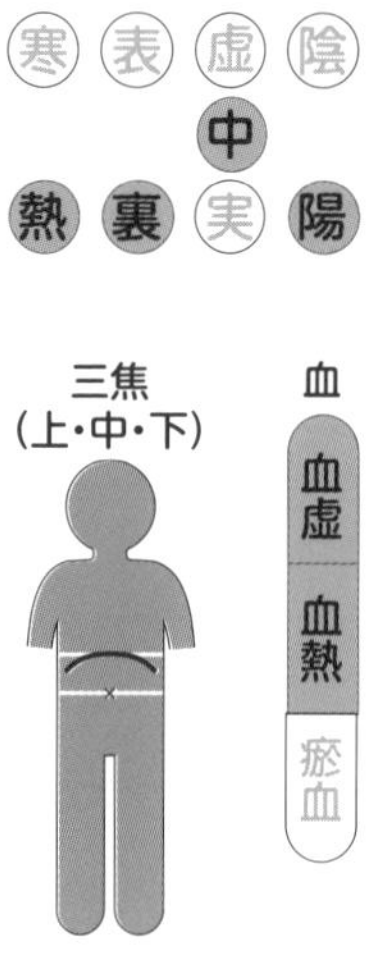

注意

黄芩▼息切れ、咳（せき）　甘草▼浮腫、血圧上昇
地黄▼胃腸障害、下痢　当帰▼胃腸障害、腹痛
川芎▼胃腸障害、腹痛

柴苓湯（さいれいとう）

生薬の構成
柴胡、沢瀉、半夏、黄芩、猪苓、人参、白朮または蒼朮、大棗、茯苓、甘草、桂皮、生姜

「小柴胡湯」に「五苓散」を加え、桂枝、大棗を除くと、「柴苓湯」になります。「小柴胡湯」と「五苓散」が適応となる症状と病気に使います。

急性の感染性下痢、急性胃腸炎による嘔吐、下痢、脱水に使います。また、慢性の水分代謝の異常があるときに使います。

「柴苓湯」を選択するヒントは、炎症を見つけることです。胃腸型感冒、気管支炎、中耳炎、水瀉性下痢、急・慢性胃腸炎、クローン病、潰瘍性大腸炎、急・慢性腎炎、ネフローゼ症候群、腎盂腎炎、急・慢性肝炎、肝硬変、妊娠中毒症、膠原病、各種疾患に伴う浮腫、暑気あたりなどに使います。

出典：元の時代（1337年）の危亦林著『得効方』

症状

①感冒、気管支炎、中耳炎、腎炎などの急性疾患
②亜急性～慢性の炎症性疾患
③難治性疾患

体の状態

少陽病（症状が体内へ、のどや胃に症状）

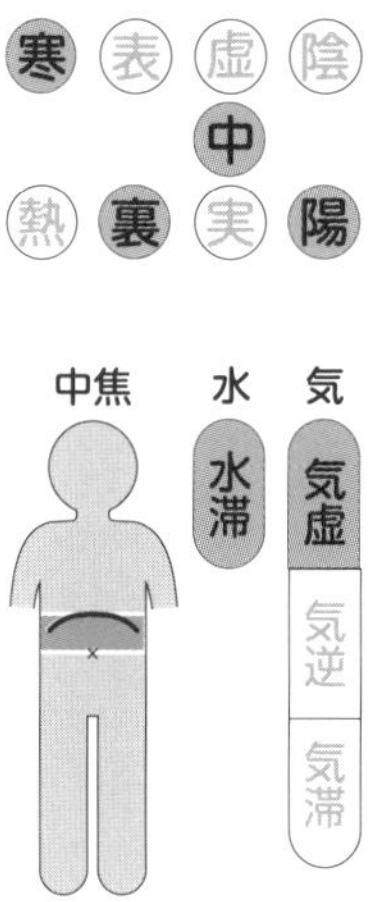

注意

黄芩▼息切れ、咳（せき）
甘草▼浮腫、血圧上昇

＊感冒（風邪、インフルエンザなど）に使う漢方薬の説明は、44ページに記載

十味敗毒湯（じゅうみはいどくとう）

生薬の構成
桔梗（ききょう）、柴胡（さいこ）、川芎（せんきゅう）、茯苓（ぶくりょう）、防風（ぼうふう）または浜防風（はまぼうふう）、甘草（かんぞう）、荊芥（けいがい）、生姜（しょうきょう）、桜皮（おうひ）、独活（どくかつ）、樸樕（ぼくそく）

桜皮はバラ科桜の樹皮です。鎮咳、去痰などの作用があります。漢方医学では、排膿、解毒、解熱などの作用があります。樸樕（ぼくそく）はブナ科クヌギの樹皮です。漢方医学では、止瀉、駆瘀血などの作用があります。

「十味敗毒湯」を選択するヒントは、急性期の化膿です。化膿性皮膚疾患・急性皮膚疾患の初期、じんま疹、急性湿疹、水虫足白癬、白癬、にきび（尋常性痤瘡）、接触性皮膚炎、中毒性皮膚炎、慢性中耳炎、鼻炎、副鼻腔炎、扁桃炎、麦粒腫（ものもらい）、リンパ節炎などに使います。

皮膚の表面に近い化膿には、「十味敗毒湯」などを使います。皮膚から皮下脂肪までの深さの化膿には「排膿散及湯」などを、皮下脂肪よりも深い化膿には「大黄牡丹皮湯」「腸癰湯」などを使います。患部に化膿を伴うか、化膿を繰り返すときに使います。

出典：江戸時代末期の医師で世界で初めて全身麻酔で乳がんの手術をした華岡清州の処方（本朝経験方）

症状

①化膿性皮膚疾患など
②鼻炎、副鼻腔炎、扁桃炎、リンパ節炎など

体の状態

少陽病（症状が体内へ、のどや胃に症状）

陰 虚 表 寒
中
陽 実 裏 熱

三焦
（上・中・下）

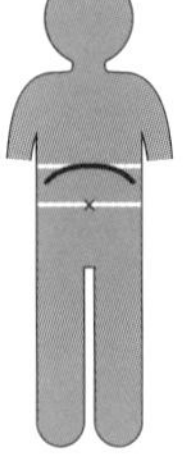

注意

川芎▼胃腸障害、腹痛
甘草▼浮腫、血圧上昇

消風散（しょうふうさん）

「消風散」を選択するヒントは、汚い皮膚と口渇です。激しい痒感、分泌物、痂皮（かひ）（かさぶた）、口渇、夏に悪化する湿疹などの症状があるときに使います。

湿疹、じんま疹、水虫、あせも、皮膚搔痒症（そうようしょう）、アトピー性皮膚炎、じんま疹、頑癬（がんせん）（たむし、体部白癬体）、にきび（尋常性痤瘡）などの慢性の皮膚病に使います。

分泌物の多い湿疹は、「治頭瘡一方」を使います。乾燥している湿疹は、「当帰飲子」を使います。赤みが強い湿疹は「清上防風湯」を使います。汗で悪化する湿疹は「消風散」を使います。皮膚は湿っているがつやがない、術後の傷の治りが悪いときは、「桂枝加黄耆湯」を使います。

出典：明時代（1617年）、陳実功著の『外科正宗』

生薬の構成

石膏（せっこう）、地黄（じおう）、当帰（とうき）、牛蒡子（ごぼうし）、蒼朮（そうじゅつ）、防風（ぼうふう）または浜防風（はまぼうふう）、木通（もくつう）、知母（ちも）、甘草（かんぞう）、苦参（くじん）、荊芥（けいがい）、胡麻（ごま）、蝉退（せんたい）

症状

①皮膚病

体の状態

少陽病（症状が体内へ、のどや胃に症状）

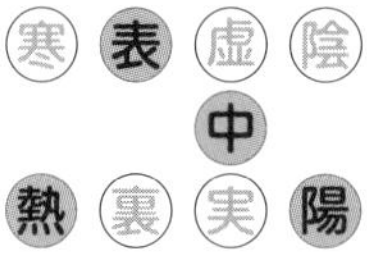

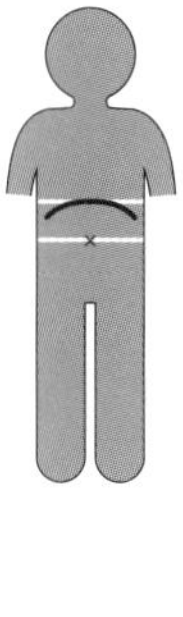

注意

石膏▼利尿作用過多
当帰▼胃腸障害、腹痛
甘草▼浮腫、血圧上昇

清上防風湯

生薬の構成

黄芩、桔梗、山梔子、川芎、防風または浜防風、白芷、連翹、黄連、甘草、枳実、荊芥、薄荷

「清上防風湯」は、「荊芥連翹湯」から地黄、当帰、芍薬、黄柏、柴胡を除いた薬です。

「清上防風湯」を選択するヒントは、にきびです。適応症状は、のぼせ、赤ら顔、頭痛、めまいなどです。

にきび（尋常性痤瘡）、酒渣性痤瘡、頭部・顔面湿疹、顔面の膿皮症、アトピー性皮膚炎、慢性中耳炎、慢性副鼻腔炎、慢性鼻炎、慢性結膜炎などに使います。

分泌物の多い湿疹は「治頭瘡一方」を使います。乾燥している湿疹は「当帰飲子」を使います。赤みが強い湿疹は「清上防風湯」、汗で悪化する湿疹は「消風散」を使います。

出典：江戸時代もっともよく読まれた医学書、龔廷賢著『万病回春』

症状

①顔の皮膚疾患
②結膜炎、中耳炎、鼻炎、副鼻腔炎など

体の状態

少陽病（症状が体内へ、のどや胃に症状）

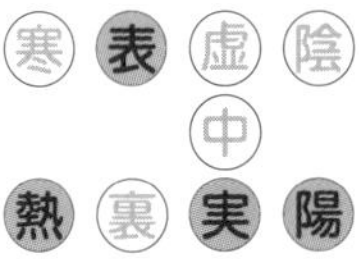

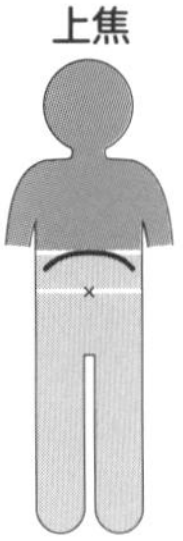

注意

黄芩▼息切れ、咳（せき）
山梔子▼腸間膜動脈硬化症
川芎▼胃腸障害、腹痛
甘草▼浮腫、血圧上昇

梔子柏皮湯（ししはくひとう）

生薬の構成
山梔子（さんしし）、甘草（かんぞう）、黄柏（おうばく）

「梔子柏皮湯」は、「茵蔯蒿湯」の茵蔯蒿を除き、山梔子を加えた薬です。

山梔子は、緩下、胆汁分泌促進、胃液分泌抑制、鎮痛、コレステロール上昇抑制、血圧降下などの作用があります。漢方医学では、消炎、清熱、精神安定、利胆などの作用があります。甘草は、潰瘍抑制、鎮痛、鎮咳、副腎皮質ホルモン様の作用、抗炎症、抗アレルギーなどの作用があります。黄柏は、抗菌、抗炎症などの作用があります。漢方医学では、消炎、清熱などの作用があります。

「梔子柏皮湯」を選択するヒントは、皮膚の発赤、腫脹、かゆみです。肝疾患による黄疸、皮膚掻痒（そうよう）症、宿酔い、パニック障害などに使います。

「茵蔯蒿湯」より軽症の黄疸に使います。肌色が蜜柑のような黄色のときには「茵蔯蒿湯」、肌はあまり黄色くないときに「梔子柏皮湯」を使います。

出典：後漢時代（3世紀初め）の『金匱要略』

症状
①黄疸
②皮膚掻痒症
③パニック障害

体の状態
陽明病（高熱、便秘など胃腸に症状）

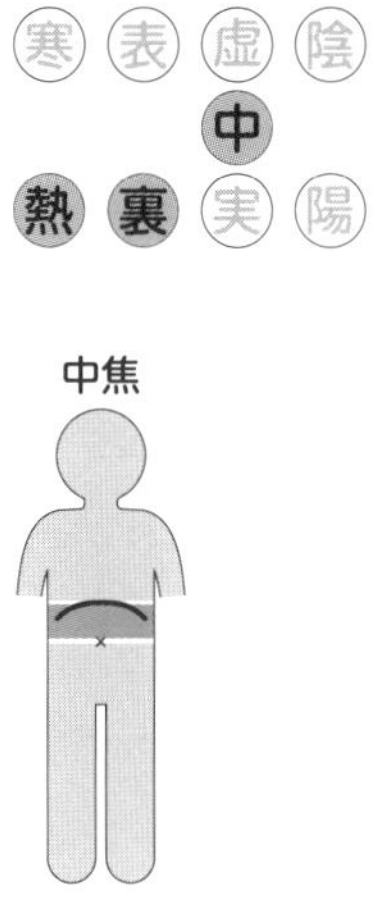

注意
山梔子▼腸間膜動脈硬化症
甘草▼浮腫、血圧上昇

当帰飲子（とうきいんし）

「当帰飲子」は「四物湯」をふくんでいます。「気血水」の「血」の異常には「四物湯」を中心とした薬を使います。「血」は女性ホルモンの変化と、血液に関連するものを意味します。「四物湯」は「血虚」を治します。「血虚」は、集中力低下、不眠、睡眠障害、眼精疲労、めまい感、こむら返り、過少月経、月経不順、顔色不良、頭髪が抜けやすい、皮膚の乾燥、アカギレ、爪の異常、知覚異常などの症状があります。

「当帰飲子」を選択するヒントは、乾燥です。適応症状は、慢性湿疹（分泌物の少ないもの）、かゆみ、湿疹、皮膚瘙痒感、冷え症などです。皮脂欠乏性皮膚炎、人工透析に伴う皮膚掻痒（そうよう）症、慢性じんま疹、尋常性乾癬、尋常性痒疹、皮膚炎、アトピー性皮膚炎などを治します。分泌物の多い湿疹は「治頭瘡一方」、乾燥している湿疹は「当帰飲子」、赤みが強い湿疹は「清上防風湯」、汗で悪化する湿疹は「消風散」を使います。

出典：南宋時代（1253年）厳用和著の『済生方』

生薬の構成

当帰（とうき）、地黄（じおう）、蒺藜子（しつりし）、芍薬（しゃくやく）、川芎（せんきゅう）、防風（ぼうふう）、何首烏（かしゅう）、黄耆（おうぎ）、荊芥（けいがい）、甘草（かんぞう）

症状

①乾燥した皮膚掻痒症
②湿疹など

体の状態

太陰病（冷え、下痢など消化機能が低下）

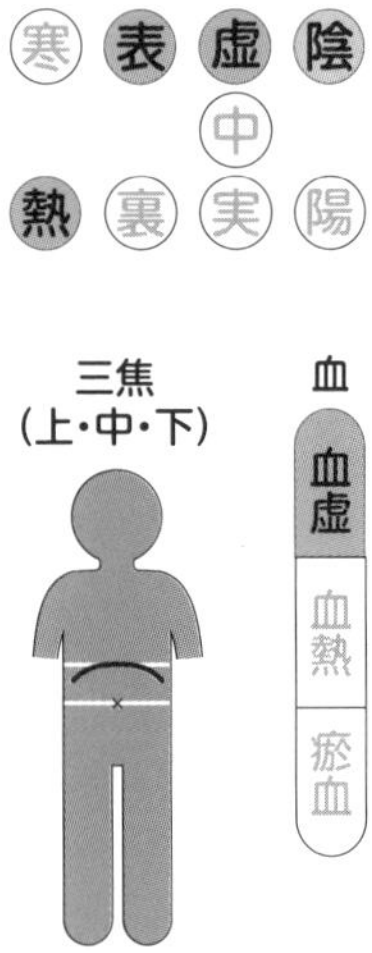

注意

当帰▼胃腸障害、腹痛　地黄▼胃腸障害、下痢
川芎▼胃腸障害、腹痛
甘草▼浮腫、血圧上昇

排膿散及湯（はいのうさんきゅうとう）

生薬の構成

桔梗（ききょう）、甘草（かんぞう）、枳実（きじつ）、芍薬（しゃくやく）、大棗（たいそう）、生姜（しょうきょう）

「排膿散及湯」は、「排膿散」（枳実、芍薬、桔梗）と「排膿湯」（桔梗、甘草、生姜、大棗）を合わせた薬です。唾液腺にできる石を排出するために使う「唾石散」は、枳実、芍薬、甘草、山梔子です。

「排膿散及湯」を選択するヒントは、化膿です。化膿性皮膚疾患（よう、せつ、面疔など）、歯周組織炎（歯槽膿漏）、歯齦炎、急・慢性副鼻腔炎、急・慢性鼻炎、慢性中耳炎、麦粒腫（ものもらい）、乳腺炎、肛門周囲膿瘍、リンパ節炎などに使います。

皮膚の表面に近い化膿は「十味敗毒湯」などを、皮膚から皮下脂肪までの深さの化膿は「排膿散及湯」などを、皮下脂肪よりも深い化膿は「大黄牡丹皮湯」「腸癰湯」などを使います。

出典：江戸中期の医学者、吉益東洞の日本近世の処方（本朝経験方）

症状

①化膿性皮膚疾患など
②歯周組織炎（歯槽膿漏）、副鼻腔炎、扁桃炎、肛門周囲膿瘍など

体の状態

少陽病（症状が体内へ、のどや胃に症状）

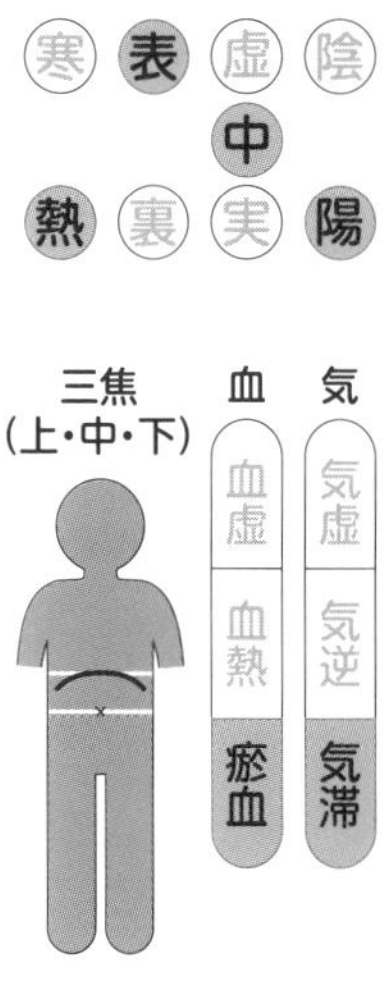

注意

甘草▼浮腫、血圧上昇

猪苓湯（ちょれいとう）

猪苓は、利水、抗腫瘍などの作用があり、漢方医学では、消炎、止渇、利尿などの作用があります。「五苓散」の桂皮、白朮や蒼朮を除き、滑石、阿膠を加えた薬です。滑石は、ケイ酸アルミニウムです。漢方医学では、消炎、止渇、清熱、止湿などの作用があります。阿膠は、血液凝固促進などの作用があり、漢方医学では、補血、止血などの作用があります。

「猪苓湯」を選択するヒントは、尿のトラブルです。適応症状は、血尿、頻尿、残尿感、排尿痛、尿意頻数、排尿時の不快感、尿量減少、口渇、胸苦しさ、不安、不眠、下痢、浮腫などです。腎臓炎、腎石症、膀胱炎、尿路結石、神経因性膀胱、尿道炎、前立腺肥大症、前立腺炎、淋病、腎盂腎炎、IgA（免疫グロブリンA）腎症、ネフローゼ症候群、特発性腎出血などに使います。

繰り返す膀胱炎は「五淋散」、症状が強い膀胱炎は「猪苓湯」、長引く膀胱炎は「清心蓮子飲」を使います。

出典：後漢時代（3世紀初め）の『傷寒論』『金匱要略』

生薬の構成

猪苓（ちょれい）、茯苓（ぶくりょう）、滑石（かっせき）、沢瀉（たくしゃ）、阿膠（あきょう）

症状

①泌尿器疾患など
②下痢など

体の状態

陽明病（高熱、便秘など胃腸に症状）

陰 虚 表 寒
中
陽 実 裏 熱

水：水滞

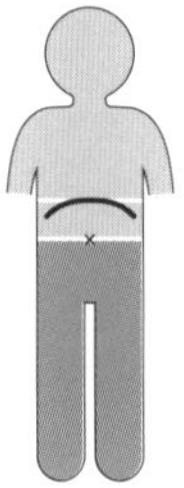

注意

滑石▼利尿作用過多

猪苓湯合四物湯（ちょれいとうごうしもつとう）

生薬の構成
地黄、芍薬、川芎、沢瀉、猪苓、当帰、茯苓、阿膠、滑石

「猪苓湯」と「四物湯」を合わせた薬です。「気血水」の「血」の異常に「四物湯」を中心とした薬を使います。「四物湯」は「血虚」を治します。「血虚」は、集中力低下、不眠、睡眠障害、眼精疲労、めまい感、こむら返り、過小月経、月経不順、顔色不良、頭髪が抜けやすい、皮膚の乾燥、アカギレ、爪の異常、知覚異常などの症状があります。

「猪苓湯合四物湯」を選択するヒントは、こじれた尿のトラブルです。「猪苓湯」よりも治りづらいときに使います。排尿困難、排尿痛、残尿感、頻尿、急・慢性尿道炎、急・慢性膀胱炎、膀胱神経症、慢性前立腺炎、前立腺肥大症、貧血、血液循環、打撲などによる外傷、冷え症、月経不順、産前産後の疲労回復、不妊症など婦人科疾患、皮膚の乾燥、皮膚掻痒症、しもやけ、しみなどに使います。

出典：『傷寒論』を出典とする「猪苓湯」と『和剤局方』の「四物湯」を合方した日本の処方（本朝経験方）

症状

①泌尿器疾患など
②婦人科疾患など
③貧血

体の状態

陽明病（高熱、便秘など胃腸に症状）

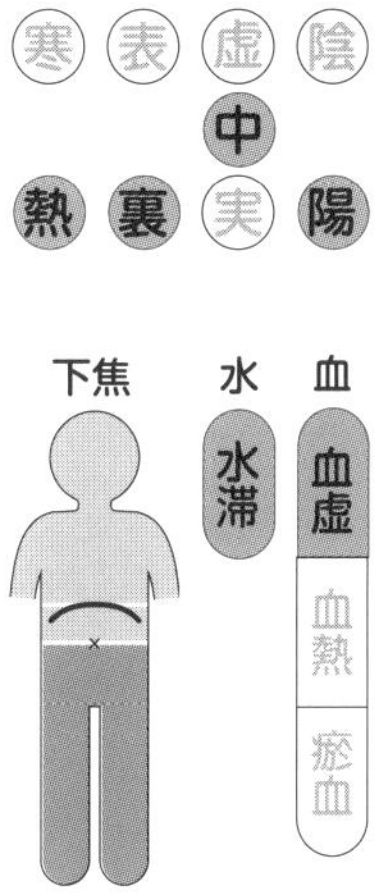

注意

地黄▼胃腸障害、下痢
川芎▼胃腸障害、腹痛
当帰▼胃腸障害、腹痛

五淋散（ごりんさん）

五淋とは、石淋、気淋、膏淋、労淋、熱淋（「外台秘要方」）、あるいは石淋、冷淋、膏淋、血淋、熱淋（「三因方」）など、排尿異常の病態を意味します。

「五淋散」を選択するヒントは、尿路疾患です。適応症状は、残尿感、遷延性排尿、頻尿、排尿痛などです。尿道炎、急・慢性膀胱炎、神経因性膀胱、前立腺肥大症、慢性前立腺炎、尿路結石症、腎盂腎炎などに使います。「五淋散」「猪苓湯」「清心蓮子飲」は、膀胱炎に使います。繰り返す膀胱炎には「五淋散」、症状が強い膀胱炎には「猪苓湯」、長引く膀胱炎には「清心蓮子飲」を使います。

出典：宋時代の12世紀初めに編纂された『和剤局方』

生薬の構成

茯苓（ぶくりょう）、黄芩（おうごん）、甘草（かんぞう）、地黄（じおう）、車前子（しゃぜんし）、沢瀉（たくしゃ）、当帰（とうき）、木通（もくつう）、山梔子（さんしし）、芍薬（しゃくやく）、滑石（かっせき）

症状

①膀胱炎、尿道炎、前立腺炎など
②腎盂腎炎、尿路結石症、腎盂腎炎など

体の状態

少陽病（症状が体内へ、のどや胃に症状）
腎（泌尿器系の障害、生殖機能の異常）

陰 虚 表 寒
中
陽 実 **裏** **熱**

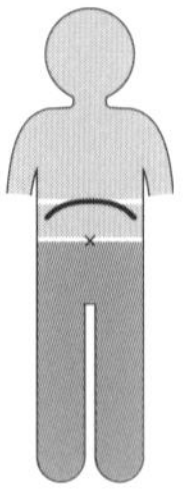

注意

黄芩▼息切れ、咳（せき）
甘草▼浮腫、血圧上昇
地黄▼胃腸障害、下痢
当帰▼胃腸障害、腹痛
山梔子▼腸間膜動脈硬化症

疎経活血湯（そけいかっけつとう）

疎経とは、経すなわち血管内の血流が阻害されている状態を疎通させる（滞りなく流す）ということです。

「疎経活血湯」を選択するヒントは、下半身の痛みです。血液（動脈、静脈、毛細血管）、リンパ液などの流れ、神経の伝達障害を改善します。

「疎経活血湯」の適応症状は、四肢、躯幹のしびれや疼痛、遊走性の痛み、下肢に痛みが強いこと、気候の変化（多湿、寒冷など）、飲酒や房事過度による悪化などです。

筋肉痛、関節痛、神経痛、筋肉の引きつり、しびれ感、浮腫、関節の運動障害、皮膚につやがない、多発性関節炎、痛風、腰痛、坐骨神経痛、下肢麻痺、半身不随などに使います。

出典：明代（1587年）の龔廷賢著『万病回春』

生薬の構成

当帰、地黄、川芎、白朮または蒼朮、茯苓、桃仁、芍薬、牛膝、威霊仙、防已、羌活、防風または浜防風、竜胆、生姜、陳皮、白芷、甘草

症状

①関節痛、筋肉痛、神経痛など
②多発関節炎など

体の状態

太陰病（冷え、下痢など消化機能が低下）

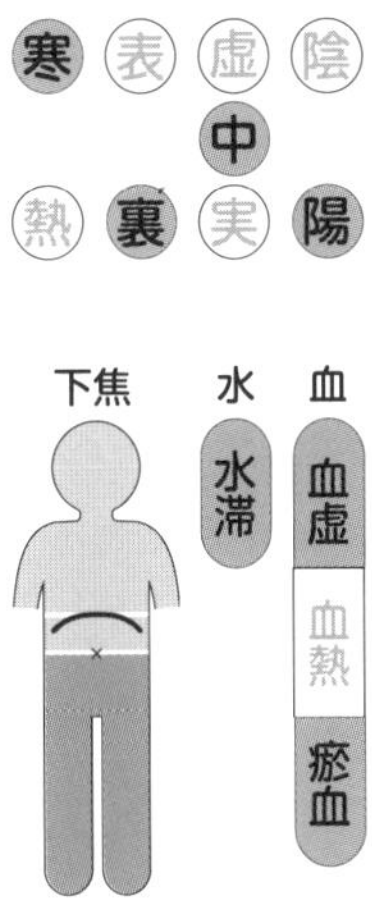

注意

当帰▼胃腸障害、腹痛　地黄▼胃腸障害、下痢
川芎▼胃腸障害、腹痛
甘草▼浮腫、血圧上昇

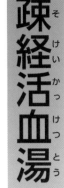

六味地黄丸（六味丸）

生薬の構成

地黄、山茱萸、山薬、沢瀉、牡丹皮、茯苓

症状

①泌尿器疾患など
②乾燥性角結膜炎など
③焦燥感など

体の状態

太陰病（冷え、下痢など消化機能が低下）
腎（泌尿器系の障害、生殖機能の異常）
肝（精神活動の安定、自律神経失調）

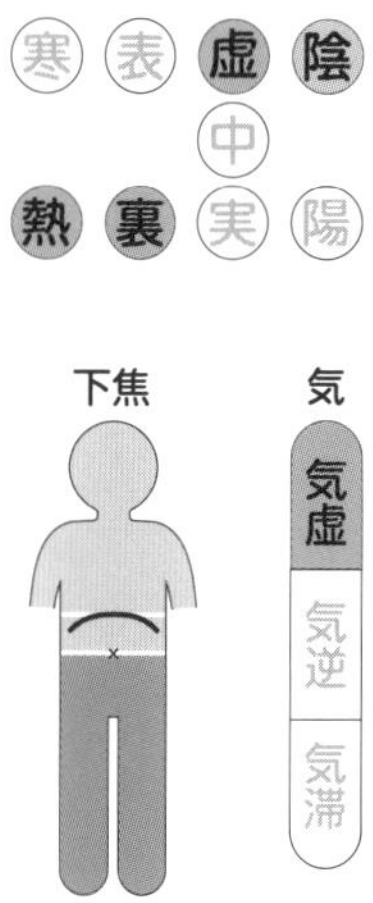

注意

地黄▼胃腸障害、下痢

「六味地黄丸」を選択するヒントは、だるさです。「六味地黄丸」は肝腎陰虚のときに選びます。

腎陰虚は、全身倦怠感、眼の乾燥、口渇、四肢のほてり、皮膚の乾燥などの症状があります。

肝虚は、易疲労、食欲不振、精神の不安定などの症状があります。

慢性腎炎、ネフローゼ症候群、急・慢性膀胱炎、神経因性膀胱、前立腺肥大症、慢性前立腺炎、陰萎、男性不妊、排尿障害、糖尿病、高血圧症、腰痛、肩こり、五十肩、骨粗鬆症、脳血管障害後遺症、白内障、老人性皮膚掻痒症、小児気管支喘息、夜尿症などに使います。

「六味地黄丸」に桂皮、附子を加えると「八味地黄丸」になり、「八味地黄丸」に牛膝、車前子を加えると「牛車腎気丸」になります。

出典：宋代（1119年）の銭乙撰著『小児薬証直訣』

八味地黄丸（八味丸）

生薬の構成

地黄、山茱萸、山薬、沢瀉、茯苓、牡丹皮、桂皮、附子

「八味地黄丸」は、「六味地黄丸」に桂皮、附子を加えた薬です。

「八味地黄丸」を選択するヒントは、冷えとだるさです。「八味地黄丸」は腎陰陽両虚のときに選びます。

腎陰陽両虚は、やせ、四肢のしびれ、息切れ、動悸、不眠、耳鳴り、脱毛、骨・歯のトラブル、低血圧、低体温などの症状があります。

糖尿病、高血圧、低血圧症、坐骨神経痛、腰痛、膀胱炎、神経因性膀胱、前立腺肥大症、慢性腎炎、ネフローゼ症候群、萎縮腎、糖尿病、陰萎、急・慢性膀胱炎、前立腺肥大症、慢性前立腺炎、坐骨神経痛、脳血管障害後遺症、肩こり症、五十肩、骨粗鬆症、白内障、眼精疲労、老人性皮膚掻痒症、湿疹、更年期障害などに使います。

出典：後漢時代（3世紀初め）の『傷寒論』

症状

①高齢者の諸症状
②糖尿病、高血圧症、白内障、前立腺肥大症など

体の状態

太陰病（冷え、下痢など消化機能が低下）
腎（泌尿器系の障害、生殖機能の異常）
肝（精神活動の安定、自律神経失調）

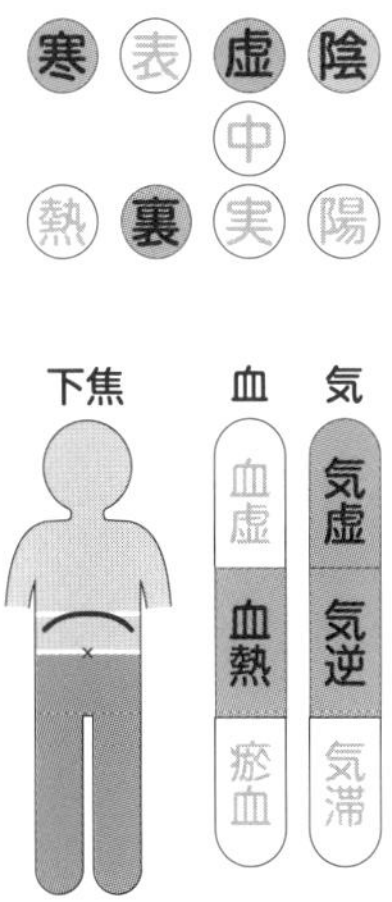

注意

地黄▼胃腸障害、下痢
桂皮▼アレルギー
附子▼動悸、のぼせ、頭痛、悪心、舌のしびれ

牛車腎気丸（ごしゃじんきがん）

「八味地黄丸」に牛膝、車前子を加えた薬です。「八味地黄丸」より附子が増量されています。附子は血流を改善し、浮腫をとり、痛みをやわらげてくれます。

「牛車腎気丸」を選択するヒントは、下半身の症状です。「牛車腎気丸」は腎陽虚のときに選びます。腎陽虚の状態は、精神活動低下、性欲低下、視力・聴力低下、浮腫、夜間尿、乏精子症、骨粗鬆症などになります。

下肢痛、腰痛、しびれ、かゆみ、白内障、眼精疲労、耳鳴り、排尿困難、頻尿、慢性腎炎、ネフローゼ症候群、萎縮腎、糖尿病、高脂血症、陰萎、男性不妊、急・慢性膀胱炎、前立腺肥大症、慢性前立腺炎、尿失禁、排尿障害、坐骨神経痛、脳血管障害後遺症、高血圧症、低血圧症、肩こり、肩関節周囲炎（五十肩）、骨粗鬆症、老人性皮膚掻痒（そうよう）症、湿疹、各疾患に伴う浮腫、更年期障害などに使います。

出典：南宋時代に厳用和によって著された『済生方』

生薬の構成

地黄（じおう）、牛膝（ごしつ）、山茱萸（さんしゅゆ）、山薬（さんやく）、車前子（しゃぜんし）、沢瀉（たくしゃ）、茯苓（ぶくりょう）、牡丹皮（ぼたんぴ）、桂皮（けいひ）、附子（ぶし）

症状

①高齢者の諸症状
②糖尿病、高血圧症、白内障、前立腺肥大症など
③下半身の冷えと浮腫

体の状態

太陰病（冷え、下痢など消化機能が低下）
腎（泌尿器系の障害、生殖機能の異常）
肝（精神活動の安定、自律神経失調）

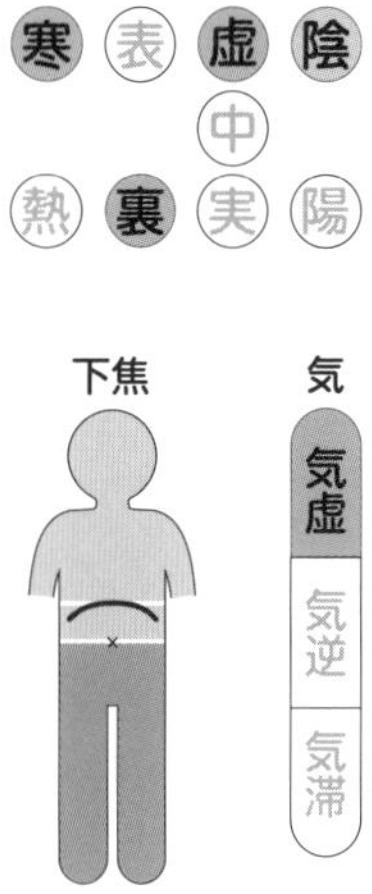

注意

地黄▼胃腸障害、下痢
桂皮▼アレルギー
附子▼動悸、のぼせ、頭痛、悪心、舌のしびれ

「六味地黄丸」「八味地黄丸」「牛車腎気丸」の違いと選び方

「六味地黄丸」は肝腎陰虚、「八味地黄丸」は腎陰陽両虚、「牛車腎気丸」は腎陽虚です。

腎は、①成長・発育・生殖機能、②骨、歯、③水分調整、④呼吸機能、⑤思考力、判断力、集中力などを意味します。

腎には、陽のエネルギーと陰のエネルギーがあります。

◆「牛車腎気丸」を使用

陽のエネルギーが不足した状態を腎陽虚といい、精神活動低下、性欲低下、視力・聴力低下、浮腫、夜間尿、乏精子症、骨粗鬆症などになります。

◆「六味地黄丸」を使用

陰のエネルギーが不足した状態を腎陰虚といい、全身倦怠感、眼の乾燥、口渇、四肢のほてり、皮膚の乾燥などになります。

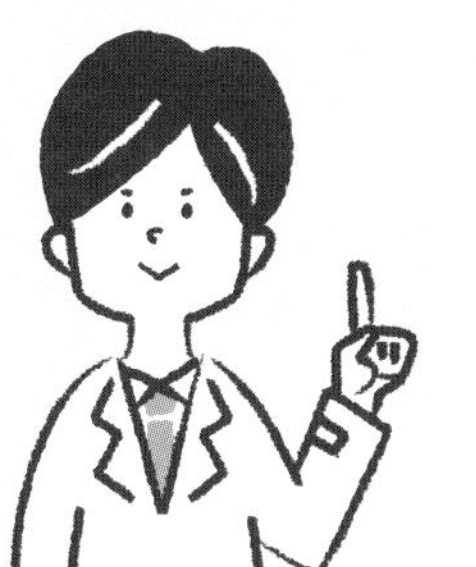

◆「八味地黄丸」を使用

陽と陰のエネルギーの両方が不足した状態を腎陰陽両虚といい、やせ、四肢のしびれ、息切れ、動悸、不眠、耳鳴り、脱毛、骨・歯のトラブル、低血圧、低体温などになります。

木防已湯（もくぼういとう）

生薬の構成
石膏（せっこう）、防已（ぼうい）、桂皮（けいひ）、人参（にんじん）

「木防已湯」にふくまれる防已は血圧降下、血管透過性亢進などの作用があります。石膏は心拍数減少、血圧降下、血流量増加、末梢血管拡張などの作用があります。桂皮は血圧降下、血流量増加などの作用があります。人参の血管拡張作用により、横になると息苦しく咳がこみ上げてくる心臓喘息の状態を改善します。

「木防已湯」を選択するヒントは、浮腫と動悸です。適応症状は、呼吸困難、浮腫、動悸、顔色が悪い、咳を伴う呼吸困難、浮腫などです。

心臓性喘息、心不全（心臓弁膜症などに伴う）、不整脈、気管支喘息、肺気腫、ネフローゼ症候群、慢性腎炎、各種疾患に伴う浮腫などに使います。不整脈の治療に使う漢方薬は、「炙甘草湯」「木防已湯」などです。

出典：後漢時代（3世紀初め）の『金匱要略』

症状

①心不全
②各種疾患に伴う浮腫

体の状態

少陽病（症状が体内へ、のどや胃に症状）

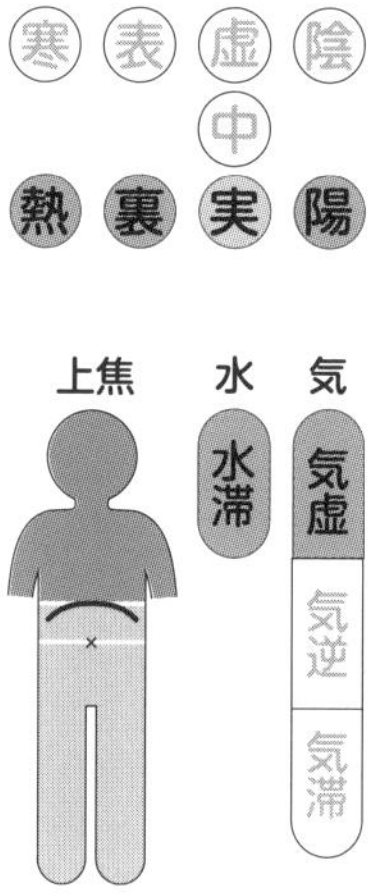

注意

石膏▼利尿作用過多
桂皮▼アレルギー

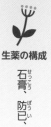

防已黄耆湯（ぼういおうぎとう）

防已の薬理作用には、抗炎症、抗アレルギー、鎮痛、血圧降下などがあります。漢方医学では、利尿、鎮痛の作用があり、神経痛、関節痛、水腫などに使います。

「防已黄耆湯」を選択するヒントは、浮腫を見つけることです。適応症状は、体が重い、汗をかきやすい、冷えやすい、むくみやすいなどです。

糸球体腎炎、腎盂腎炎、ネフローゼ症候群、妊娠腎、陰嚢水腫、肥満症、関節炎、筋炎、浮腫、月経不順、関節リウマチ、関節痛、変形性膝関節症、皮膚病、多汗症、じんま疹、腋臭症などに使います。

出典：後漢時代（3世紀初め）の『金匱要略』

生薬の構成

黄耆（おうぎ）、防已（ぼうい）、白朮（びゃくじゅつ）または蒼朮（そうじゅつ）、大棗（たいそう）、甘草（かんぞう）、生姜（しょうきょう）

症状

①水太り
②糸球体腎炎、腎盂腎炎、ネフローゼ症候群、妊娠腎などの腎臓疾患
③関節リウマチ、関節痛、変形性膝関節症

体の状態

太陰病（冷え、下痢など消化機能が低下）

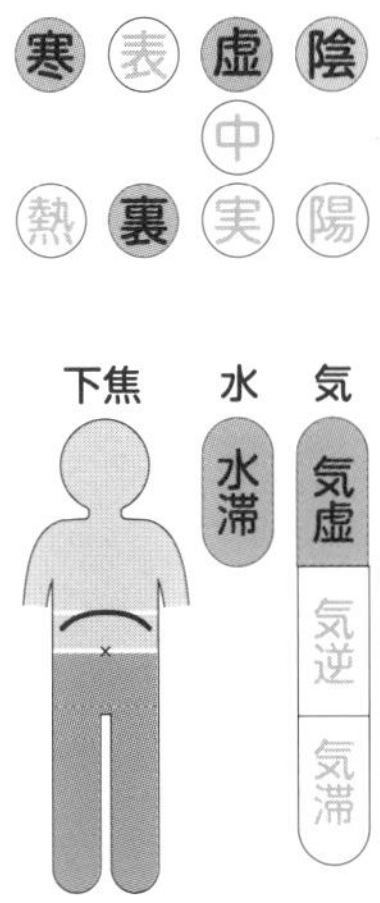

注意

甘草▼浮腫、血圧上昇

芍薬甘草湯（しゃくやくかんぞうとう）

生薬の構成
芍薬（しゃくやく）、甘草（かんぞう）

「芍薬甘草湯」は、筋肉痛、神経痛、関節痛などに使います。芍薬は鎮痙、鎮痛、抗炎症、血管弛緩などの作用があり、漢方医学では、鎮痙などの作用があります。甘草は鎮痙、鎮咳、鎮痛、抗炎症などの作用があります。

「芍薬甘草湯」を選択するヒントは、筋肉の症状を見つけることです。こむら返りや筋肉の痙攣に使います。「芍薬甘草湯」は速効性があります。寝ているときにこむら返りになるときは、就寝時に内服すると効果的です。内服すると10分以内に効果が現れます。

甘草の副作用に注意しましょう。甘草にはグリチルリチン酸がふくまれていて、慢性肝炎やアレルギー疾患の治療に使われます。グリチルリチン酸の副作用は、低カリウム血症、浮腫、血圧上昇などです。醤油、漬物などの甘みや、太らない甘み成分として健康食品にも使われているので注意しましょう。

出典：後漢時代（3世紀初め）の『傷寒論』

症状

①筋肉痛、神経痛、関節痛など
②こむら返り
③腹痛、月経痛、胆石発作、尿路結石など

体の状態

太陰病（冷え、下痢など消化機能が低下）

陰　虚　表　寒
中
陽　実　裏　熱

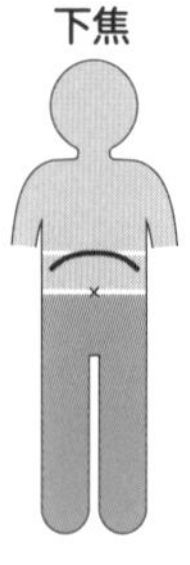

注意

甘草▼浮腫、血圧上昇

芍薬甘草附子湯（しゃくやくかんぞうぶしとう）

「芍薬甘草附子湯」は、「芍薬甘草湯」に附子が加わった薬です。附子は、鎮痛、鎮静、抗炎症、体温上昇、血管弛緩などの作用があります。

「芍薬甘草附子湯」を選択するヒントは、冷えと筋肉の症状を見つけることです。筋肉痛、神経痛、関節痛などに使います。

こむら返りや筋肉の痙攣に使います。「芍薬甘草附子湯」は即効性があり、内服すると10分以内に効果が現れます。

出典：後漢時代（3世紀初め）の『傷寒論』

生薬の構成
芍薬（しゃくやく）、甘草（かんぞう）、附子（ぶし）

症状
①筋肉痛、神経痛、関節痛など
②こむら返り
③腹痛、月経痛、胆石発作、尿路結石など

体の状態
太陰病（冷え、下痢など消化機能が低下）

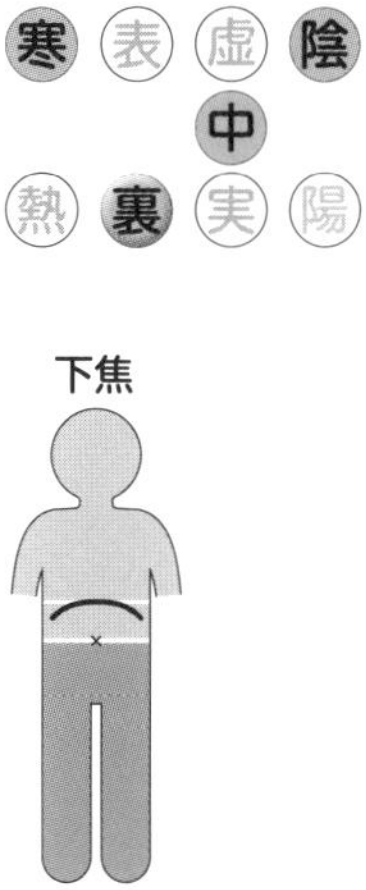

注意
甘草▼浮腫、血圧上昇
附子▼動悸、のぼせ、頭痛、悪心、舌のしびれ

甘草湯（かんぞうとう）

「甘草湯」を選択するヒントは、**のどの症状**です。

咳、咽頭痛、嗄声などに使います。

お湯に溶いて、うがいをしたあと、飲み込むと効果的です。

甘みのある生薬には、膠飴（こうい）、甘草、大棗、小麦などがあり、急に起こる症状を緩和する作用があります。

甘草は、「五苓散」「真武湯」など、水分のバランスをとる漢方薬にはふくまれません。

出典：後漢時代（3世紀初め）の『傷寒論』

生薬の構成

甘草（かんぞう）

症状

①咽頭炎、扁桃炎など
②咳、嗄声など

体の状態

少陽病（症状が体内へ、のどや胃に症状）

陰 虚 表 寒
中
陽 実 **裏** **熱**

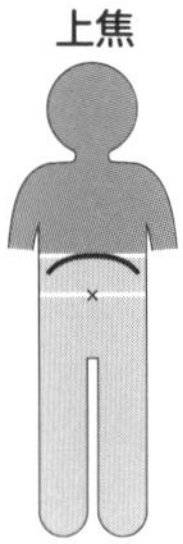

注意

甘草▼浮腫、血圧上昇

＊感冒（風邪、インフルエンザなど）に使う漢方薬の説明は、44ページに記載

桔梗湯（ききょうとう）

「桔梗湯」は、咽頭炎、喉頭炎、扁桃炎、扁桃周囲炎など、のどの炎症、化膿した痰がでるときや、咳の症状に使います。

桔梗は、去痰、鎮咳、抗炎症、抗菌、排膿などの作用があります。甘草は、鎮咳、鎮痛、抗炎症、抗菌などの作用があります。「桔梗湯」は発熱、悪寒、頭痛などがないなど、全身症状がないときに使います。**「桔梗湯」を選択するヒント**は、のどの症状を見つけることです。内服方法は、お湯に溶いて、少量ずつ口にふくみ、うがいをしたあと、飲み込むと効果的です。

甘草にはグリチルリチン酸がふくまれていて、慢性肝炎やアレルギー疾患の治療に使われます。グリチルリチン酸の副作用は、低カリウム血症、浮腫、血圧上昇などです。グリチルリチン酸は、醤油、漬物などの甘みや、太らない甘み成分として健康食品にも使われているので、注意しましょう。

出典：後漢時代（3世紀初め）の『傷寒論』『金匱要略』

生薬の構成

桔梗（ききょう）、甘草（かんぞう）

症状

①咽頭炎、喉頭炎、扁桃炎など
②咳、痰など

体の状態

少陽病（症状が体内へ、のどや胃に症状）

陰		**陽**
虚	**中**	実
表		**裏**
寒		**熱**

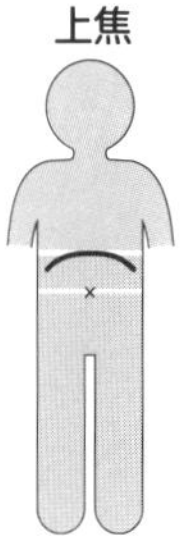

注意

甘草▶浮腫、血圧上昇

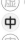

立効散（りっこうさん）

生薬の構成

細辛（さいしん）、升麻（しょうま）、防風（ぼうふう）、甘草（かんぞう）、竜胆（りゅうたん）

「立効散」を選択するヒントは、口の症状です。口腔内の腫脹・疼痛、抜歯後の疼痛、歯痛、歯齦炎、歯根膜炎、舌痛症、口内炎、歯周炎、歯肉炎、顎関節症、舌咽神経痛、三叉神経痛などに使います。

歯周病の原因となる口腔内細菌に効果があるのは、黄連、黄芩、黄柏です。「柴胡清肝湯」「黄連解毒湯」「三黄瀉心湯」「排膿散及湯」「茵蔯蒿湯」「三物黄芩湯」「黄芩湯」「黄連湯」「半夏瀉心湯」などにふくまれています。

「立効散」をはじめ、歯や口の疾患に漢方薬を使うときは、お湯（80℃以上）で溶かし、水で薄めたもので、口の中をすすぐと効果的です。口内炎や歯肉炎などの場合は、お湯で溶かしたペースト状の漢方薬を直接患部に塗ると効果的です。

出典：室町時代～安土桃山時代に活躍した医師・曲直瀬道三の日本の処方（本朝経験方）

症状

①歯痛、舌痛など
②虫歯の痛み、口内炎など

体の状態

少陽病（症状が体内へ、のどや胃に症状）

陰 虚 表 寒
中
陽 実 裏 熱

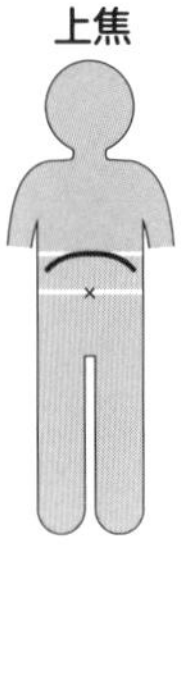

注意

甘草▼浮腫、血圧上昇

真武湯（しんぶとう）

「真武湯」は、東西南北を守る四神、東方の青龍、西方の白虎、南方の朱雀、北方の玄武のうち、玄武の名前を持つ漢方薬の一つです。宋の時代、皇帝の名前と重なるために「玄武湯」から「真武湯」と改名されたといわれています（東の小青竜湯、西の白虎加人参湯、南の十棗湯、北の真武湯）。

「茯苓飲」から人参、陳皮、枳実を除き、芍薬、附子を加えた薬です。

「真武湯」を選択するヒントは、冷えです。適応症状は、冷え、寒気、易疲労、元気がない、めまい、動悸、腹痛、浮腫、尿量減少、泥状・水様便などです。

胃腸疾患、胃炎、腸炎、消化不良、胃下垂、ネフローゼ症候群、腹膜炎、脳梗塞、脊髄疾患による運動ならびに知覚麻痺、神経衰弱、高血圧症、心臓弁膜症、心不全、半身不随、関節リウマチ、老人性瘙痒症、感冒などに使います。

出典：後漢時代（3世紀初め）の『傷寒論』

生薬の構成

茯苓（ぶくりょう）、芍薬（しゃくやく）、生姜（しょうきょう）、白朮（びゃくじゅつ）または蒼朮（そうじゅつ）、附子（ぶし）

症状

①胃腸障害
②寒冷により悪化する疾患

体の状態

少陰病（臓器機能の低下）
脾（消化器系の異常）

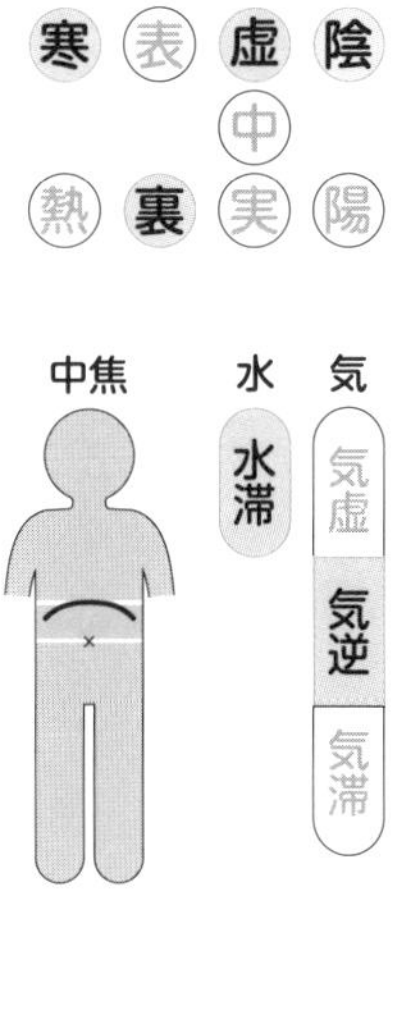

注意

附子▼動悸、のぼせ、頭痛、悪心、舌のしびれ

紫雲膏（しうんこう）

「紫雲膏」は、皮膚疾患や皮膚の外傷などに使う軟膏です。

「紫雲膏」を選択するヒントは、皮膚のトラブルです。乾燥している場合でも、化膿している場合でも使用することができます。

湿疹、乾癬、角皮症、水虫、うおのめ、たこ、膿痂疹、にきび、いぼ、ひび、あかぎれ、あせも、かぶれ、わきが、円形脱毛症、などの皮膚疾患、外傷（切傷、擦過傷、打撲傷など）、しもやけ、床ずれ、やけど、虫さされ、潰瘍、下腿潰瘍、瘻孔、痔核、痔瘻、脱肛、瘭疽（ひょうそ）（爪周囲の化膿性炎症）、びらんなどの疾患に使われます。

出典：江戸時代末期の医師で、世界初の全身麻酔による乳がんの手術をした華岡青洲による日本オリジナルの処方（本朝経験方）

生薬の構成

胡麻油（ごまあぶら）、当帰（とうき）、紫根（しこん）、黄蝋（おうろう）、豚油（とんし）

症状

①湿疹、水虫、にきび、あかぎれ、かぶれなど
②しもやけ、床ずれ、やけど、虫さされなど
③化膿性疾患、乾燥による障害など

体の状態

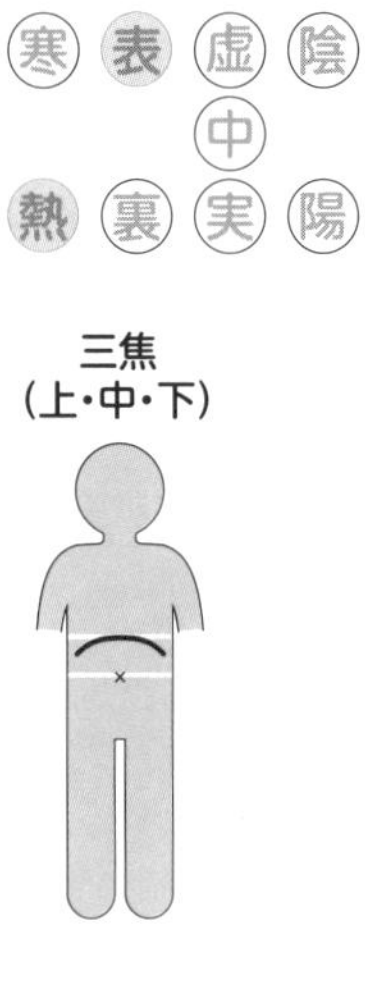

注意

紫根▼アレルギー
当帰▼アレルギー

第4章

生薬の薬効と薬理

第4章では、漢方薬にふくまれるさまざまな生薬が、体にどんな効果や作用をもたらすかを解説します。また、おもな生薬の副作用もとりあげますので、漢方薬を使用するときはこの副作用にも注意しましょう。

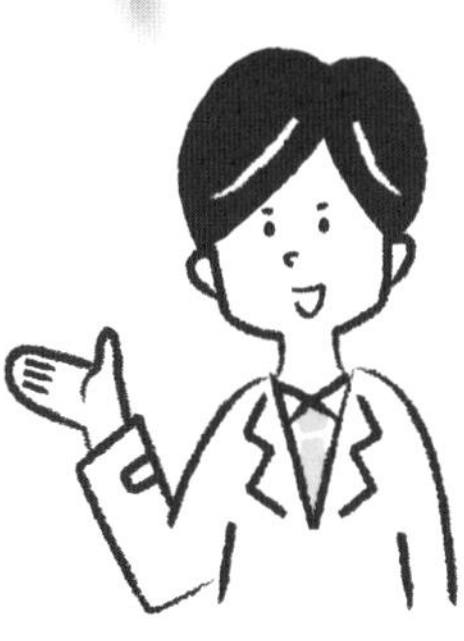

生薬のもつ薬効や副作用を理解しよう

ここ第4章では、漢方薬にふくまれている生薬について説明します。それぞれの生薬がどのような生理作用（薬理）をもち、体にどのような好ましい効果（薬効）をもたらすかを簡潔にまとめました。漢方薬は生薬の組み合わせから成り立っていますから、それぞれの生薬の薬効と薬理が、漢方薬の効能や働きに深く関わっています。以下、生薬の写真とともに、生薬名、生薬の原料、生薬にふくまれる主要成分（化学成分）、薬効と薬理を紹介します。

●副作用にも注意しましょう

また、212ページからは主要な生薬のもつ副作用（好ましくない効果）をまとめました。

漢方薬は体にやさしい薬ではありますが、生薬の中には副作用をもつものがあるので、用い方には注意しましょう。

生薬の説明の見方

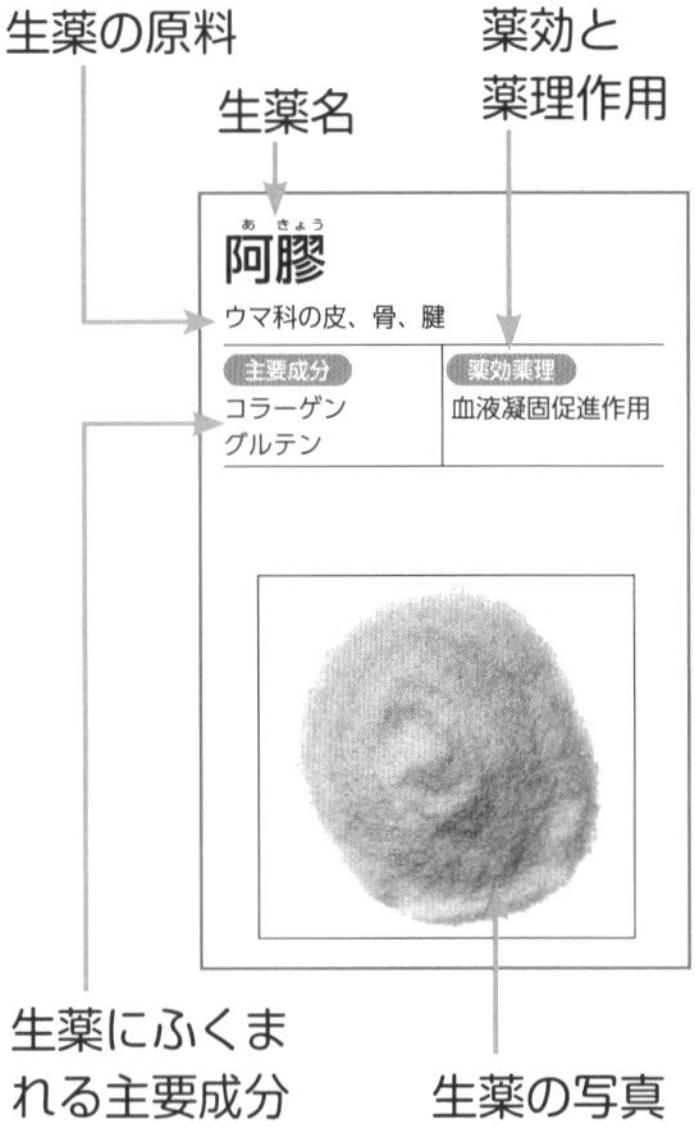

茵陳蒿（いんちんこう）

キク科カワラヨモギの頭花

主要成分	薬効薬理
キャピラリシン	利胆作用 肝保護作用 鎮痛作用 抗炎症作用

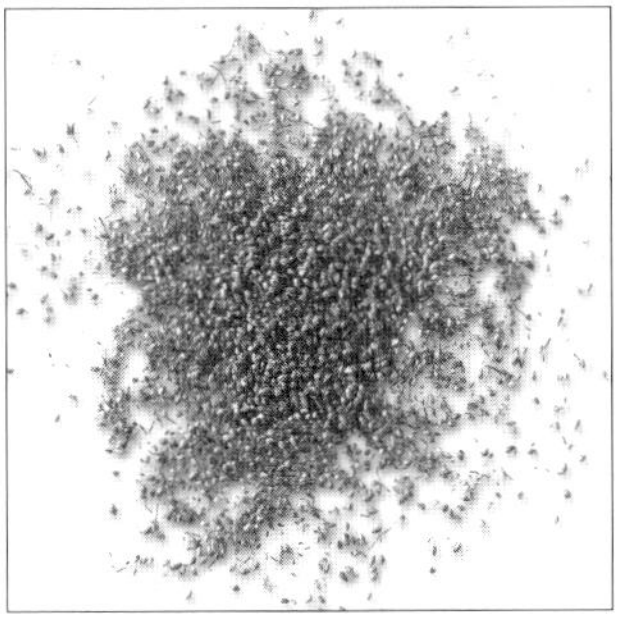

阿膠（あきょう）

ウマ科の皮、骨、腱

主要成分	薬効薬理
コラーゲン グルテン	血液凝固促進作用

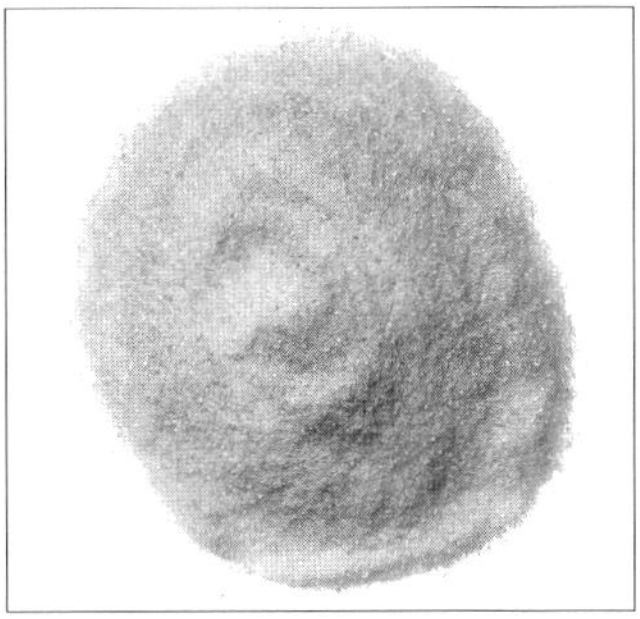

黄芩（おうごん）

シソ科コガネバナの根

主要成分	薬効薬理
バイカリン	抗炎症作用 抗アレルギー作用 抗ウイルス作用 肝障害抑制作用

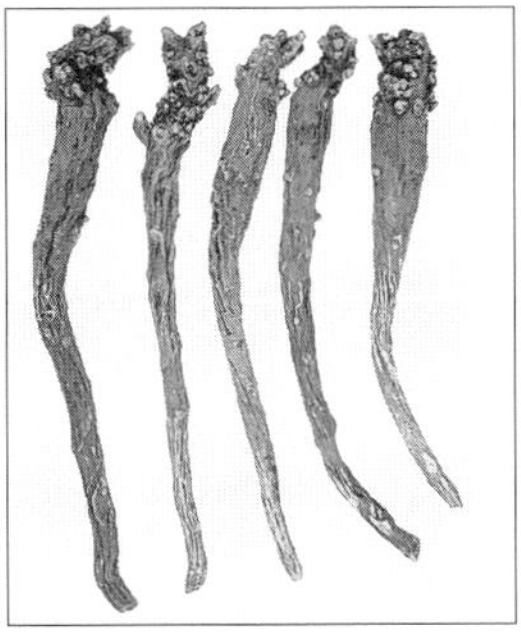

黄耆（おうぎ）

マメ科キバナオウギの根

主要成分	薬効薬理
アストラガロシド ホルモノネチン	強壮作用 利尿作用 免疫作用 抗菌作用

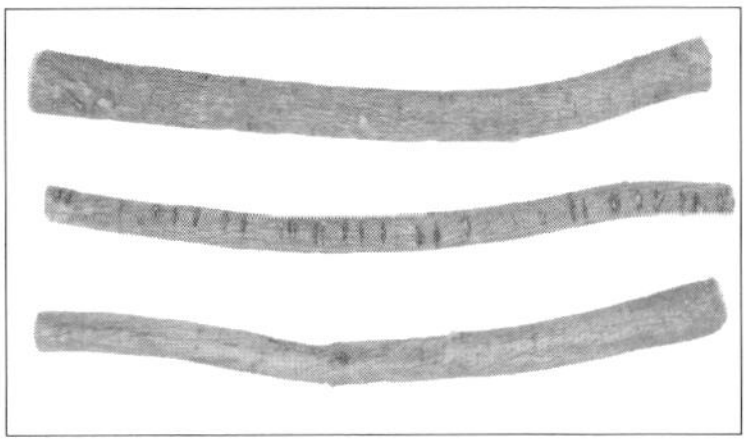

黄連（おうれん）

キンポウゲ科黄連の根茎

主要成分	薬効薬理
ベルベリン パルマチン コプチシン	中枢抑制作用 血圧低下作用 抗菌作用

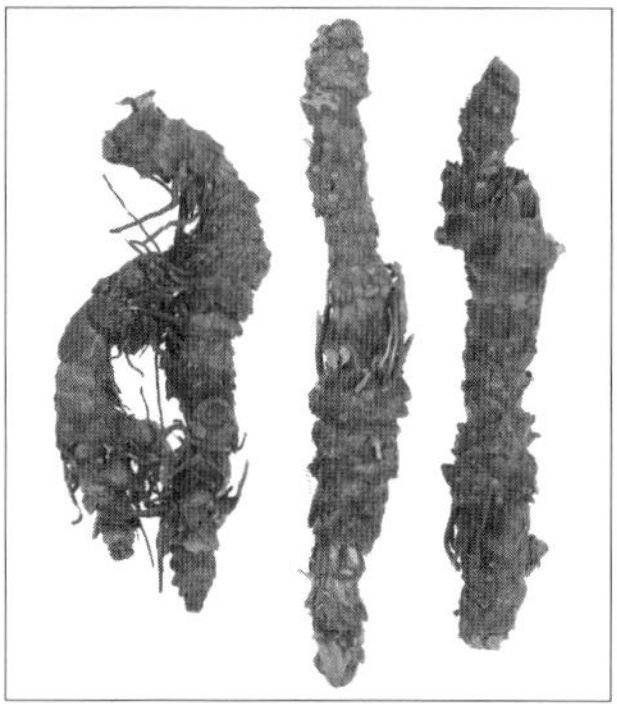

黄柏（おうばく）

ミカン科キハダの樹皮

主要成分	薬効薬理
ベルベリン パルマチン オバクノン	抗潰瘍作用 血管弛緩作用 止瀉作用 中枢抑制作用 抗菌作用 鎮痙作用

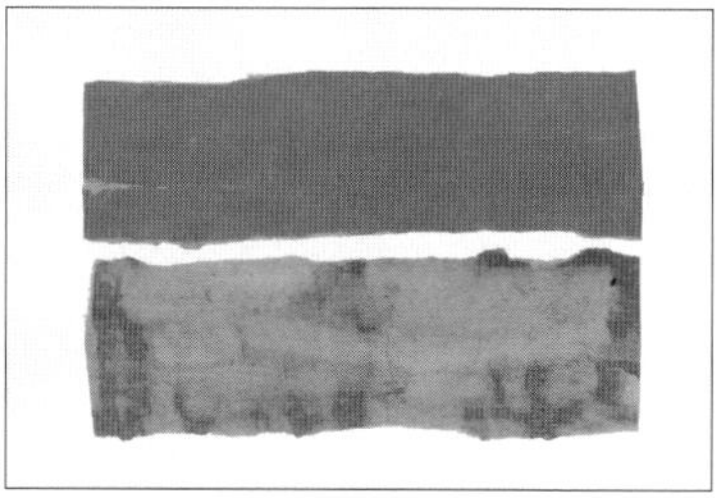

艾葉（がいよう）

キク科ヨモギの葉および枝先

主要成分	薬効薬理
スコポレチン ウンベリフェロン	呼吸促進作用 血圧下降作用 毛細血管透過性 抑制作用

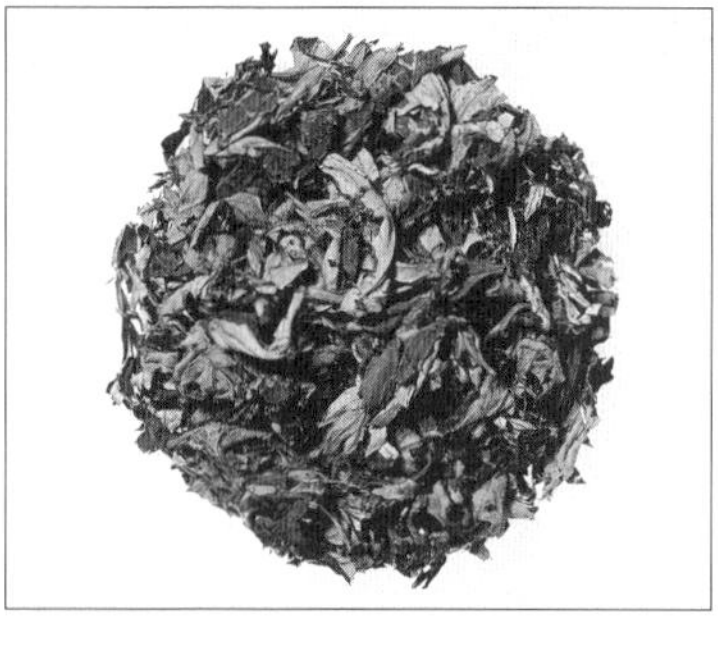

遠志（おんじ）

ヒメハギ科イトヒメハギの根

主要成分	薬効薬理
オンジサポニン	精神安定作用 抗浮腫作用 利尿作用 気道分泌促進作用

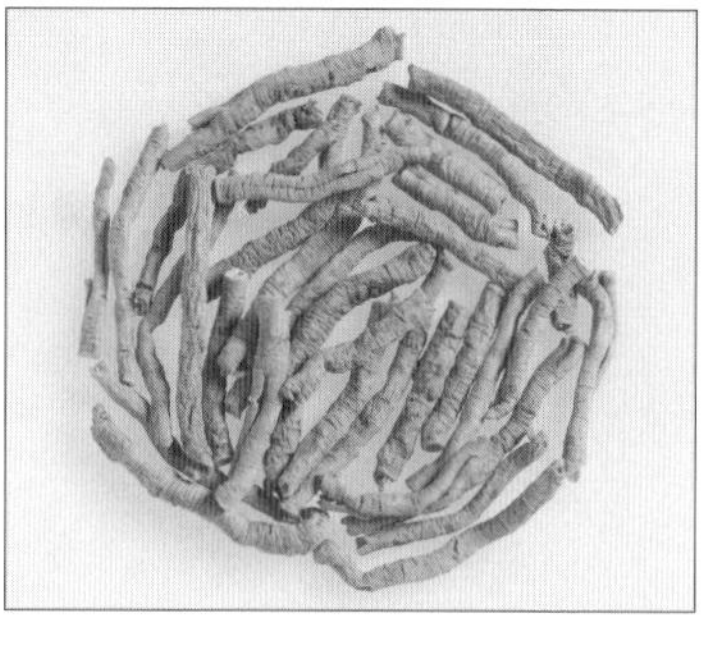

滑石（かっせき）

ケイ酸アルミニウムの鉱石

主要成分	薬効薬理
ケイ酸アルミニウム	止瀉作用 利尿作用

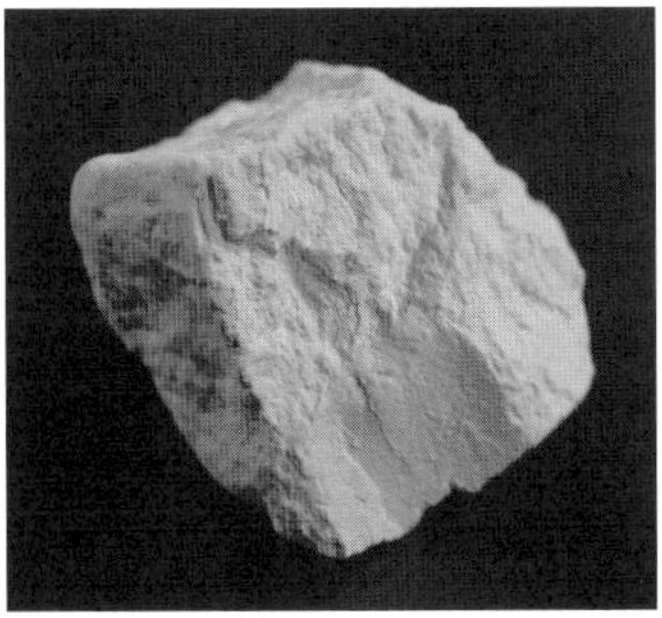

葛根（かっこん）

マメ科クズの根

主要成分	薬効薬理
ダイジン ダイゼイン プエラリン	解熱作用 鎮痛作用 鎮痙作用 抗炎症作用

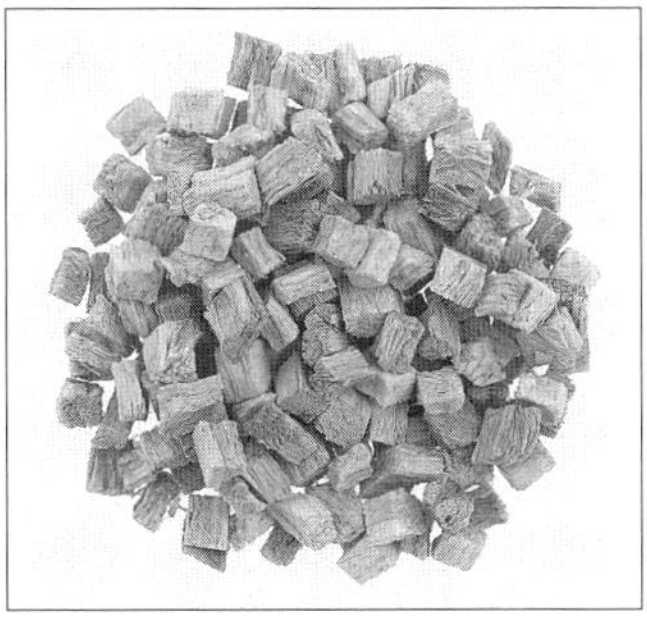

括楼根（かろこん）

キカラスウリの根

主要成分	薬効薬理
トリコサン酸 トリテルペノイド 脂肪酸 トリテルペノイド	脂質代謝改善作用 抗ストレス潰瘍作用

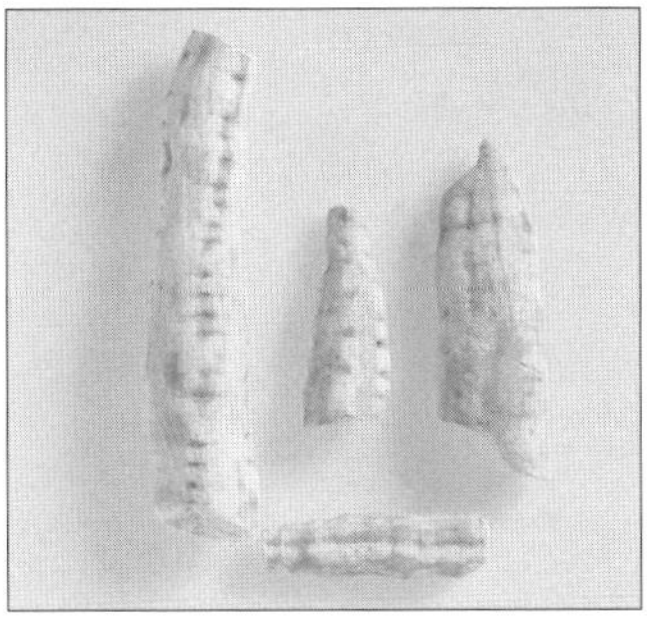

括楼仁（かろにん）

キカラスウリの種子

主要成分	薬効薬理
トリコサン酸 トリテルペノイド 脂肪酸 トリテルペノイド	抗腫瘍作用 免疫活性作用 アルコール代謝 促進作用

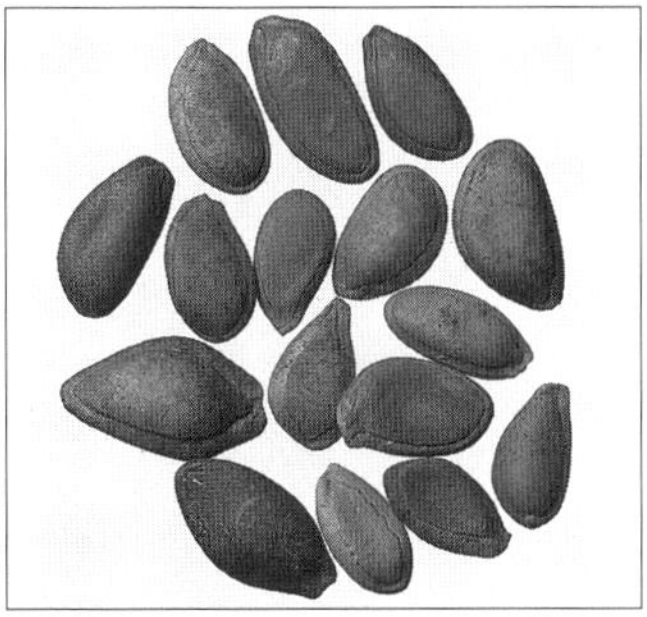

杏仁（きょうにん）

バラ科ホンアンズの種子

主要成分	薬効薬理
アミグダリン	鎮咳作用 解熱作用 抗炎症作用 鎮痛作用

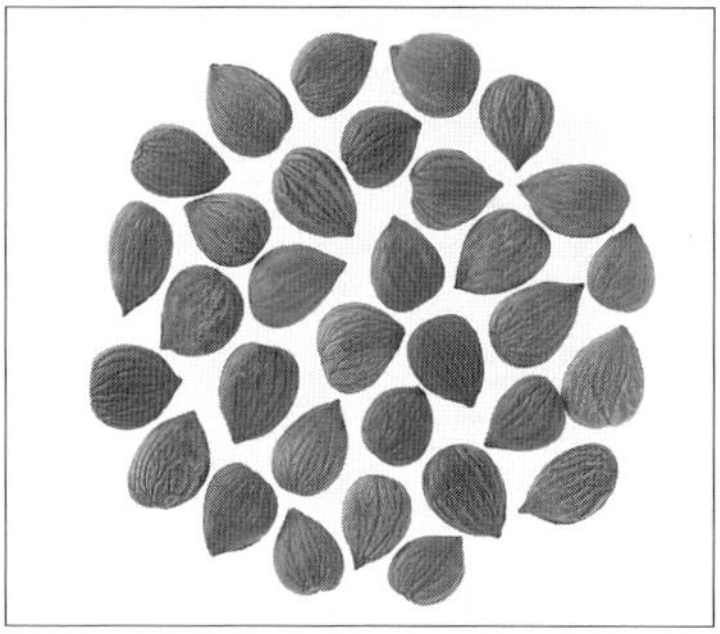

甘草（かんぞう）

マメ科ウラルカンゾウの根

主要成分	薬効薬理
グリチルリチン酸	鎮咳作用 鎮痛作用 鎮痙作用 抗炎症作用

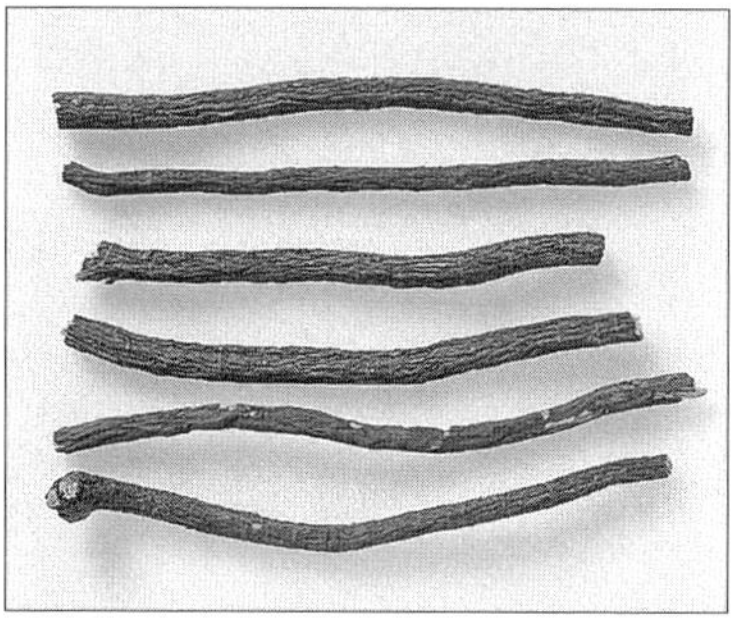

桂皮（けいひ）

クスノキ科ニッケイの樹皮（シナモン）

主要成分	薬効薬理
シンナムアルデヒド	解熱作用 抗ウイルス作用 抗炎症作用 抗アレルギー作用

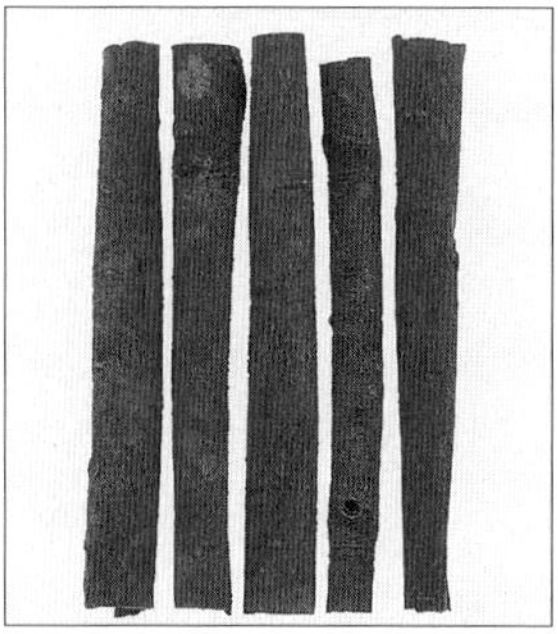

荊芥（けいがい）

シソ科ケイガイの花穂

主要成分	薬効薬理
D- メントン	抗アレルギー作用 抗炎症作用

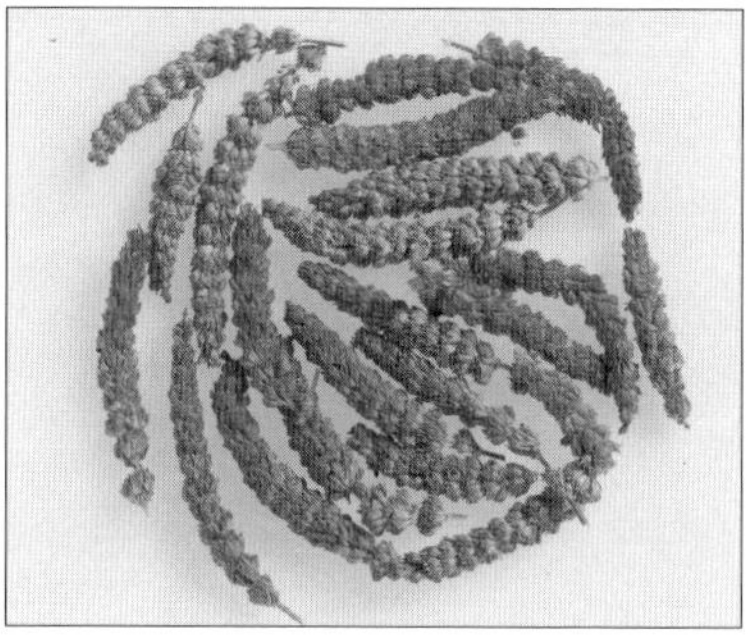

厚朴（こうぼく）

モクレン科ホオノキの樹皮

主要成分	薬効薬理
マグノロール	筋弛緩作用 鎮静作用 抗痙攣作用 中枢抑制作用 鎮吐作用 抗菌作用

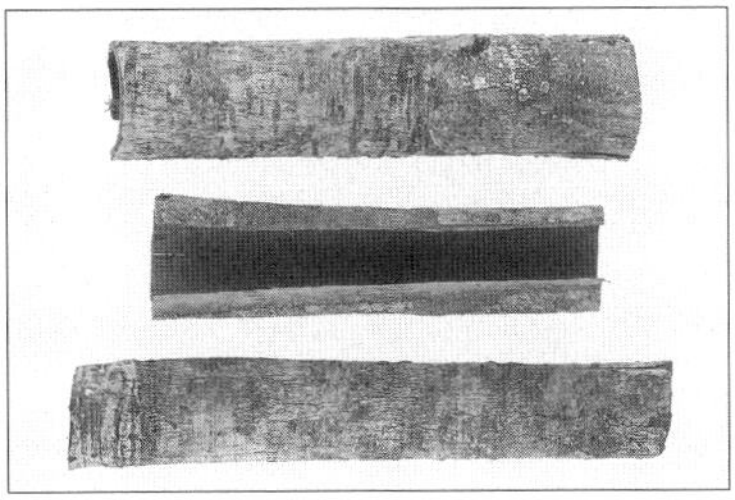

香附子（こうぶし）

カヤツリグサ科ハマスゲの根茎

主要成分	薬効薬理
シペレン シペロール	鎮静作用 浄血作用

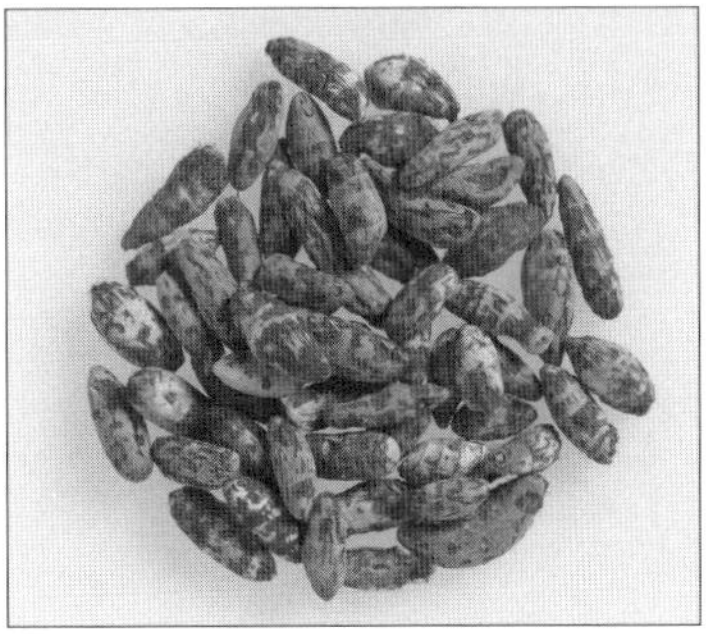

柴胡（さいこ）

セリ科ミシマサイコの根

主要成分	薬効薬理
サイコサポニン	免疫調節作用 抗炎症作用 抗アレルギー作用 抗腎炎作用

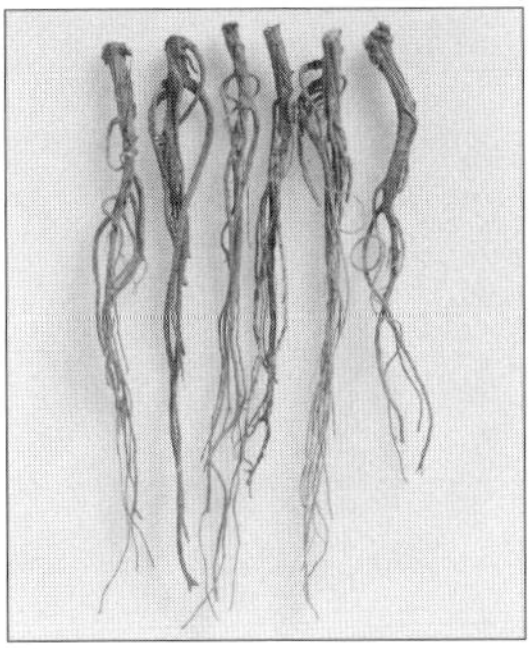

五味子（ごみし）

マツブサ科チョウセンゴミシの果実

主要成分	薬効薬理
シザンドリン	抗疲労作用 鎮咳作用 抗アレルギー作用

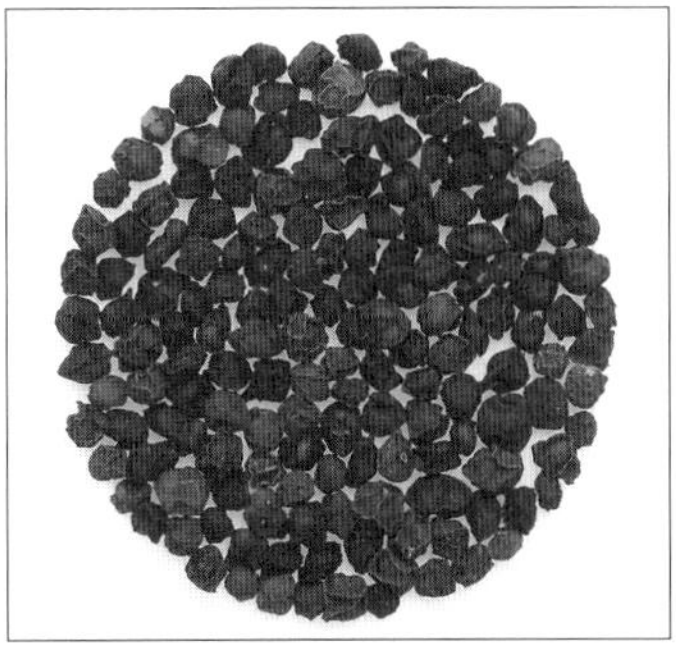

山梔子（さんしし）

アカネ科クチナシの果実

主要成分	薬効薬理
ゲニポシド	利胆作用 抗炎症作用 鎮静作用

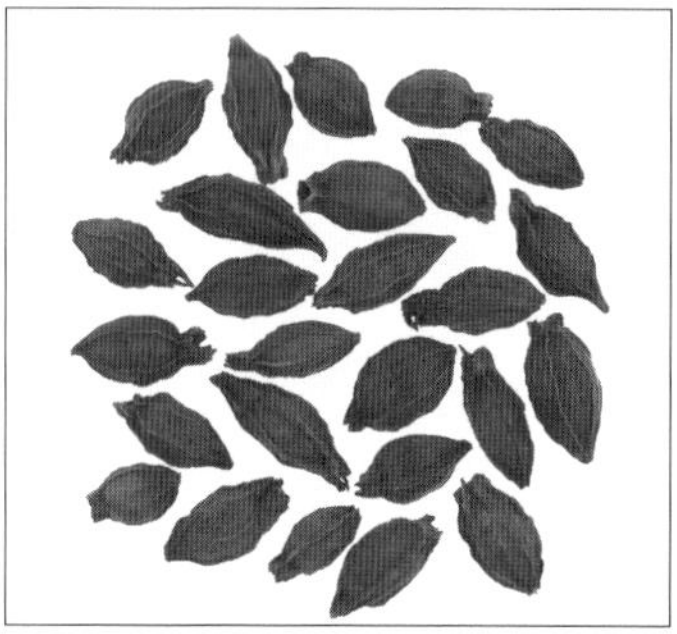

細辛（さいしん）

ウマノスズクサ科ウスバサイシンの根

主要成分	薬効薬理
メチルオイゲノール	抗アレルギー作用 鎮痛作用

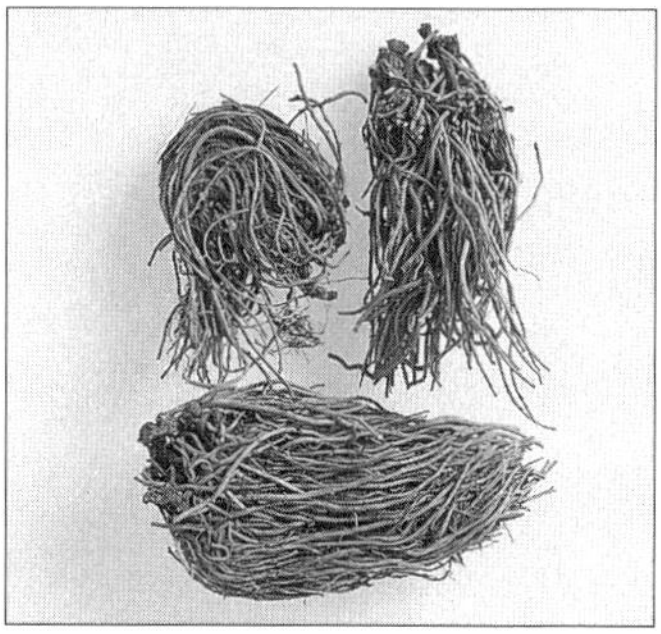

地黄（じおう）

ゴマノハグサ科アカヤジオウの根

主要成分	薬効薬理
カタルポール	微小循環改善作用 抗アレルギー作用 抗炎症作用 抗糖尿病作用

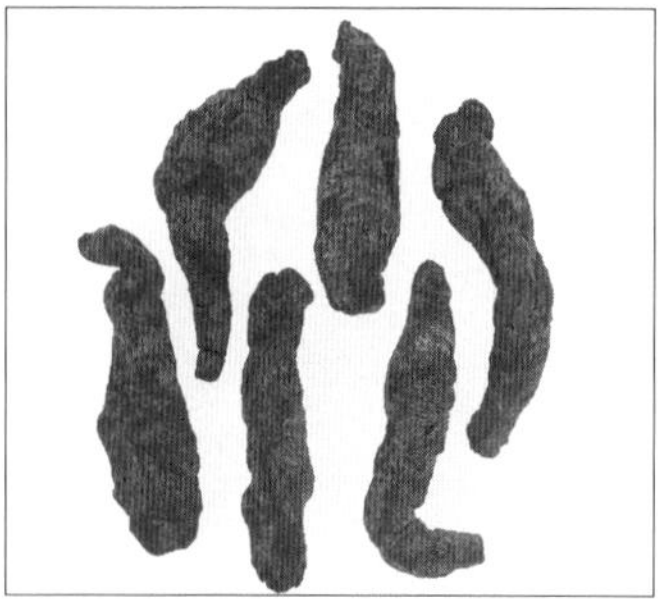

山椒（さんしょう）

ミカン科サンショウの果実

主要成分	薬効薬理
シトロネラール サンショオール	知覚神経刺激作用 消化管運動亢進作用 消化管傷害治癒作用

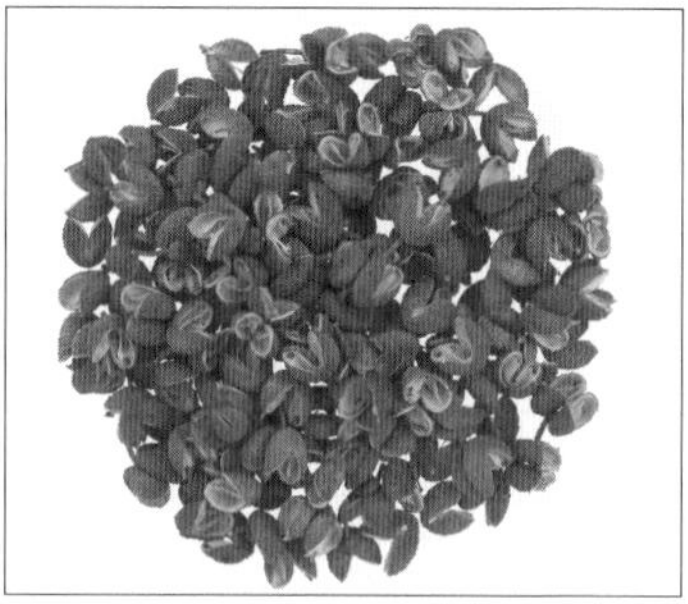

生姜（しょうきょう）・乾姜（かんきょう）

ショウガ科ショウガの根茎

主要成分	薬効薬理
ギンゲロール ショウガオール	鎮吐作用 解熱作用 鎮痛作用 抗炎症作用

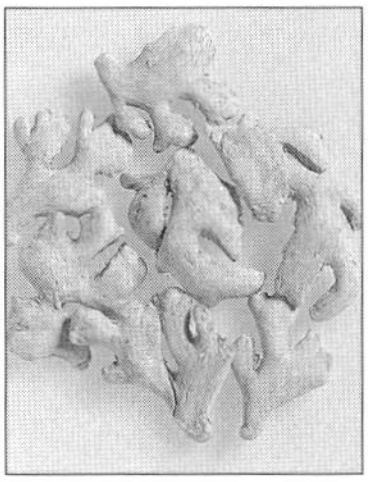

生姜
（生のものを乾燥）

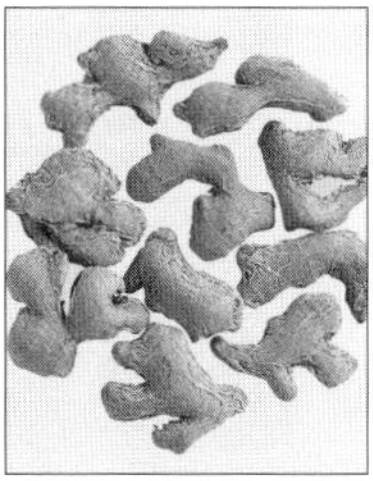

乾姜
（蒸したものを乾燥）

芍薬（しゃくやく）

ボタン科シャクヤクの根

主要成分	薬効薬理
ペオニフロリン	抗炎症作用 鎮痛作用 鎮痙作用 血管弛緩作用

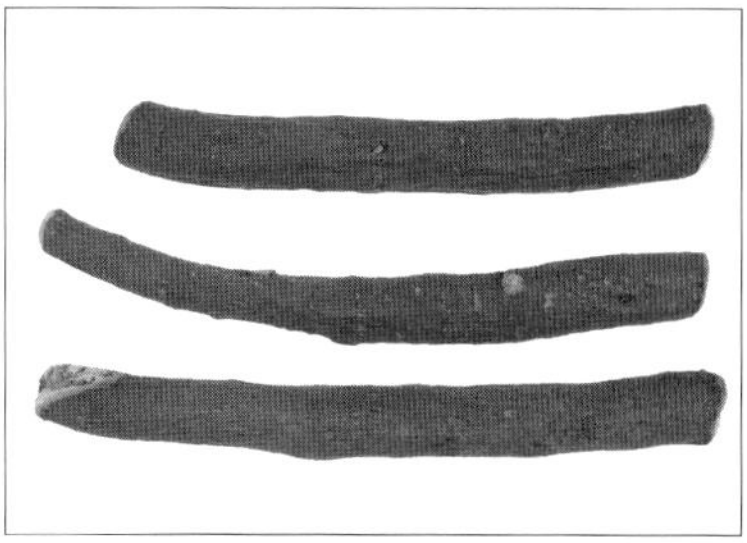

石膏（せっこう）

硫酸カルシウムの鉱石

主要成分	薬効薬理
硫酸カルシウム	止渇作用 利尿作用

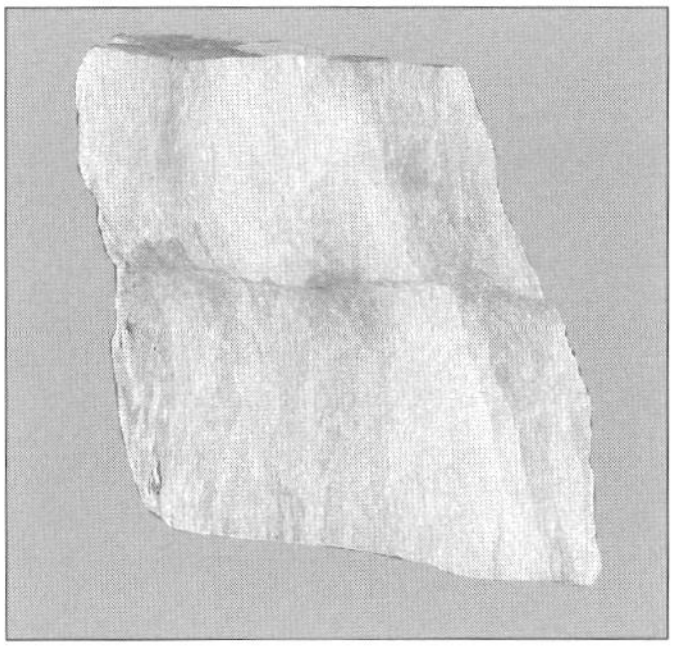

辛夷（しんい）

モクレン科コブシの花蕾

主要成分	薬効薬理
精油 カプリン酸 オレイン酸	抗菌作用 抗アレルギー作用

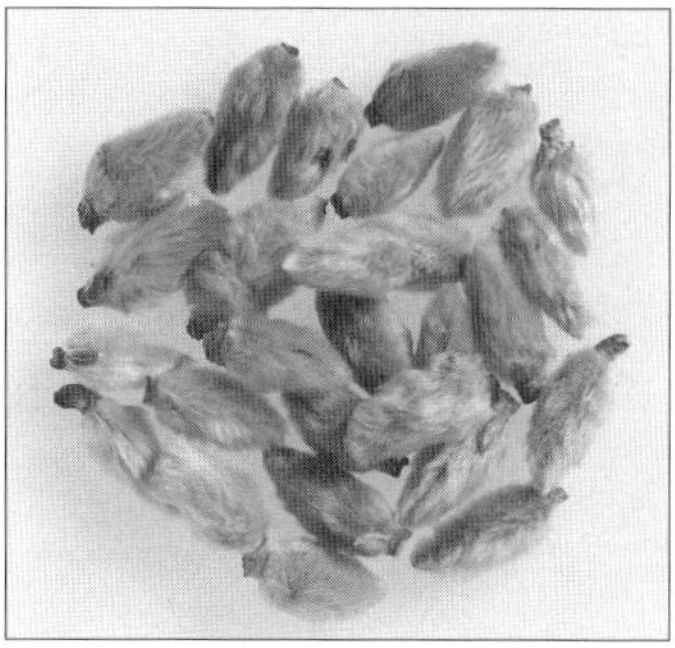

蒼朮（そうじゅつ）

キク科ホソバオケラの根茎

主要成分	薬効薬理
β-オイデスモール アトラクチロン	脳浮腫抑制作用 胃粘膜保護作用 利胆作用

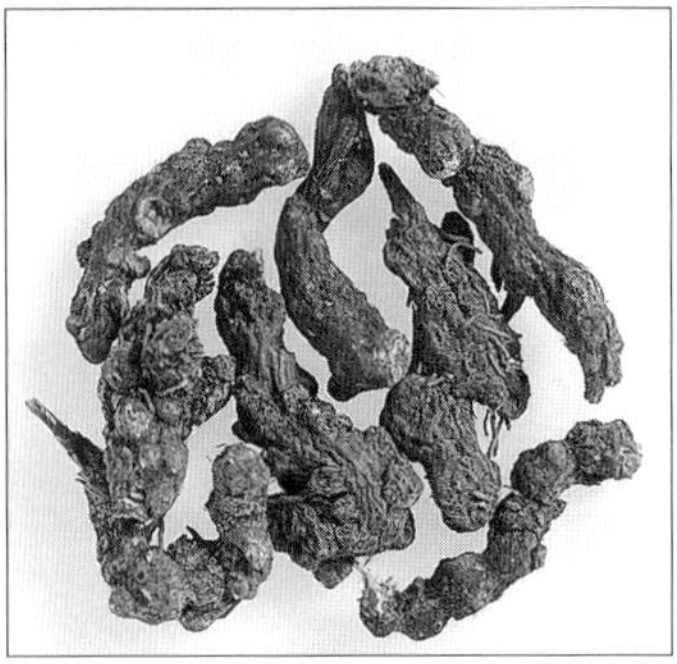

川芎（せんきゅう）

セリ科センキュウの根茎

主要成分	薬効薬理
フタリド	抗炎症作用 免疫調節作用 脳保護作用

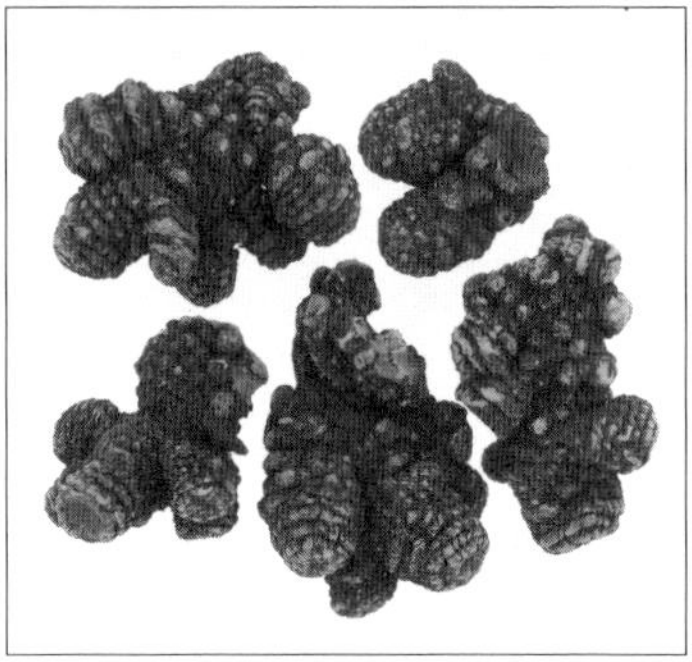

大黄（だいおう）

タデ科レウムの根茎

主要成分	薬効薬理
センノシド	瀉下作用 抗炎症作用 肝保護作用 血液凝固抑制作用

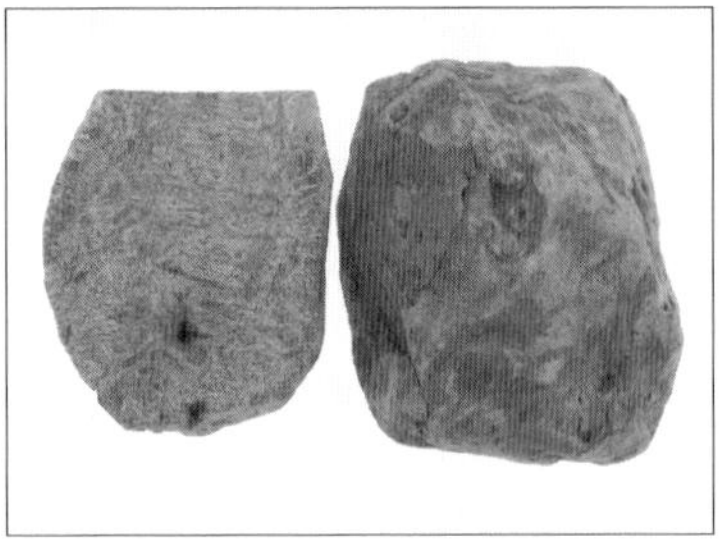

蘇葉（そよう）

シソ科シソ・チリメンジソの葉および枝先

主要成分	薬効薬理
シアニン シソニン	鎮静作用 免疫賦活作用 抗アレルギー作用 TNF 産生抑制作用 抗菌作用

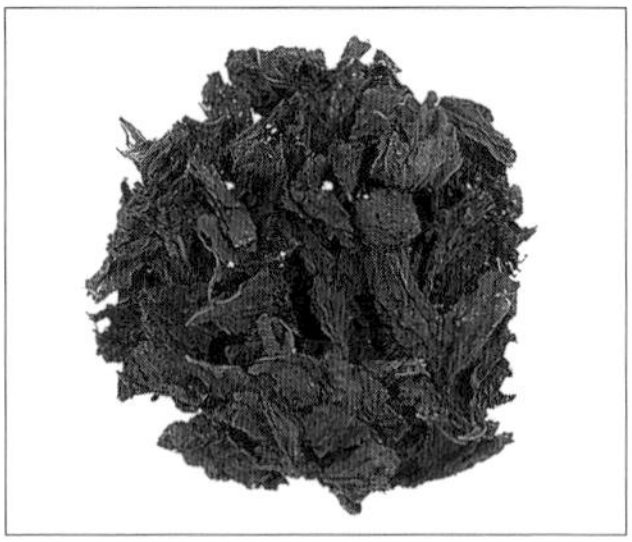

沢瀉（たくしゃ）

オモダカ科サジオモダカの塊茎

主要成分	薬効薬理
アリスモール アリスモクサイド	血管拡張作用 利尿作用 抗アレルギー作用

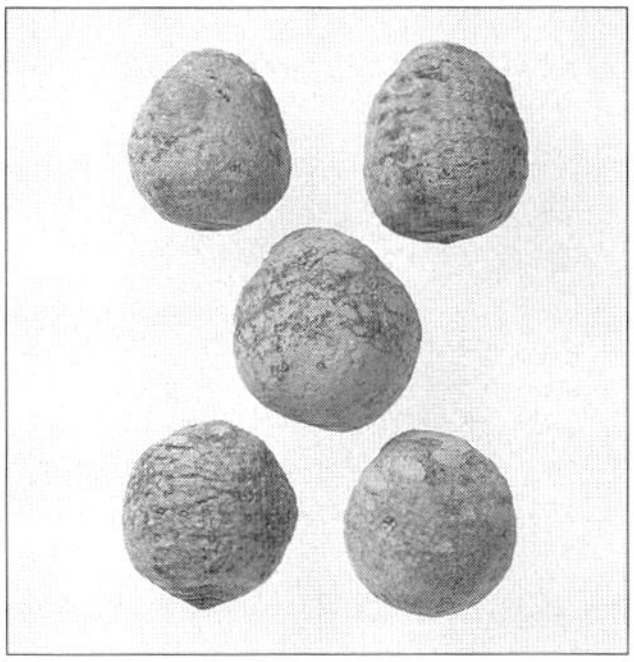

大棗（たいそう）

クロウメモドキ科ナツメの果実

主要成分	薬効薬理
スピノシド	鎮静作用 胃潰瘍抑制作用 抗アレルギー作用

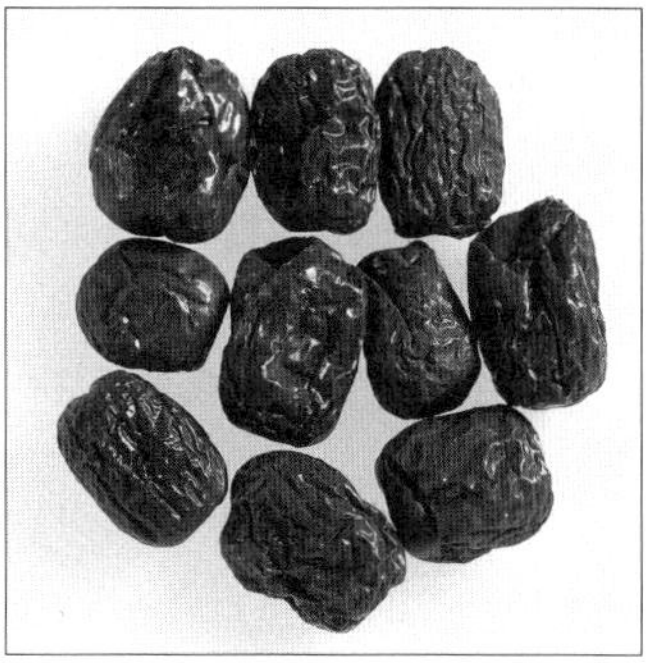

陳皮（ちんぴ）

ミカン科ウンシュウミカンの果皮

主要成分	薬効薬理
D-リモネン ヘスペリジン	腸管運動促進作用 胆汁分泌促進作用 抗アレルギー作用 気管支拡張作用

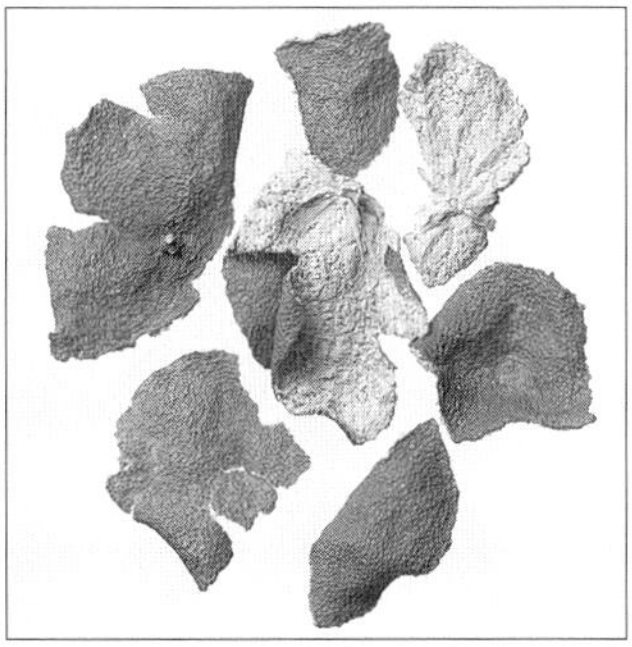

釣藤鈎（ちょうとうこう）

アカネ科カギカズラのとげ

主要成分	薬効薬理
リンコフィリン ヒルスチン	鎮静作用 血管弛緩作用 脳保護作用

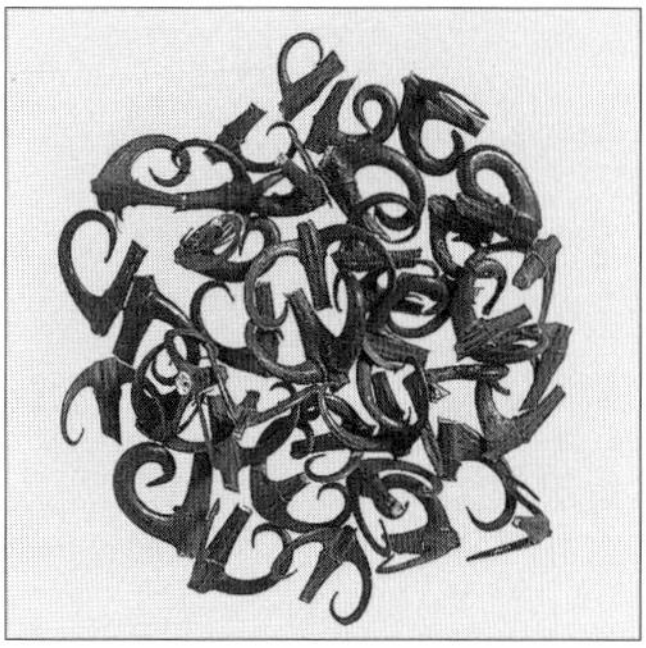

桃仁（とうにん）

バラ科モモの種仁

主要成分	薬効薬理
アミグダリン	皮膚温上昇作用 抗アレルギー作用

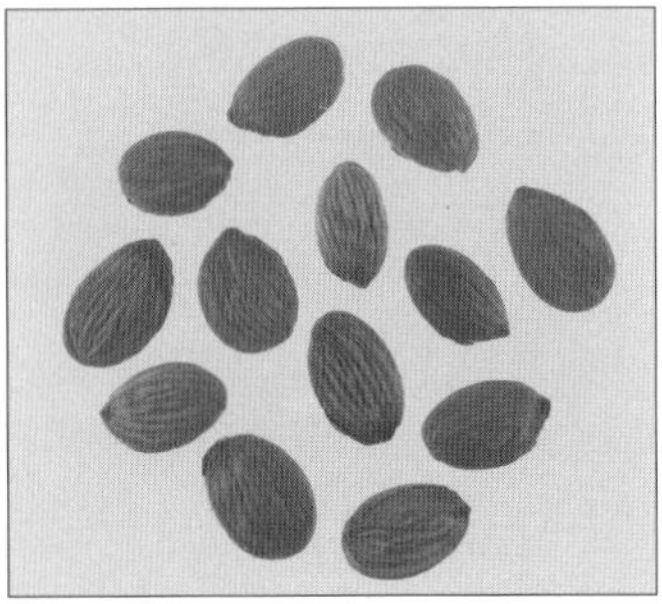

当帰（とうき）

セリ科トウキの根

主要成分	薬効薬理
フカリンデオール リグスチリド アラビノガラクタン	抗炎症作用 血小板凝集抑制作用 鎮痛作用 抗アレルギー作用

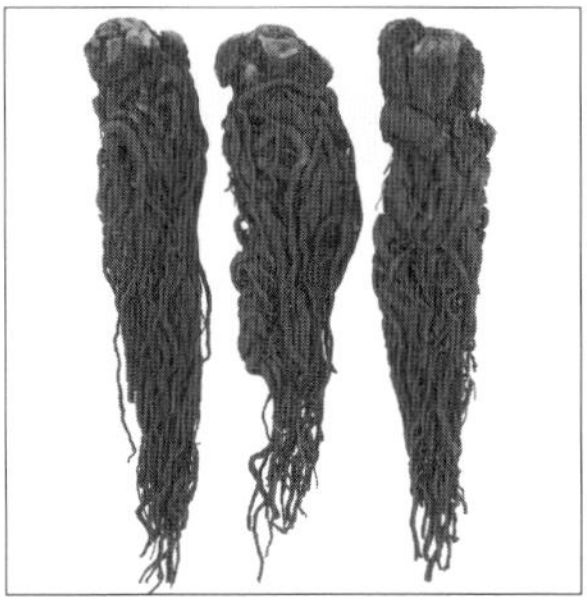

薄荷（はっか）

シソ科ハッカの 地上部

主要成分	薬効薬理
L- メントール	清涼作用 平滑筋弛緩作用 抗潰瘍作用 鎮痛作用

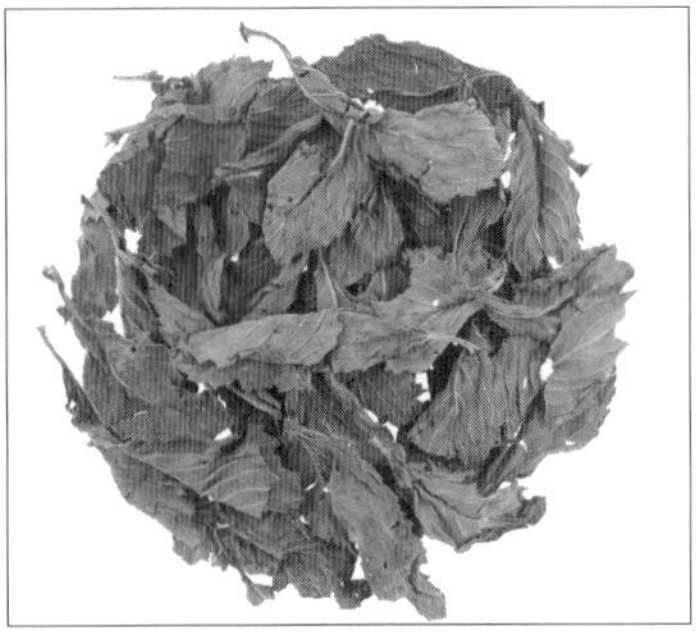

人参（にんじん）

ウコギ科オタネニンジンの根

主要成分	薬効薬理
ギンセノシド	免疫調節作用 神経保護作用 抗加齢作用 抗潰瘍作用

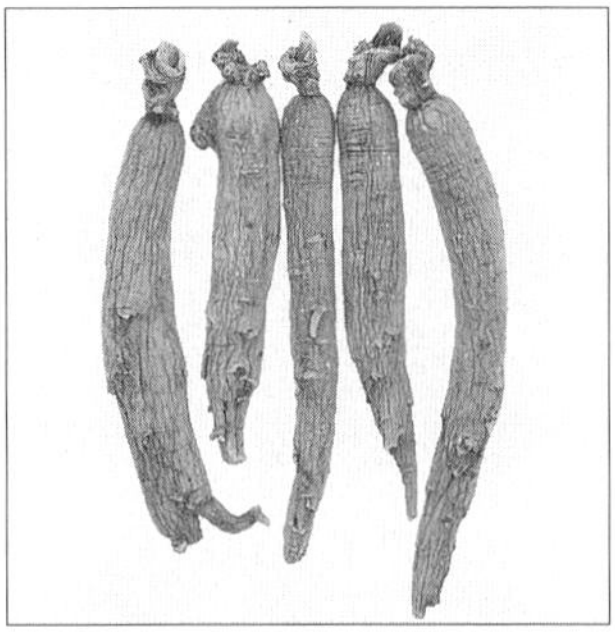

白朮（びゃくじゅつ）

キク科オケラの根茎

主要成分	薬効薬理
アトラクチロン	抗ストレス作用 止瀉作用 抗炎症作用

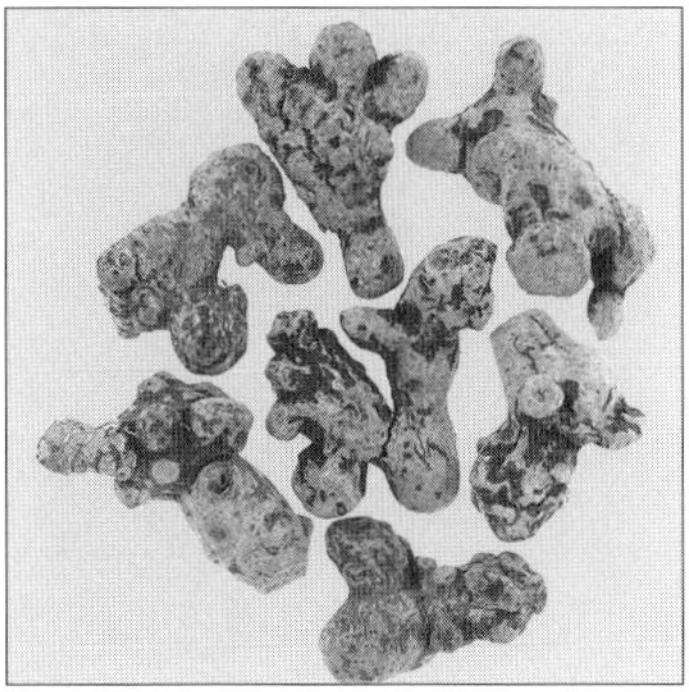

半夏（はんげ）

サトイモ科カラスビシャクの塊茎

主要成分	薬効薬理
L-アラビノース ホモゲンチシン酸	鎮咳作用 鎮吐作用

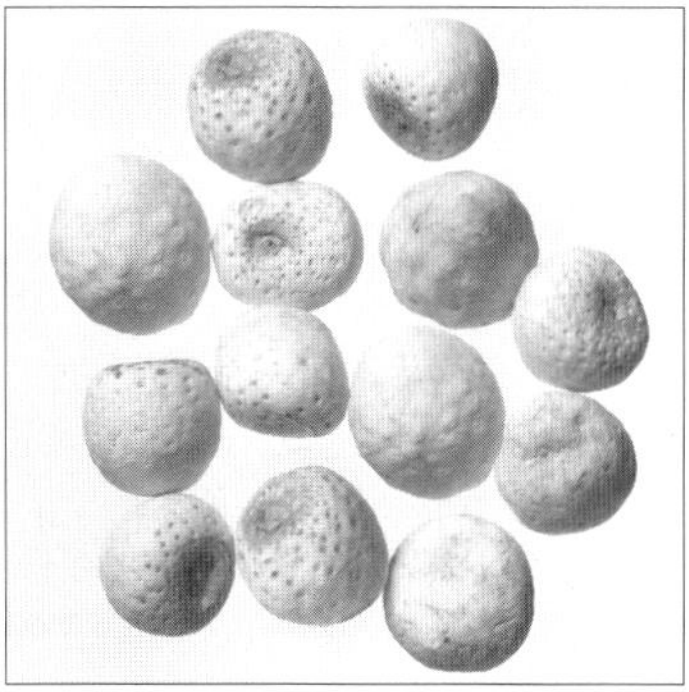

附子（ぶし）

キンポウゲ科ハナトリカブトの塊茎

主要成分	薬効薬理
アコニチン	鎮痛作用 鎮静作用 抗炎症作用 体温上昇作用 血管弛緩作用

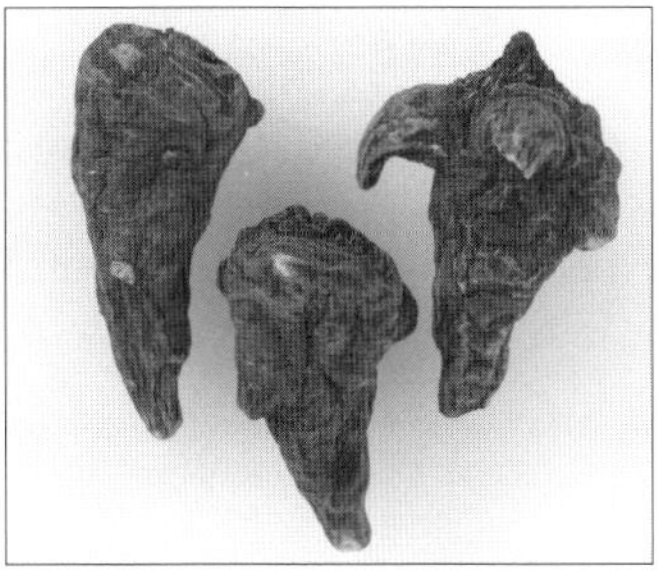

茯苓（ぶくりょう）

サルノコシカケ科マツホドの菌核

主要成分	薬効薬理
パキマ酸 ツムロ酸 エプリコ酸	抗腫瘍作用 利尿作用 制吐作用

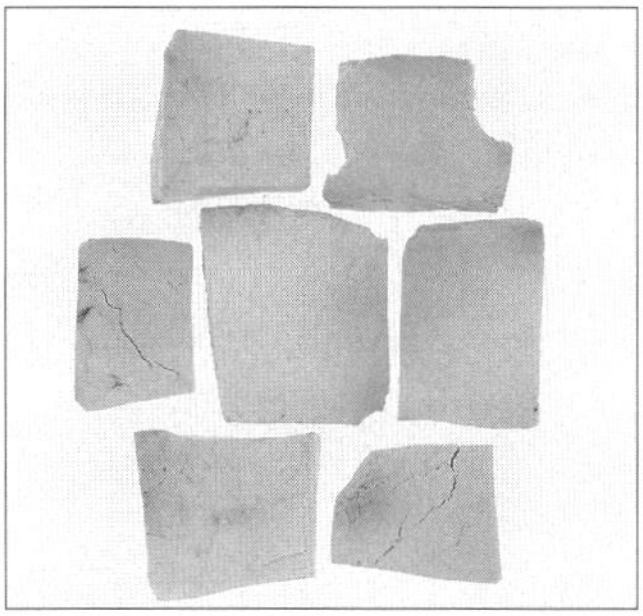

芒硝（ぼうしょう）

硫酸ナトリウム

主要成分	薬効薬理
硫酸ナトリウム	瀉下作用 利水作用

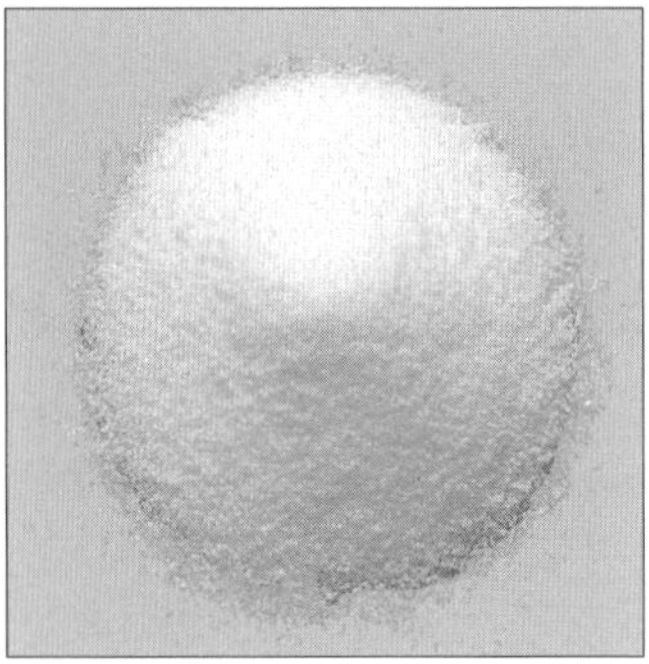

防已（ぼうい）

ツヅラフジ科オオツヅラフジの茎・根茎

主要成分	薬効薬理
シノメニン	抗浮腫作用 鎮痛作用 抗炎症作用

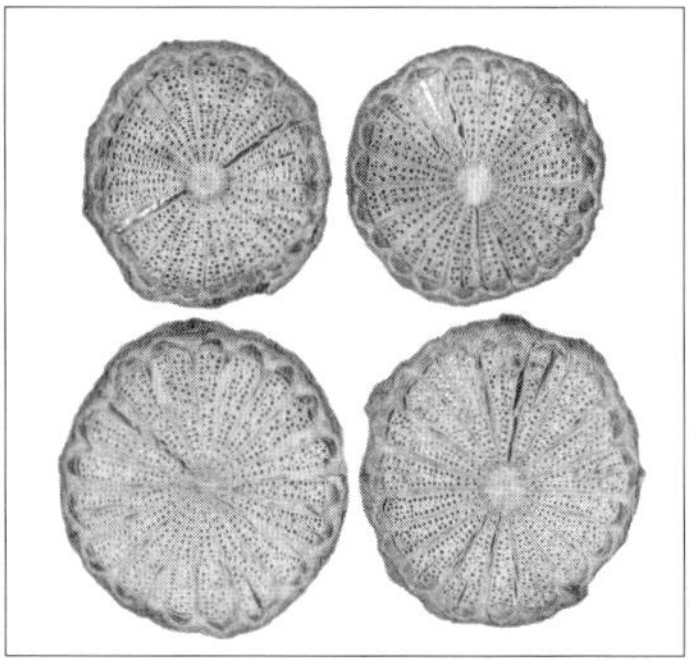

牡丹皮（ぼたんぴ）

ボタン科ボタンの根皮

主要成分	薬効薬理
ペオノール	血小板凝集抑制作用 抗炎症作用 鎮静作用 鎮痛作用

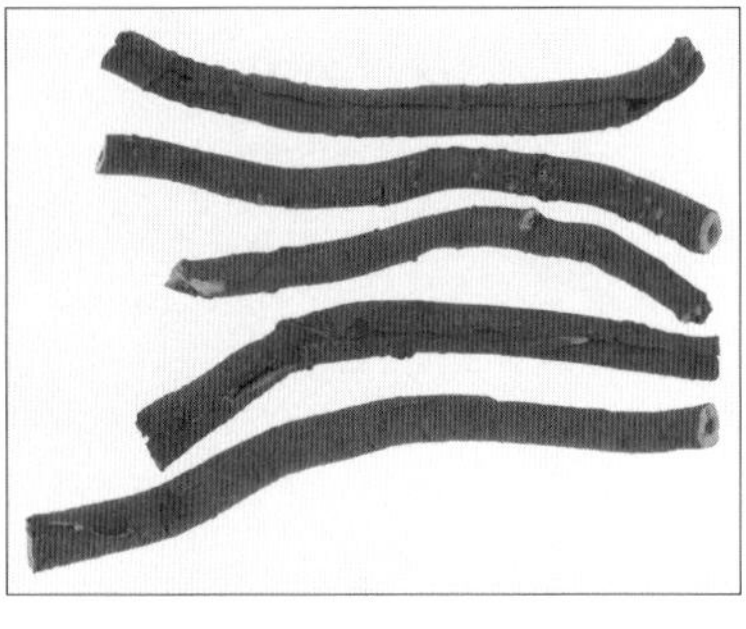

防風（ぼうふう）

セリ科ボウフウの根

主要成分	薬効薬理
デルトイン ベルガプテン	解熱作用 鎮痛作用 抗炎症作用 抗アレルギー作用

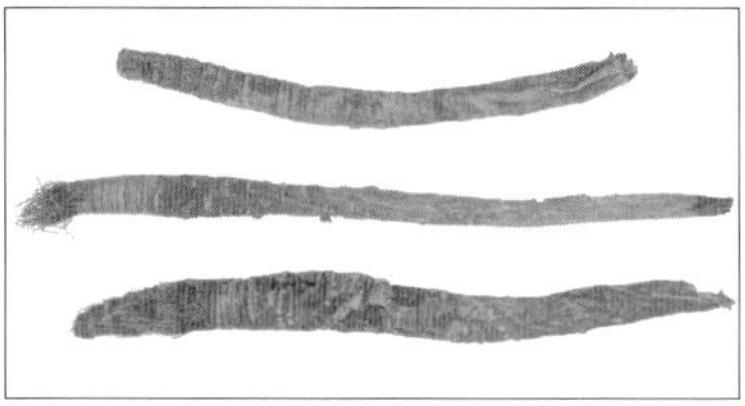

薏苡仁（よくいにん）

イネ科ハトムギの種子

主要成分	薬効薬理
レンギョール	抗腫瘍作用
ムノーリエン	抗酸化作用
トリノレイン	抗アレルギー作用
コイキセノリド	抗炎症作用

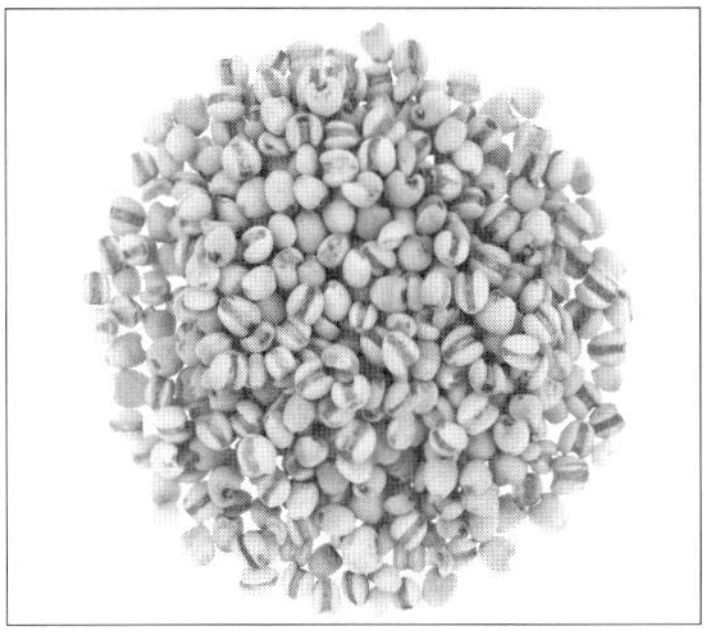

麻黄（まおう）

マオウ科エフェドラの地上茎

主要成分	薬効薬理
エフェドリン	鎮咳作用
	抗炎症作用
	血管収縮作用
	交感神経刺激作用

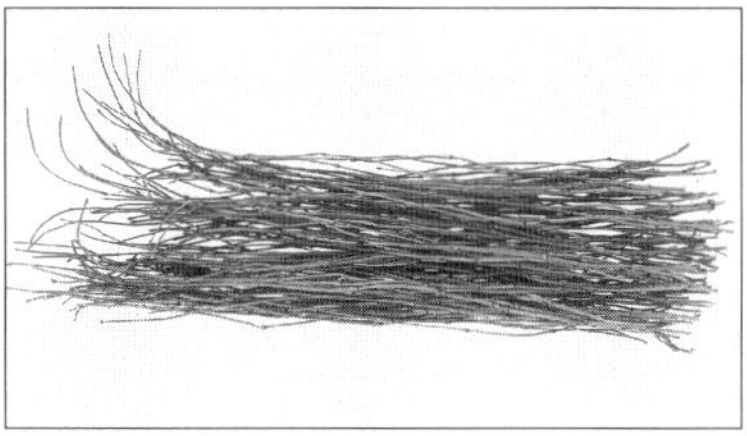

連翹（れんぎょう）

モクセイ科レンギョウの果実

主要成分	薬効薬理
メタノールエキス	皮膚保護作用
フォーシソサイド	抗菌作用
サスパンササイド	抗炎症作用

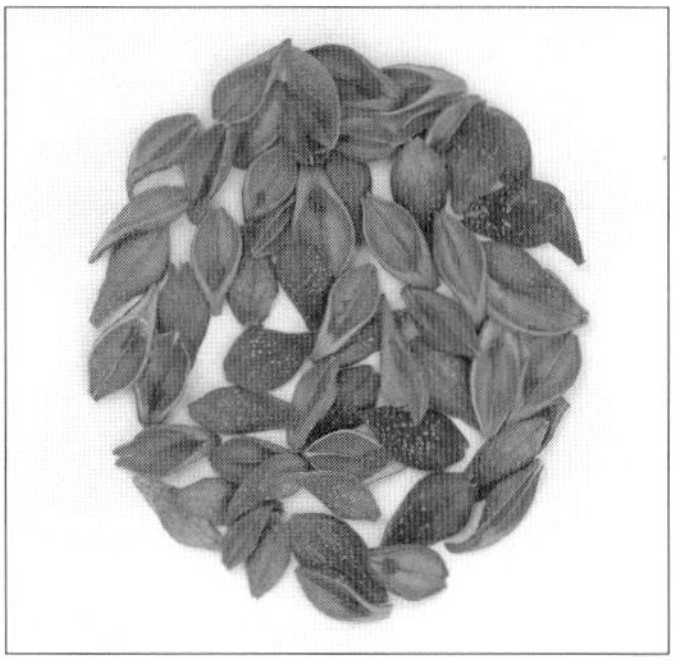

（写真提供：株式会社ツムラ）

おもな生薬の副作用

1 甘草（かんぞう）・炙甘草（しゃかんぞう）

甘草は、漢方薬の70％以上にふくまれています。甘草の主成分は、グリチルリチンです。グリチルリチンは、砂糖の50〜200倍の甘みがあります。醤油やタクワンなどの甘みをつけるときに使われますし、健康食品などにも活用されています。

また、慢性肝炎の治療にも使われています。

ただし、下表の症例に対しては、併用禁忌とされています。

甘草の作用は、鎮咳（咳を鎮める）、鎮痛、鎮痙（痙攣を鎮める）、抗炎症、抗アレルギーなどです。

甘草の副作用は、むくみ、血圧の上昇です。少量でも副作用が出る場合があるので、注意が必要です。一般的には、多量に長期間とることで、副作用が出

●甘草の併用禁忌の症例

（甘草を１日用量として2.5g以上含有する漢方薬）

1	アルドステロン症の患者
2	ミオパチーの患者
3	低カリウム血症の患者

るといわれています。甘草の内服を中止すれば、数日で症状は改善します。

2 麻黄（まおう）

1885年に長井長義博士が、麻黄からエフェドリンを分離しました。エフェドリンは気管支拡張剤として、呼吸器疾患の治療に使われています。

麻黄の作用は、鎮咳作用、抗炎症作用、血管収縮作用、心臓刺激作用、交感神経刺激作用などがあります。

麻黄の副作用は、不眠、動悸、頻脈、興奮、血圧上昇、発汗過多、排尿障害などです。心房細動、前立腺肥大症などの患者にも、投与を注意しましょう。

麻黄をふくむ漢方薬と西洋薬の風邪薬との併用は、エフェドリンの含有量を確認する必要があります。麻黄の副作用は、内服後15～30分以内に起こります。症状は1日で改善します。

3 附子（ぶし）

附子は、トリカブトの根からつくられています。附子にふく

● 麻黄を慎重投与する症状

1	病後の衰弱期、著しく体力の衰えている患者
2	著しく胃腸の虚弱な患者
3	食欲不振、嘔気、嘔吐がある患者
4	発汗傾向の著しい患者
5	狭心症、心筋梗塞系の障害のある患者、又は、その既往歴がある患者
6	重症高血圧症の患者
7	高度の腎障害のある患者
8	甲状腺機能亢進症の患者

まれる毒性成分をアコニチンといいます。アコニチンは、加圧、加熱により毒性が弱まります。附子の作用は、鎮痛、鎮静、抗炎症、体温上昇、血管弛緩などの作用があります。

副作用としては、動悸、のぼせ、舌のしびれ、悪心、頭痛などがあります。附子の副作用は、内服後15~30分以内に起こります。症状は1日で改善します。

4 大黄（だいおう）

大黄は、下剤の原材料センノシドとして使われています。大黄の作用は、瀉下（しゃか）作用（下痢を促す）、抗炎症作用、肝保護作用、血液凝固抑制作用などです。

大黄の副作用は、下痢、腹痛などです。大黄の副作用は、内服後数時間後に起こります。症状は数日で改善します。長期間使用すると大腸粘膜が黒くなることがありますが、内服を中止すれば、数週間で改善します。

5 芒硝（ぼうしょう）

芒硝は、硫酸ナトリウムです。芒硝の作用は、酸化マグネシウムと同じ浸透圧性下剤としての作用です。また、利水作用などもあります。利水とは、体内の水分量を調整し、脱水や浮腫、立ちくらみなど、「水滞」とよばれる状態を改善することです。

芒硝の副作用は、下痢、腹痛などです。芒硝の副作用は、内服後数時間後に起こります。症状は数日で改善します。

6 石膏（せっこう）

石膏は、硫酸カルシウムです。石膏の作用には、止渇（しかつ）作用（のどや口の渇きを抑える）があります。石膏は、テトラサイクリン系抗生物質やニューキノロン系抗生物質の吸収を抑制します。

7 山梔子（さんしし）

山梔子は、クチナシの果実です。山梔子の作用は、ゲニポシドによる利胆作用（胆汁分泌を促す）、抗炎症作用、鎮静などです。

山梔子を5年以上服用すると、腸間膜静脈硬化症を発症する場合があります。腸間膜静脈硬化症は、腸閉塞、腸管の狭窄、腸管穿孔、腹膜炎などを引き起こします。原因は、山梔子に含まれる色素成分が腸間膜静脈を硬化させるためです。

8 当帰（とうき）、川芎（せんきゅう）、地黄（じおう）、竜骨（りゅうこつ）、牡蛎（ぼれい）

当帰、川芎、地黄、竜骨、牡蛎は、胃腸障害、腹痛、下痢などを起こすことがあります。

漢方薬索引（五十音順）

生薬索引（五十音順）

疾患・症状別の漢方薬索引

あ

月経不順・月経過多

血尿

結膜炎・眼出血（眼充血）・網膜炎・眼瞼炎・角膜炎・虹彩炎

下痢・腸炎

健忘症

口渇・シェーグレン症候群

高血圧・高血圧の随伴症状（頭痛、耳鳴り、肩こりなど）

口内炎・口唇炎

更年期障害

神経症・神経衰弱

神経痛・帯状疱疹

心不全

じんま疹

睡眠障害・不眠症・入眠障害・中途覚醒・早朝覚醒・夢

頭痛

性器出血・腎、尿路出血

躁鬱・焦燥感

神経症・不安・パニック障害・過換気症候群

著者

今津嘉宏（いまづ よしひろ）

芝大門いまづクリニック 院長

1988年藤田保健衛生大学医学部卒業、同年慶應義塾大学医学部外科学教室入局。1991年慶應義塾大学医学部外科学教室助手。1994年東京都済生会中央病院外科医員・副医長。2009年慶應義塾大学漢方医学センター助教。2011年北里大学薬学部非常勤講師。2013年～芝大門いまづクリニック院長。2020年藤田医科大学医学部客員講師。主な学会資格は、日本外科学会認定医・専門医、日本消化器病学会専門医、日本がん治療認定医機構認定医・暫定教育医、日本東洋医学会専門医・指導医。西洋医学と東洋医学の双方に精通し、科学的見地に立って漢方を実践。主な著作に『がん漢方』編著（南山堂）、『ねころんで読める漢方薬』（メディカ出版）など。

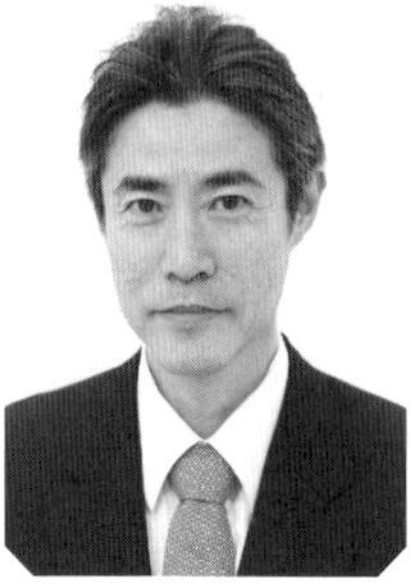

STAFF

編集協力	株式会社桂樹社グループ
装丁	F.Tamagawa
本文デザイン	バベット
イラスト	石山綾子
写真提供	株式会社ツムラ

健康保険が使える**漢方薬の事典**

2022年6月25日　初版第1刷発行
2024年5月30日　初版第2刷発行

著　者　今津嘉宏
発行者　佐藤　秀
発行所　株式会社 つちや書店
〒113-0023　東京都文京区向丘1-8-13
電話 03-3816-2071　FAX 03-3816-2072
HP http://tsuchiyashoten.co.jp/
E-mail info@tsuchiyashoten.co.jp

印刷・製本　日経印刷株式会社